國家古籍整理出版專項經費資助項目

中華古籍保護計劃

ZHONG HUA GU JI BAO HU JI HUA CHENG GUO

·成果·

中華醫藏

第三編

叢書卷

盤珠集

1

(清)嚴潔 施雯 洪煒 纂輯

《中華醫藏》編委會 編

江凌圳 主編

國家圖書館出版社

圖書在版編目(CIP)數據

盤珠集:全三册/(清)嚴潔,(清)施雯,(清)洪煒纂輯;《中華醫藏》編委會編;江淩圳主編. --北京:國家圖書館出版社,2024. 8. --(中華醫藏·第三編·叢書卷). --ISBN 978-7-5013-8134-0

Ⅰ. R2-52

中國國家版本館 CIP 數據核字第 20248PQ275 號

書　　名　盤珠集(全三册)
著　　者　(清)嚴潔 施雯 洪煒 纂輯
叢 書 名　中華醫藏·第三編·叢書卷
著　　者　《中華醫藏》編委會 編　江淩圳 主編
項目統籌　殷夢霞
責任編輯　張愛芳　靳　諾　宋紅垚
編　　務　湯紅霞
封面設計　敬人書籍設計工作室

出版發行　國家圖書館出版社(北京市西城區文津街 7 號　100034)
(原書目文獻出版社　北京圖書館出版社)
010-66114536　63802249　nlcpress@nlc.cn(郵購)
網　　址　http://www.nlcpress.com
印　　裝　北京金康利印刷有限公司
版次印次　2024 年 8 月第 1 版　2024 年 8 月第 1 次印刷

開　　本　787×1092　1/16
印　　張　83.75
書　　號　ISBN 978-7-5013-8134-0
定　　價　2400.00 圓

《中華醫藏》規劃指導委員會　編纂委員會

專家委員會人員名單（二〇一二年）

規劃指導委員會

主任委員：蔡　武　王國强

副主任委員：楊志今　周和平　李大寧

委　　員：趙　雯　于　群　劉小琴　詹福瑞　蘇　國　石鵬建　閆　金　王　居
孫光奇　裴　飈　段　勇　王　煉　桑濱生　李　昱　晋保平

規劃指導委員會辦公室

主　　任：劉小琴

副　主　任：張志清　李　昱

成　　員：尹壽松　王思成　崔　蒙　柳長華　王振國

編纂委員會

編纂委員會辦公室

專家委員會

顧　　問：傅熹年　丁　瑜　王　堯　安平秋

主任委員：李致忠　王永炎

副主任委員：曹洪欣

委　　員（按姓氏筆畫排序）：

王玉川　石學敏　史金波　白化文　朱良春　朱鳳瀚　李今庸　李經緯

余瀛鰲　馬繼興　陸廣莘　陳可冀　張燦玾　程毅中　路志正　鄧鐵濤

注：《中華醫藏》規劃指導委員會、編纂委員會、專家委員會人員名單據二〇一二年八月文化部、國家中醫藥管理局『關於成立《中華醫藏》規劃指導委員會、《中華醫藏》編纂委員會、《中華醫藏》專家委員會的通知』（文公共函〔二〇一二〕一五八五號）

《中華醫藏》規劃指導委員會　編纂委員會

專家委員會人員名單（二〇二二年）

規劃指導委員會

主任委員：胡和平　余艷紅　于文明

副主任委員：張　旭　熊遠明　王志勇

委　　員：馬秦臨　李　宏　陳彬斌　張志清　唐愛華　孫志誠　王新祥　王啓明

王小龍　張劍輝　羅　静　崔建民　王思成　劉群峰　李　昱　陳榕虎

規劃指導委員會辦公室

主　　任：陳彬斌　李　昱

副 主 任：張志清　陳榕虎

成　　員：湯　琳　邱　岳　賀曉路　李海燕　蕭永芝　王振國

編纂委員會

編纂委員會辦公室

主　　任：張志清　唐旭東

副 主 任：湯　琳　邱　岳　蘇品紅　李海燕

蕭永芝　王振國　魏　崇

成　　員（按姓氏筆畫排序）：

王　沛　王　鵬　王春燕　王映輝　王紅蕾　李　辰　李　兵　李　萌

李雨欣　李鴻濤　佟　琳　宋咏梅　范　磊　周　揚　洪　琰　陳　聰

陳廣坤　張　磊　張效霞　張偉娜　張愛芳　張豐聰　葛　政　賀曉路

楊照坤　趙文友　臧守虎　劉更生　儲戟農

專家委員會

顧　　問：傅熹年　丁　瑜　王　堯　安平秋

主任委員：周和平　李致忠　王永炎

副主任委員：曹洪欣

委　　員（按姓氏筆畫排序）：

于智敏　王　琦　王玉川　王旭東　王莒生　王振國　王國辰　石學敏
史金波　白化文　仝小林　邢玉瑞　朱良春　朱鳳瀚　伊廣謙　李大寧
李今庸　李秀明　李宗友　李經緯　李鴻濤　余瀛鰲　沈澍農　武繼彪
孟慶雲　胡曉峰　柳長華　段逸山　馬繼興　高文柱　陸廣莘　陳可冀
陳其廣　黃龍祥　崔　蒙　張如青　張志斌　張華敏　張瑞賢　張燦玾
萬　芳　董洪利　程毅中　焦振廉　楊成凱　楊金萍　裘　儉　甄　艷
路志正　趙京生　臧守虎　鄭金生　鄧鐵濤　魯兆麟　劉保延　劉時覺
諸國本　潘桂娟　薛清禄　錢超塵　嚴世芸　嚴季瀾

注：《中華醫藏》規劃指導委員會、編纂委員會、專家委員會人員名單據二〇二二年六月文化和旅游部、國家中醫藥管理局『關於調整《中華醫藏》規劃指導委員會、編纂委員會、專家委員會的通知』（文旅公共發〔二〇二二〕六八號）

前言

中醫藥是中華民族的偉大創造，是包括我國漢族和少數民族醫藥在内的各民族醫藥的統稱，具有悠久的歷史傳統、獨特的理論體系和豐富的技術方法，反映了中華民族對自然、生命、健康和疾病的認識，是我國獨具特色優勢的衛生、經濟、科技、文化和生態資源，具有科學和人文雙重屬性。中醫藥古籍承載着中華民族特有的精神價值、思想智慧和生命健康知識，藴含着豐富而寶貴的原創思維、獨特理論和實踐經驗，是養生保健、防病治病理論與方法的寶藏，更是中醫藥科技創新和學術進步的源泉。發掘、整理、保護和利用中醫藥古籍，不僅是弘揚中華優秀傳統文化的重要舉措，也是傳承中醫藥學術精華、促進中醫藥原始創新的必由路徑。

毛澤東同志指出：『中國醫藥學是一個偉大的寶庫，應當努力發掘，加以提高。』在黨和政府的大力支持與推動下，我國持續開展了中醫藥古籍普查、整理和研究工作。1954年11月，《中共中央批轉中央文委黨組關於改進中醫工作問題的報告》中提出，『整理出版中醫書籍：出版中醫中藥書籍，包括整理、編輯和翻印古典的和近代的醫書』，係中央對中醫藥古籍工作的首次指示，對推動中醫藥古籍工作起到了重要作用。《1963—1972年科學技術發展規劃綱要》將『整理和注解歷代中醫名著』列爲工作任務，中醫藥古籍工作首次被納入國家規劃。爲落實全國《古籍整理出版規劃（1982—1990）》，自1982年起，原衛生部先後下達了二百餘種中醫藥古籍整理研究任務，整理出版了一批經典中醫藥古籍。2005年，財政部設立專項，實施了『中醫古籍搶救工程』。2010年，財政部支持國家中醫藥管理局實施公共衛生專項資金項目『中醫藥古籍保護與利用能力建設』，成果彙成《中國古醫籍整理叢書》陸續出版。同時，在有關部門的推動下，國家圖書館（國家古籍保護中心）、中國中醫科學院中醫藥信息研究所（全國中醫行業古籍保護中心）組織全國專家學者開展了大量調研工作，從一萬三千餘種中醫藥古籍中遴選古籍元典二千二百八十九種，初步形成了《中華醫藏》選目；在進行全國古籍普查的基礎上推進中醫藥古籍普查，編纂中醫藥古籍普查登記目録，進一步理清了中醫藥古籍的存世狀況。這些工作的開展，使得中醫藥古籍保護、整理和研究工作薪火相傳，延續至今。

習近平總書記指出，『中醫藥學是中國古代科學的瑰寶，也是打開中華文明寶庫的鑰匙』，强調要『切實把中醫藥這一祖先留給我們的寶貴財富繼承好、發展好、利用好』。黨的十八大以來，歷久而彌新的中醫藥學迎來了天時、地利、人和的歷史發展機遇，中醫藥古籍工作得到前所未有的重視和加强。2019年，《中共中央 國務院關於促進中醫藥傳承創新發展的意見》提出『挖掘和傳承中醫藥寶庫中的精華精髓。加强典籍研究利用，編撰《中華醫藏》』。2022年，中共中央辦公廳、國務院辦公廳印發的《關於推進新時代古籍工作的意見》，提出『梳理挖掘古典醫籍精華，推動中醫藥傳承創新發展，增進人民健康福祉』。系統總結、整理、挖掘中醫藥古籍資源，夯實中醫藥學進一步發展的理論基礎，促進中醫藥傳承創新發展，努力保障人民身心健康，增進社會福祉，成爲行業期待、社會所需和時代召喚。爲此，在全國古籍普查工作已取得重大成果的今天，去粗取精，去僞存真，將中醫藥古籍的元典和精華萃爲一編尤爲重要，是一項强固中醫藥傳承創新發展大厦基石的偉大工程。

2018年，財政部正式將《中華醫藏》列入『中華古籍保護計劃』立項資助，由文化和旅游部牽頭，國家中醫藥管理局組織推進，國家圖書館（國家古籍保護中心）、中國中醫科學院中醫藥信息研究所（全國中醫行業古籍保護中心）具體實施。全國二十八家單位、三十四個課題組、近千名專家學者參與，國内外二百餘家古籍館藏機構支持項目實施。

《中華醫藏》是集保存、研究、利用爲一體的中醫藥古籍再生性保護項目。萃取精華、呈現元典，與部次流别、提要鈎玄是這套大型叢書的兩項核心工作，同時致力於推動中醫藥古籍的學術研究與資源開放共享。一方面通過深入細緻的目録學研究和全面實地考察，收録涵蓋中醫藥經典著作、各學科領域源頭性與代表性著作、歷代醫藥名家名著等，所選版本力求最精，采用『編』『類』相結合的方式，集成編纂，以先進的技術手段影印出版，使得珍貴醫籍化身千百，分藏各地，用之當代，垂之後世，架起中醫藥古籍保護和利用的橋梁。另一方面通過『辨章學術，考鏡源流』，形成每一類目的『類序』和每一書目的『提要』，可以爲科學研究提供豐富的文獻基礎，爲文化、教育和相關産業提供系統便捷的研究資料，爲臨床實踐、養生保健提供寶貴的經驗，使後世學者能『即類求書，因書究學』，真正做到『人守其學，學守其書，書守其類』。

《中華醫藏》是國家重大文化工程，是中醫學傳承創新發展的基礎性學術巨著，也是盛世修典的重要體現。《中華醫藏》之『藏』是中國古代醫學典籍之『藏』，不僅是中醫藥古籍文獻的系統彙集和影印出版，更是嚴謹的學術研究和體系創新；既是對存世重要古典醫籍的集結彙總和分類編次，也是對中醫藥學術發展史的一次系統梳理，是歷代傳世醫藥文獻系統研究整理的最新成果。通過遴選編修、影印出版，引領具有版本價值、學術價值和臨床價值的珍貴典籍走出秘閣、服務社會，昭示先賢智慧，傳承醫統正脉，引導原始創新，保護原創權益，爲後世留下一座恢宏而實用的寶庫，意義和價值重大，必將爲加快構建中國特色、中國風格、中國氣派的中醫藥學科體系、學術體系和話語體系，爲中華文明的偉大復興做出更大的貢獻！

編纂一部賅括古今、薈萃百家、涵蓋各科，全面反映中醫藥學發展歷程和成就的大型醫學叢書，是幾代中醫藥學人的夢想。在《中華醫藏》的編纂過程中，全體同仁群策群力，同心同德，不畏艱難，奔走於全國各地，搜采秘本佳籍。同時，該項目得到了社會各界的廣泛支持，許多專家不顧年高事繁，事必躬親，爲項目實施建言獻策、保駕護航。值此《中華醫藏》出版之際，謹對財政部、文化和旅游部、國家中醫藥管理局、中國社會科學院等部委單位的大力支持、悉心指導，對社會各界的鼎力襄助、中醫藥行業同仁的辛勤付出致以崇高的敬意和衷心的感謝！

《中華醫藏》編纂委員會

二〇二二年十月十日

凡例

一、《中華醫藏》是『中華古籍保護計劃』的一項重大成果，由文化和旅游部牽頭，國家中醫藥管理局組織推進，國家圖書館（國家古籍保護中心）、中國中醫科學院中醫藥信息研究所（全國中醫行業古籍保護中心）具體實施。其編纂宗旨爲保護、傳承、整理、利用中醫藥古籍，着力推動中醫藥古籍的學術研究與資源開放共享，揭示中醫藥發展源流，推動中華傳統醫藥科技發展與文化守正創新。

二、《中華醫藏》選録歷代中醫藥經典醫籍，在選擇版本時注重珍稀孤罕善本和有藝術特色的繪刻佳本，共計二千二百八十九種，其中民族醫藥古籍二百二十四種。

三、選録範圍：

（一）寫印於1911年以前（含1911年）的中醫藥古籍，其中民族醫藥古籍年限適當後延；

（二）收録中醫藥古籍僅限紙質文獻；
（三）適當收録在國外寫印的、由中國人編撰的中醫藥著作；
（四）民族醫藥古籍僅爲用漢文或民族文字著述者；
（五）適當收録分散載於《道藏》等各類叢書、類書和文集中的醫、藥、養生論著。

四、選録原則：

（一）中醫藥經典著作及其注釋研究著作。原書已佚的經典著作，選擇最佳輯本；
（二）中醫藥各學科代表著作、源頭性著作；
（三）歷代醫藥名家名著；
（四）地區代表性醫藥著作，如地方本草、地方病專著等；
（五）具有民間特色的中醫藥著作，如鈴醫、草藥醫及行之有效的特殊療法等；
（六）歷代醫事制度、醫家傳略、醫史著作等。

五、本書選録中醫藥古籍儘量選取其存世（包括國内外）最早、最完好、刻印或抄録最佳的版本爲底本；選録之書版本殘損者，進行書版補佚。補配原則如下：

（一）選録古籍的同一版本。某些卷帙分藏數地，則通過補配合成完璧；

（二）補配時，在全面調研的基礎上，選定主體底本（主體底本應是同一版本的古籍中書品狀況最爲完好者），依據主體底本的殘損缺佚情況選擇該書同一版本的其他藏品進行補配，并注明殘損缺佚及補配的相關信息。

六、本書按分類編年法編排：

（一）全書設二級結構，第一級爲『編』，第二級爲『類』。全書分四編，具體如下：

第一編：醫經（内經、難經）、傷寒金匱、本草、養生、醫史；

第二編：藏象、運氣、病因病機、針灸推拿、經絡骨度、診法、方書；

第三編：通論、内科、外科、傷科、女科、兒科、温病、眼科、咽喉口齒、醫案醫話、叢書；

第四編：藏醫、蒙醫、維吾爾醫、傣醫、彝醫。

（二）類下具體書籍大致依照成書年排列；成書年不詳者，依據刊刻或抄録年排列；刊刻或抄録年不詳者，依據著者卒年或大致生活年代排列；著者卒年或大致生活年代亦不詳者，依據書籍著録版本大致年代排列。

七、爲體現全書『辨章學術，考鏡源流』的功用，在每類類名下設有類序，每書書名下設有内容簡介。各書書名和著者，大體按照卷端著録。各部分文字涉及异體字的，統一使用規範漢字。

《叢書卷》編纂人員名單

主　審：盛增秀　朱建平　臧守虎

主　編：江凌圳

副主編：莊愛文　高晶晶　李曉寅　丁立維

編　委（按姓氏筆畫排序）：

丁立維　王　英　毛偉波　石芹芹　朱建平

竹劍平　江凌圳　安　歡　李延華　李　健

李曉寅　余　凱　周　維　孟子蛟　胡　晶

莊愛文　高晶晶　陳秀琳　孫舒雯　崔一迪

《叢書卷》類序

『叢書』一詞最早見於唐代韓愈《剥啄行》『門以兩版，叢書於間』，意爲聚集書籍。而作爲書籍類别的叢書，亦稱叢刊、叢刻等，即根據一定目的和使用對象，將兩種或以上獨立成書的書籍在一個總名下彙編爲一書。常見含括多個類别的綜合性叢書和單一類别的專門性叢書。叢書之體始自齊梁，叢書之名始見於唐代《笠澤叢書》（名爲『叢書』，實爲雜文集）。現存最早的叢書一般認爲是南宋嘉泰二年（1202）俞鼎孫、俞經的《儒學警悟》，惜其流傳不廣。

醫學類叢書屬於專門性叢書。現存最早的醫學類叢書爲南宋楊士瀛所撰《新刊仁齋直指》，含子書四種，包括《新刊仁齋直指附遺方論》《新刊醫脉真經》《新刊傷寒類書活人總括》《新刊仁齋直指小兒附遺方論》，該叢書總書名與子書《新刊仁齋直指》相同，係以子書名代叢書總書名。

最早見於書目著録的醫學類叢書爲元代杜思敬輯《濟生拔粹》，又名《濟生拔粹方》，選取金元時期張元素及其弟子、門人等名家醫籍十九種，擇其尤切用者，節而録之，門分類析，有論有方，雖爲節本，但對傳播、保存以及校訂金元醫籍等方面均有重要的意義，極具文獻學價值。

隨着學術的發展、印刷術的普及，明代整理、輯録叢書較多，在編纂、刊印方面取得了相當成就。醫學類叢書常見兩種類型，一是個人或家族對醫籍的彙纂，如《汪石山醫書》《景岳全書》；一是藏書家、刻書家對不同醫籍的彙刊，如胡文煥《醫家萃覽》、余象斗《必用醫學須知》。

清代是醫學叢書編纂的繁榮時期，數量逾百種，遠超前代之和。有名醫撰著，如陳念祖《南雅堂醫書全集》、王士雄《潛齋醫書五種》等；有藏書家編輯，如葉志詵《漢陽葉氏叢刻》、丁丙《當歸草堂醫學叢書》；還有官方編纂醫學叢書，如太醫院編《脉學本草醫方全書》。

民國時期，叢書又有新的發展，出現了影響深远的大型綜合性叢書，如《四部叢刊》《四部備要》等。此外，叢書編纂突破四部分類體系，如《叢書集成》以實用與罕見爲標準，分爲十大類。在此影響下，醫學叢書的編纂亦層出不窮。著名的有裘慶元編《三三醫書》，收録《温熱逢源》等九十九種醫書；錢季寅輯《影印古本醫學叢書》，收録《古本難經闡注》等十種；國醫書局輯《國醫小叢書》，收録《時疫白喉捷要》等三十四種；曹炳章輯《中國醫學大成》，收輯

《靈樞識》等一百三十餘種；裘慶元輯《珍本醫書集成》，收録《内經素問校義》等九十種；陳存仁輯《皇漢醫學叢書》，收録《素問識》等七十二種。皆具内容豐富、類别多樣的特點，對於醫籍的傳播和保存起到了極大的作用。

經過歷代叢書的編纂，中醫古籍大部分被收入醫學叢書，中醫古籍目前流傳的版本也以叢書居多。編纂刊布醫學叢書，對於醫家專人、醫學專題、地方性醫學的研究，保存醫學文獻，尤其是一些篇幅較短小、容易散佚的文獻，具有十分重要的作用。故清代張之洞《書目答問》謂：『叢書最便學者，爲其一部之中，可該群籍，搜殘存佚，爲功尤巨，欲多讀古書，非買叢書不可。』

醫學叢書類目始創於日本高島久也、岡田昌春合編的《躋壽館醫籍備考》，此後《中國醫學書目》《南京國學圖書館書目》皆仿之，專門著録醫學叢書。《中國中醫古籍總目》著録中醫叢書類古籍二百零六種，《新編中國中醫古籍總目》著録中醫叢書類古籍二百五十種。若計入民國時期的文獻，則有三百種之多。這些叢書對保存、整理、研究、傳承中醫學術發揮了重要作用。

《中華醫藏·第三編·叢書卷》收録二十七種代表性醫學類叢書。其中收録最多的爲一人自撰或據前人著述輯録的叢書，如明代王肯堂《證治準繩》，先成《雜病證治準繩》并附以《類方》，後續成《傷寒證治準繩》《幼科證治準繩》《女科證治準繩》《瘍醫準繩》四種，後世稱《六科證治準繩》；明代張三錫纂《醫學準繩六要》，含《經絡考》《四診法》《病機部》《運氣略》《本草選》《治法彙》六種；明代盧復輯《芷園醫種》，含《醫種子》四種、《芷園臆草》五種；清代沈明宗編注《醫徵》，含《金匱要略編注》《傷寒六經纂注》《温熱病論》《虚勞内傷》《女科附翼》子書五種，附録《客窗偶談》一種；清代蔡貽績輯《醫學四要》，含《醫學指要》《醫會元要》《傷寒温疫抉要》《内傷集要》四種；清代李守永删訂《司命秘笈》，含《龍宫三十禁方》《華祖青囊外症十方》《枕中秘要》三種傳説與孫思邈有關的醫書。另如《證治大還》《沈氏尊生書》《鄭氏彤園醫書》《聊復集》《齊氏醫書四種》《醫學切要全集》《醫學六種》等等。尤重名家名著稿抄本，如《泉唐沈氏醫書九種》《田晋蕃醫書七種》《正誼堂醫書九種》《連自華醫書十五種》等，其中《田晋蕃醫書七種》收録的《中西醫辨》爲中西醫結合早期經典之作。有兩人以上的名家醫著合刻叢書，如明代何柬編撰的《醫學統宗》，含子書七種，其中何柬自撰者三種，校補滑壽所著醫書三種。有學術流派、地方醫學類叢書，如清代陳嘉璴輯《醫學粹精》，除陳氏自撰之書，還收録明代有學術傳承關係的周之幹、查萬合、胡慎柔之書；清代楊乘六《己任編》，輯評明末清初醫家高鼓峰、吕留良、董廢翁三家四部醫書彙集之編；《盤珠集》，含嚴潔、施雯、洪煒三人或獨撰或合撰的五種。有官修綜合性醫學叢書，如乾隆年間組織太醫院院判編纂的官修綜合類叢書《御纂醫宗金鑑》，收録十五種醫籍。另外，《中華醫藏·第三編·叢書卷》包含了部分全書，如明代彭用光《體仁彙編》，有論有方，卷號連續，并無子書之名；張介賓《景岳全書》六十四卷，全書分爲十六種，内容不重複，卷序連續；陳澈《雪潭居醫約》取張介賓《類經》、王肯堂《證治準繩》、繆希雍《神農本草經疏》等書之精要，參以自身醫案，編輯成書，是一部内容豐富的綜合性醫書；清代程文囿《醫述》十六卷，編纂思想統一，卷次連續，但又各有主題，書中引録甚多，所輯古今醫書三百二十餘種，經史子集四十餘種。

需要説明的是，部分所收叢書有缺子書、缺卷、缺葉者，如有同一版本儘量配補。其中清代汪啓賢、汪啓聖選注《濟世全書》，本藏從他館補配三種，收齊二十七種子書，首次成爲完書。《新刊仁齋直指》《濟生拔粹》《古今醫統正脉全書》等代表性醫學類叢書的子書計劃收入《中華醫藏》其他類目者，《叢書卷》不再重複收録。

《中華醫藏·第三编·叢書卷》收録代表性醫學類叢書共二十七種，按成書時間先後，依次爲：《體仁彙編》（全二册）、《醫學統宗》（全一册）、《證治準繩》（全二十四册）、《醫學準繩六要》（全七册）、《芷園醫種》（全二册）、《雪潭居醫約》（全三册）、《景岳全書》（全十册）、《濟世全書》（全八册）、《醫徵》（全三册）、《醫學粹精》（全一册）、《證治大還》（全六册）、《己任編》（全一册）、《御纂醫宗金鑑》（全十六册）、《盤珠集》（全三册）、《沈氏尊生書》（全八册）、《鄭氏彤園醫書》（全四册）、《聊復集》（全一册）、《醫學四要》（全三册）、《醫述》（全六册）、《齊氏醫書四種》（全四册）、《醫學切要全集》（全二册）、《醫學六種》（全二册）、《司命秘笈》（全一册）、《泉唐沈氏醫書九種》（全二册）、《田晋蕃醫書七種》（全六册）、《正誼堂醫書九種》（全一册）、《連自華醫書十五種》（全三册）。因卷次繁多，體量巨大，爲方便讀者使用，現將《叢書卷》所收二十七種叢書單獨出版。

江凌圳

二〇二四年四月

盤珠集得配本草卷之一

濟寧施雯文澍
姚江西亭嚴潔青蓮仝纂著
緝菴洪煒霞城

水部十四種

立春雨水

鹹平宜煎發散及補中益氣藥

露水

甘平稟肅殺之氣潤肺殺祟調疥癬蟲癩諸散

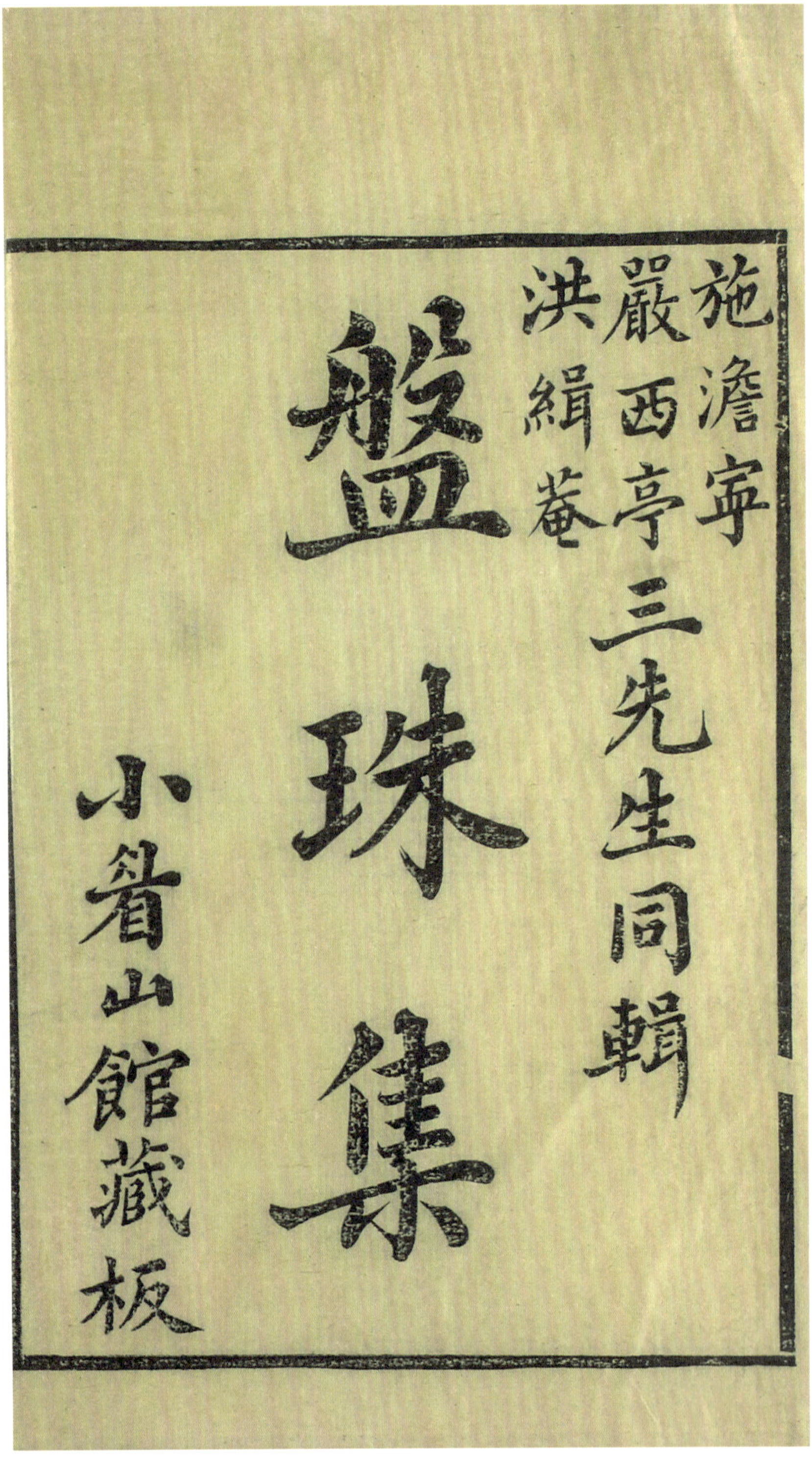

施澹寧
嚴西亭三先生同輯
洪緝菴

盤珠集

小眉山館藏板

盤珠集十八卷

（清）嚴潔 施雯 洪煒 纂輯　清嘉慶九年（1804）小眉山館木活字本

第三册

總目録

第一册

第二册

第一册目録

盤珠集十八卷（一）

（清）嚴潔 施雯 洪煒 纂輯

清嘉慶九年（1804）小眉山館木活字本

盤珠集十八卷

清嚴潔、施雯、洪煒纂輯，清嘉慶九年（1804）小眉山館木活字本。

嚴潔，生卒年不詳，字青蓮，號西亭。施雯，生卒年不詳，字文澍，號澹寧。洪煒，生卒年不詳，字霞城，號緝庵。三人同里，皆姚江（今浙江餘姚）人，約生活於清乾隆年間，人稱『姚江三醫家』。診病遇險難之證，三人常反復研討，始施方藥。融各自體會，或獨撰或合撰而彙爲《盤珠集》。

此集成於清乾隆十五年至二十六年（1750—1761）間，含《得配本草》《氣運摘要》《脉法大成》《胎産症治》《虚損啓微》五種十八卷，包括本草、運氣、脉法、胎産、虚損等内容，皆三家之臨證心得。嘉慶九年（1804）由後人施愛亭、洪西郊及同里張焕共同刊行。

《中華醫藏》影印底本原書版框高十八點八厘米，寬十四點二厘米，現藏浙江省中醫藥研究院圖書館，《胎産症治》《虚損啓微》采用寧波市天一閣博物院館藏同版本補配而成。

（周維　江凌圳）

淂配本草 一

施澹寧
嚴西亭三先生同輯
洪緝菴

盤珠集

小眷山館藏板

手太陰　肺
少陰　心
厥陰　心胞
太陽　小腸
少陽　三焦
陽明　大腸
足太陰　脾
少陰　腎
厥陰　肝
太陽　膀胱
少陽　胆
陽明　胃

煥幼時竊聞先君語輩行中精軒岐之學者必推嚴西亭施澹寧洪緝菴三先生三先生皆隱德君子診脉遇險難者三人必反覆辨論以故試其藥無不得心應手洎煥業是已不及見三先生而一親其言論丰采爲恨友人施君愛亭承澹寧先生家傳嘗出三先生同輯盤珠集一書見示煥愛而讀之景仰前型益不異三先生之授受一堂也集中各種于切脉處方之法多所發明而得配本草尤能獨開生面於濟世不爲無補急宜梓行以廣其傳愛亭曰是固余之願也因相與謀諸洪君西郊西郊念先人手澤

深以弗克負荷滋恩慨然任剞劂之資用以是書冠卷端而脈法大成胎産症治緝菴先生之虛損啓微諸書亦綴於後嗟夫後世傳是學者或作或述其書無慮數千百卷類多散漫龐雜言愈多而旨彌晦是集簡明而切近後人易於闡揚殆所謂仁人之言其利溥哉世之欲起死人而生之者舍是書何以焉嘉慶甲子新秋世愚姪張焕謹識

序

本草莫備於綱目由來舊矣其後删繁就簡利在省便意爲去取者又不一書然寒温消補各就其一性而專言之即古方有君臣佐使之義亦第就其方爲輕重而泛言之故知藥者不知方知方者仍不知病宜醫者之終誤於所治也我姚嚴西亭施澹寧洪緝菴三先生者文章之外兼擅岐黄嘗念藥之不能獨用病之不可泛治也博採羣書互相辨論合爲得配本草一書凡十卷搜羅不亞綱目職任專於古方前則辨性以明其體後乃詳治以達其用得

一藥而配數藥一藥收數藥之功配數藥而治數病數病仍一藥之效以正爲配固倡而隨以反爲配亦克而生運用之妙殆無過此巳且夫君臣配則治道隆夫婦配則家道成配之時義大矣哉使讀是書者知藥而郎知病知病而郎知所以治病誠一以貫之者也豈不足垂世而行遠哉乾隆二十六年歲在辛巳九月既望魏朝陽拜撰

盤珠集得配本草凡例

一藥有畏惡反使每品下先爲標明令人開卷瞭然

一藥有主治詳載首條使用之者得其直達之功

一藥獨入一經以治一病亦隨佐使而治百病今著配偶於主治之後使知寒熱攻補變化無窮苟能觸類旁通運用自然入妙

一藥分優劣近時用藥但論某藥治某病不知名同失異功效懸殊茲特詳加論辨俾取資者有所考證

一藥有製法製得其宜性味功用爲之變化今備採雷公

炮製法詳載於後

一藥有利必有害特載禁忌於後庶使觸目驚心不敢輕試

一用藥治病取其相制每有百藥不治之症而一物足以療之此物之相制也爰附怪症於各條之後

一藥有不忍用者如天靈蓋胎骨人血之屬盡行芟去有隨處可得而醫家罕用者如李根白皮萱草水芹之類斟酌盡善而備採之然亦有所考據非妄爲去取也

一從本草綱目爲準繩分爲一十五部共計六百四十七

種水火土金石八十五種爲卷一山草芳草八十一種爲卷二隰草毒草九十六種爲卷三蔓草水草石草苔草五十九種爲卷四穀類菜類七十五種爲卷五果類四十八種爲卷六木類竹類服帛類八十七種爲卷七蟲類鱗類介類六十八種爲卷八禽類獸類三十六種爲卷九人部十二種爲卷十天一生水以水爲首從賤至貴以人爲尾

一每品主治得配之下多留餘地以俟高明者再加註釋

盤珠集得配本草目録

卷之一

水部 十四種

火部 二種

艾火　燈花

土部九種

黃土　東壁土　胡燕窠土

蚯蚓泥一名六一泥　烏爹泥一名孩兒茶

伏龍肝一名灶心土　烏古瓦　墨

百草霜

金部十七種

金薄　銀薄　自然銅　銅綠卽銅青

鉛一名黑錫　鉛霜　鉛粉卽粉錫一名胡粉一名水粉

石部　玉石類三種

石部　石類廿五種

石部　鹵石類十五種

卷之二

草部　山草類五十種

草部　芳草類三十種

卷之三

草部　隰草類七十一種

青黛 即靛花　蓼實 苗葉　萹蓄　沙苑蒺藜
刺蒺藜　穀精草　海金沙　紫花地丁

草部　毒草類二十五種

大黃　商陸　狼毒　蔄茹
大戟　澤漆　甘遂　金千子 即續隨子
蓖麻子　常山　蜀漆 即常山苗　藜蘆
附子　川烏頭　側子　天雄
草烏頭　白附子　天南星　半夏
蚤休 一名紫河車　射干 又呼紫蝴蝶根　玉簪　鳳仙花 根葉

石菖蒲　石斛即金釵石斛　釵斛　骨碎補一名猴薑

石草　金星草　景天一名愼火　佛甲草

石胡荽即鵝不食草　酢漿草即酸漿草

草部　苔草類八種

苔衣即水苔　乾苔即海苔　船底苔　垣衣

屋遊　卷柏　桑錢即桑蘚　馬勃

卷之五

穀部　麻麥稻粟類十五種

脂麻即胡麻一名巨勝稽花油　亞麻一名壁虱胡麻　大麻仁一名火麻

穀部 豆類七種

穀部 造釀類十三種

果部　夷果類八種

卷之七

木部　香木類二十二種

柏子仁　側柏葉　松脂 松節 松花　杉木

肉桂 桂枝　辛夷　沉香　丁香

檀香 俗名雲香　降眞香　烏藥　楓香脂 一名白膠

乳香　沒藥　血竭 即騏驎竭

安息香　蘇合香　龍腦香 一名片腦　樟腦

阿魏　蘆會　胡桐淚

木部　喬木類二十七種

川黃蘗　厚樸　杜仲　椿白皮 莢

樗白皮　乾漆　梓白皮　海桐皮

川楝子 即金鈴子　土楝子 根白皮　槐蘁 皮 子 葉 膠 檽

秦皮　合歡皮 即夜合　皂角子 刺　肥皂莢 核

沒石子　訶黎勒 一名訶子 皮　水楊枝葉 根 檽

柳枝 葉　赤檉柳枝葉 俗名西河柳　榆白皮

蕪荑　蘇方木 一名蘇木　㯶櫚　烏桕根白皮

巴豆 一名剛子　大風子

木部　灌木類二十一種

卷之八

蟾蜍一名癩蝦蟇 蟾酥 蟾肝 蟾膽　田雞　青鼃

蝌斗　蜈蚣　蚯蚓糞　蝸牛即負殼蜒蚰

蛞蝓即蜒蚰螺

鱗部　龍類四種

龍骨龍齒　鯪鯉一名穿山甲　守宮一名蝘蜓　蛤蚧

鱗部　蛇類五種

蛇蛻　蚺蛇膽一名南蛇　白花蛇一名蘄蛇　烏稍蛇膽

公蠣蛇即水蛇 皮

鱗部　魚類四種

石决明 蛤蜊殼肉 瓦壟子 貝子

淡菜 田螺殼 蝸蠃一名螺螄 爛殼

卷之九

禽部 水禽類二種

鴨卽鶩 野鴨卽鳧

禽部 原禽類六種

烏骨雞 雞血 雞矢白 肝 翮翎 雞內金 雞子 抱出卵殼

白鵓鴿屎名左盤龍 雀 卵 頭血 腦 白丁香 燕窩一名燕蔬 糞

天鼠卽伏翼 夜明砂 五靈脂卽寒號蟲屎

盤珠集得配本草卷之一

濟寧施雯文澍
姚江西亭嚴潔青蓮仝纂著
緝菴洪煒霞城

水部十四種

立春雨水

鹹平宜煎發散及補中益氣藥

露水

甘平禀肅殺之氣潤肺殺祟調疥癬蟲癩諸散

冬霜

甘寒解酒熱傷寒鼻塞

得熱酒冲服一錢半治寒熱瘧疾

臘雪水

甘冷瀉熱解毒治天行時疫洗目退赤

夏冰

甘冷解傷寒狂熱及燒酒毒

甘爛水 一名東流水 一名勞水

甘平益脾胃補中益氣治陽盛陰虛目不能瞑及霍亂

吐利

即急流水以瓢高揚之萬遍則甘而輕

逆流水

性逆而上宣吐風邪痰飲及瘧疾咽喉諸病

井泉水 一名井華水

甘鹹平得陰氣多滋陰降火解熱悶除煩渴宜煎補陰之藥

地漿 一名土漿

甘寒治赤白痢及腹熱絞痛蟲蜞入腹解一切魚肉菜

果諸毒

掘黄土地作坎深三尺以新汲水沃入攪濁少頃取清用之故曰地漿

百沸湯即熱湯

甘平助陽氣行經絡熨霍亂轉筋入腹

陰陽水即生熟湯

陰陽不和吐瀉交作不能納食及藥危甚者先飲數口即定

以新汲水百沸湯合一盞和勻

齏水此乃作黄虀菜水也

酸鹹涌吐痰食

磨刀水

鹹寒利小便消熱腫治盤腸生産腸乾不上者以磨刀水少潤腸煎好磁石一杯温服自然收上

○洗手則生癬

繰絲湯

能泄水中之火引清氣上朝于口

火部二種

艾火

灸百病若灸諸風冷疾入硫黄末少許尤良

燈花

治喉痺敷金瘡小兒邪熱在心夜啼不止以二三顆燈心湯調抹乳吮之

土部九種

黄土

甘平治洩痢冷熱赤白腹内熱毒絞結痛下血又解諸藥毒肉毒合口椒毒野菌毒

得黃連治小兒吃土

東壁土

甘温治脾胃濕多吐瀉霍亂得太陽頻照之功引眞火生發之氣補土勝濕則吐瀉自止

胡燕窠土

煎湯浴小兒逐驚癇除瘡疥

蚯蚓泥一名六一泥

甘酸寒治赤白久熱痢燒烟盡沃汁濾淨飲之

得生甘草汁輕粉末調塗小兒陰囊忽熱腫痛

得米醋調敷吹乳　得綠豆粉敷外腎生瘡

烏爹泥 一名孩兒茶

苦濇平清上膈熱化痰生津塗一切瘡生肌定痛止血收濕

得輕粉冰片搽下疳陰瘡　配雄黃貝母搽牙疳口瘡

伏龍肝 即灶心土

苦辛溫調中燥濕消腫止血療赤白帶下止尿血遺精

得黃芩阿膠治大便後血　得阿膠蠶沙治婦人血漏

得醋調敷陰腫　得雞子清調塗丹毒

研水飛

烏古瓦

甘寒理損傷續斷解心中大熱

醋煅五次研末用

墨

辛温止血生肌

得酒磨服治胞衣不下　得醋磨服治血崩

得井水磨服治鼻衂不已　得地漿送下治客忤

入地黃汁下治吐血不止

火煆研用或磨用

百草霜

辛温消積止血敷口舌諸瘡消痘疹癰腫

得櫻炭治胎動下血　配川連治挾熱下痢

金部十七種

金薄　得餘甘子驢馬脂則體柔畏水銀翡翠石惡錫

辛平有毒除熱辟邪鎮心肝安魂魄止驚悸治風癇殺

輕粉毒

百鍊者無毒方可入藥不得過一分

○傷肌損骨不宜多用　生者有毒殺人中其毒者鷓鴣肉可解

銀薄　畏石亭脂砒石慈石荷葉蕈灰羚羊角烏賊骨黄連甘草飛廉鼠尾黿甲生薑地黄羊脂蘇子油惡錫馬目毒公羊血

辛平有毒定心神止驚悸除狂熱辟諸邪

得葱白阿膠糯米煎服治胎熱橫悶

得苧根酒水煎服治胎動欲墮

凡用只可煎汁借氣以生藥力勿入藥服以消人脂

自然銅 一名髓鉛

辛平散血定痛續筋接骨

火煅醋淬七次研末甘草水飛過用

銅綠 即銅青

酸澁性平微毒入足厥陰少陽經吐風痰治惡瘡疳瘡

金瘡風弦爛眼淚出止血殺蟲

配滑石杏仁擦走馬疳　配枯礬治口鼻瘡

鉛 一名黑錫　畏紫背天葵

甘寒稟北方癸水之氣陰極之精其體重實其性濡滑

其色黑内通于腎治一切陰陽混淆上盛下虛氣升不降發爲嘔逆眩暈噎膈反胃危篤諸疾所謂鎮墜之劑有反正之功但性帶陰毒不可多服恐傷人心胃

用鉛兩許水煎冲蔗汁梨汁服敗毒除狂和蒸餅爲丸治反胃噦逆用鉛烊化柳木槌研成粉一兩入米醋一升砂鍋熬膏用陳小麥粉爲餅入鉛膏少許蒸熟杵丸如綠豆大每一丸淡薑湯下陰火衝逆眞陽暴脫氣喘痰鳴入鉛于回陽湯中自愈

鉛霜 一名鉛白霜

甘酸冷墜痰去熱定驚止瀉蓋有奇效但非久服常用

之物病在上焦者宜此清鎮

以鉛打作錢穿成串瓦盆盛生醋以串橫盆中離醋二寸仍以瓦盆覆之置陰處候生霜刷下

鉛粉 即粉錫一名胡粉又名水粉　惡雌黃　制硫黃

辛寒入足少陰經氣分鎮心安神墜痰消癥殺蟲止痢療瘡拍汗

得葱汁和丸治婦人心痛　得猪脂調塗小兒諸瘡

配硃砂蜜和塗瘡似蜂窠　配胭脂敷反花瘡

和黍米淋汁溫服治鼈瘕　配黃連敷燕口吻瘡

和壚熬色變摩小兒腹脹及腹皮青色不速治須臾死
反胃嘔噦者火氣上浮陰陽將離也得此鎮墜之品加
入補陰之劑俾陽火歸元吐病自止

黃丹即鉛丹 伏砒制硇硫

辛微寒味兼鹽礬走血分內用墜痰去怯治驚癇顛狂
吐逆消積殺蟲治疳疾下痢瘧疾外用解熱拔毒長肉
去腐治惡瘡腫毒及入膏藥爲外科之要藥

得鯉魚膽汁點眼生珠管 配黃連炒丸治赤白痢
配建茶末酒服治瘧疾 和蜜水服治小兒瘴瘧

水漂澄乾，微火炒紫色用。

蜜陀僧（一名爐底）　制狼毒。

鹹辛平，有小毒。走下焦。墜痰鎮驚，散腫殺蟲。治五痔，療金瘡。

得桐油調貼骨疽。配白芷、燭油塗鼻內生瘡。配茶調服，治驚氣失音（驚氣入心絡則瘖）。佐蛇床子敷陰汗濕痒。和水調塗痘瘢。

生研摻小兒初生遍身如魚脬，又如水晶，破則水流滲。又生者內服糯合香丸。

研末置磁鍋内重紙袋盛柳蛀末焙之次下東流水浸滿火煮去蛀末紙袋用

此藥難得其眞若銷銀爐底所結者爛諸物不宜輕服但宜外敷

鐵落 一名鐵蛾 畏慈石皂莢乳香灰炭樸消硇砂鹽滷豬犬脂荔枝制石亭脂

辛平下氣治陽氣太盛病狂善怒癲癇瘡毒

配豬脂敷小兒丹毒

水浸一宿研澄清飲水

鍼砂 即作鍼家磨鑢細末也

治黄疸消積聚腫滿平肝氣散癭

鐵鏽 一名鐵衣

醋磨敷蜘蛛等傷調油塗漆瘡疥癬

鐵漿

鹹寒解諸毒入腹主癲癇發狂退心經煩熱療蛇犬嚙傷

鐵久浸水自浮青沫名漿

鐵刀刃

治蛇咬地漿磨服

鐵鋸

治竹木入喉燒赤漬酒服

鐵斧

治難產及胞衣不下燒赤淬酒服

鐵鑰匙

治婦人血噤失音生薑醋尿同煮飲

石部玉石類三種

雲母　澤瀉爲之使畏鮀甲礬石東流水百草上露茅屋

溜水惡徐長卿羊血制汞伏丹砂

甘平入手太陰經氣分能入陰逐邪達表能入腸除垢止痢堅肌續絕

得蜀漆龍骨治牝瘧多寒　得黃丹熬膏貼癰腫

黃黑者厚而頑赤色者經婦人手把者並不中用須要光瑩如水色者爲上

白石英　惡馬目毒公

甘辛微温入手太陰陽明經氣分除風濕痿痹療寒氣咳逆利小便治肺癰

得朱砂治驚悸　　得慈石治耳聾
煅研水飛用○久服多服則元氣下陷

紫石英　長石爲之使畏扁青附子惡鮀甲黄連麥句薑
甘温入手少陰足厥陰經血分鎮心益肝煖子宫除風寒

得茯苓人參療心中結氣　得天雄菖蒲治霍亂
得生薑米醋煎調敷癰腫毒氣
煅醋淬研水飛○血熱者禁用

丹砂一名朱砂　畏鹹水車前石韋皂莢決明瞿麥南星烏頭地榆桑椹紫河車地丁馬鞭草地骨皮陰地厥白附子惡慈石忌諸血

甘微寒入手少陰經血分納浮溜之火降心肺之熱安神明除煩滿是其降火之功辟邪祟下死胎乃其鎮重之力去目翳療瘡毒心爲火藏不受辛熱之品宜用此治之

得蜜水調服五分預解痘毒多者可少重者可輕

得南星虎掌去風痰　配枯礬末治心痛

配蛤粉治吐血　配當歸丹參養心血

佐棗仁龍骨養心氣抑陰火以養元氣

得人參茯苓治離魂自覺本形作兩人並行並臥不辨眞假者離魂病也

和雞子白服一錢治妊婦胎動胎死卽出未死卽安

入六一散治暑氣內伏　入托裏散治毒氣攻心

同生地杞子養腎陰　納豬心煮食治遺溺

研敷產後舌出不收暗擲盆盌作墮地聲驚之卽自收

紫背天葵粉甘草同煮研末水飛用蕎麥梗灰淋汁煮

研末水飛亦可若火煉則有毒殺人

水銀一名汞　畏慈石砒石黑鉛硫黃大棗蜀椒紫河車

松脂松葉荷葉穀精草金星草萱草夏枯草蒼耳子雁來紅馬蹄香獨脚蓮水慈姑尾松忍冬

辛寒有毒解五金毒殺瘡疥蟲墮胎絶孕紫背天葵并夜交藤自然汁同煮。以去其毒。得鉛則凝。得硫則結。併棗肉入唾研則碎。散失在地者。得川椒茶葉則收。○頭瘡禁用。恐入經絡致筋骨拘攣百藥不治也

輕粉 即水銀粉一名汞粉一名膩粉 畏石黃慈石忌一切血

辛溫燥有大毒劫痰涎除水濕治瘡殺蟲不可輕服

得生薑自然汁調擦搔破面皮無痕迹

配沙糖丸如麻子大空心米飲下一丸治小兒吃泥
配黃丹爲末治痘目生瞖左目患吹右耳右目患吹左耳
郎水銀和白礬食鹽升鍊成粉○用不得法毒氣入骨
而莫出

銀朱

辛温有毒殺蟲刼痰
水銀煉成○爛齦攣筋甚于輕粉

雄黃一名黃金石

畏南星地黃萵苣地榆黃芩白芷當
歸地錦苦參五加皮紫河車五葉藤鵝腸草雞腸草鵝

不食草桑葉蝟脂

苦溫有毒入肝經陽分得陽土之精搜肝氣瀉肝風解百毒治惡瘡去死肌辟鬼邪療驚癇除瘧痢消涎積殺諸蟲

得淮棗去核納雄黃包之燈上燒化為末摻走馬牙疳

得水調服五錢治髮癥飲油

得黑鉛治結陰便血　配荆芥穗末治中風舌強

配硫黃水粉用頭生乳汁調傅鼻準赤色

配白芷末酒服治破傷風　配靑黛末水服治飲食毒

配白礬甘草浸陰腫如斗
配紫草末胭脂汁調塗痘疔先以銀刀挑破搽之極效
配蟾酥葱蜜搗敷疔瘡惡毒
配細辛爲末吹鼻治偏頭風痛左痛吹右右痛吹左
配硃砂豬心血調服治癲癇
赤如雞冠明徹不臭者良米醋入蘿蔔汁煮乾用
怪症有蟲如蟹走於皮肉作聲如小兒啼此爲筋肉所化同雷丸各一兩爲末摻豬肉片炙熟常服之自愈

雌黄　畏黑鉛胡粉芎藭地黄獨帚益母羊不食草地榆

瓦松五加皮冬瓜汁

辛平有毒入肝經陰分得陰土之精爲搜陰邪之嚮導

功用畧同雄黃搜肝殺蟲解毒祛邪

得輕粉猪脂研敷牛皮頑癬

醋和雞子黃調塗烏癩蟲瘡

納猪膽套指治天蛇疔毒

冬瓜汁益母草地榆生地俱可製○陰虛血燥者禁用

石膏一名寒水石一名細理石　雞子爲之使畏鐵惡莽草巴豆馬目毒

公

甘辛淡寒入足陽明手太陰少陽經氣分解肌發汗清熱降火生津止渴治傷寒疫症陽明頭痛發熱惡寒日晡潮熱狂熱發斑小便濁赤大渴引飲舌焦鼻乾中暑自汗日痛牙疼

得甘草薑蜜治熱盛喘嗽　得桂枝治温瘧

得荆芥白芷治胃火牙疼　得蒼术治中暍

得半夏達陰降逆有通玄入冥之神

得黄丹摻瘡口不歛生肌止痛

配川芎炙甘草葱白茶湯治風邪眼寒

配牡蠣粉新汲水服治鼻衄頭痛并滴鼻內
配蔓仁枳殼郁李仁滌鬱結之熱
使麻黄出至陰之火麻黄止用二三分
石膏寒水石各四兩芒消一觔共研末用生甘草煎汁一升五合入前藥同煎不住手攪令消鎔入青黛四兩和勻傾盆結成碧雪研末或含或吹或水調服治狂熱諸症
瑩白潔淨文如束針軟者良發表生用清熱煆用勿疑過寒而概用火煆○立夏前過服白虎湯令人小便不

禁　胃弱氣虛血虛發熱者禁用

火炎土燥非苦寒之劑所除經曰甘先入脾又曰以甘瀉之故甘寒之品祛胃火生津液之上劑也傷寒時疫熱邪溢于陽明經者非此不除況生石膏味辛而散使邪氣外達于肌膚若誤用芩連苦燥而降反令火邪内結漸成不治之症勿以川連石膏葛根斛竹茹等味悉除胃火概混治之葢胃經之氣凉則行熱則滯氣爲熱所滯致失升降之令而食不化宜用葛根升之散之邪火伏于陽明氣分宜用生石膏疏之熱火入于胃府

升之火氣益烈疏之結不可解宜用川連導之使下歛斛但清胃中虛火竹茹耑主胃府虛痰此固各有攸當分別用之庶爲得法

滑石　石韋爲之使惡曾青制雄黃

甘淡寒滑入足太陽陽明經利毛腠之竅清水濕之源除三焦濕熱治積熱吐衄中暑煩渴嘔吐瀉痢淋閉乳難水腫脚氣諸瘡腫毒

得葱湯送下治婦人轉脬因過忍小便而致者

得藿香丁香治伏暑吐瀉

配枯白礬煆石膏摻陰汗並治脚指縫爛

和車前汁塗臍治小便不通

先以刀刮净研粉用丹皮同煮去丹皮以東流水淘過

日乾用○燥熱　精滑　孕婦　病當發表者禁用

怪症眼赤鼻脹大喘渾身發斑毛髮如鐵乃熱毒凝結

於下焦用滑石白礬各一兩水三盌煎服不住飲

赤石脂　畏芫花豉汁惡大黃松脂

甘酸温濇入手少陰足陽明經厚腸胃除水濕收脫肛

止崩帶下胞胎補心血生肌肉能助火以生土故長肌肉

得乾薑胡椒醋糊丸治大腸寒滑小便精出

配乾薑粳米治久痢膿血以其直入下焦故為久痢之要藥

配破故紙治經水過多　配伏龍肝為末傅脫肛

配牡蠣鹽糊丸治小便不禁

佐川椒附子治心痛徹背　研末敷臍止汗

赤入血分白入氣分粘舌者良煅醋淬研水飛用○非寒痢白積不宜用　初病濕熱者禁用

爐甘石

甘溫陽明經藥也受金銀之氣故治目疾為要藥時珍

常用爐甘石煅淬海螵蛸硼砂各一兩爲細末以點諸目病甚妙入朱砂五錢則性不粘

得枯礬胭脂麝香吹聤耳出汁

得眞蚌粉撲陰汗濕痒　配孩兒茶搽下疳陰瘡

配青黛冰片搽下疳

凡用爐甘石以炭火煅紅童便淬或黄連煎水淬七次洗淨研粉水飛過曬乾用

井泉石

甘大寒治熱結熱嗽熱疳熱眼等症

配海金沙滑石治膀胱熱秘

配大黃梔子治眼臉腫赤

細研水飛過不爾令人淋

無名異 伏硫黃

甘鹹平活血凉血治金瘡折損

得陳酒送下治打傷腫痛 得醋磨敷瘡癰

調葱汁塗赤瘤丹毒 調牛膠治脚氣腫痛

得甜瓜子各一兩乳香没藥各一錢爲末每服五錢熱

酒調服小兒三錢治損傷接骨外以黃米粥塗紙上摻

牡蠣末裹定再以竹篦夾住

研細末捲紙燃燈吹滅黑烟熏治卷毛倒睫

石鍾乳 一名鵞管石　蛇床爲之使畏紫石英蘘草惡牡丹玄石牡蒙人參术忌羊血伏韭實獨蒜胡葱胡荽麥門冬貓兒眼草

甘温入足少陰經氣分利九竅通百節壯元陽療脚冷

得漏蘆通草下乳汁

光潤輕鬆形如鵝翎筒沉香藿香甘松白茅根水煮過再以天葵甘草同煮焙研水飛澄過絹籠日乾再研收

用○服鍾乳者終身忌朮人參犯者多死藥石性悍勿以補陽可種子常服不已以貽卒禍況陽虛內寒者百中不過一二妄用之激火生風萬病蜂起即使宜服而久服之亦不免淋渴癰疽之禍

石灰　伏雄黃硫黃硇砂去錫暈

辛溫有毒散血定痛生肌長肉止金瘡血殺蒼蟲去息肉滅瘢疵解酒酸

得雞子清和成塊煅敷惡瘡

得白果肉搗貼痰核紅腫蜜調敷亦可

得桑灰淋汁熬膏點疣痣先以針刺破

配牛膽汁陰乾止金瘡血　和飯搗丸治斑沙痛陳久者良

和鮮麻葉搗罨損傷血流不止　灰水入香油塗湯火傷

熬黃色水泡澄清洗產後玉門不閉陰挺不收

風化者良古礦灰尤佳石灰止血神品也但不可着水

着水即爛肉

浮石一名海石

鹹寒入手太陰經除上焦之痰熱清膀胱之上源消結

核止乾渴

得牙皂治老痰橫結　得通草治疝氣莖腫

得鯽魚膽治腸消善飲水者　得金銀花治痔瘡

得輕粉少許麻油調塗頭核腦痺枕後生痰核正者為腦側者為痺

煅研水飛過用

陽起石　桑螵蛸為之使畏兔絲子惡澤瀉雷丸菌桂石葵蛇蜕皮忌羊血

鹹溫入命門治下焦虛冷陰痿腰痺崩漏癥結腎氣不攝則漏腎氣不運則結

配伏龍肝水調掃纏喉風更以涼藥灌入鼻中

配鍾乳粉附子治元氣虛寒

雲頭雨腳及鷺鷥毛者眞色白滋潤者良煅赤酒淬七次研細水飛過日乾用不入湯○氣悍有毒不宜輕用

慈石 一名熁鐵石一名吸鐵石一名玄石 柴胡爲之使畏黃石脂惡牡丹莽草伏丹砂養水銀去銅暈殺鐵毒消金

辛鹹平入足少陰經墜炎上之火以定志引肺金之氣以入腎 水得金而自清火不攻而自伏 除煩悶逐驚癇聰耳明目

得硃砂神麴交心腎治目昏內障 慈石使精水不外遺硃砂使邪火不上侵

配人參治陽事不起

佐熟地萸肉治耳聾相火不上則氣清而聰

和麵糊調塗顖上治大腸脫肛入後洗去

地榆汁煮火煅醋淬用入腸恐致後患紗包入藥煎但

取其氣爲妥

諸石有毒不宜久用獨慈石性稟沖和常服亦可

代赭石一名土朱　乾薑爲之使畏天雄附子

苦寒入手足厥陰經血分鎮包絡之氣除血脈之熱殺

鬼魅療崩帶止反胃吐衄治驚癇疳疾

得生地汁治吐血衄血下血

得冬瓜仁湯調下治慢驚風瀉後不乳目黃如金

佐半夏蠲痰飲

煅醋淬七次研水飛過用○氣不足　津液燥者禁用

禹餘糧　牡丹爲之使制五金三黃

甘寒重濇入手足陽明經血分固下焦治煩滿癥瘕腸

泄下痢四肢不仁骨節疼痛久遠痔瘻

配赤石脂治大腸咳嗽嗽卽遺矢

配赤石脂牡蠣粉烏賊骨伏龍肝治崩中漏下

丹皮同煮日乾用或火煅醋淬用

空青　畏菟絲子

甘酸寒涼肝除熱其殼磨翳其漿點青盲內障

産銅坑腹中空破之有漿者良

砒石 一名信石一名人言生者名砒黄錬者名砒霜尤烈 畏冷水綠豆醋青鹽蒜消石水蓼常山益母獨帚菖蒲水律菠薐萵苣鶴頂草三角酸鵝不食草

辛苦鹹大熱大毒治痰癖除寒哮外用蝕敗肉殺諸蟲

中其毒者綠豆可解

煅醋淬七次研水飛日乾用

大熱之性雖可除寒消癖必須煅過配綠豆末和諸藥服之每日約服一二釐而止豆末亦每日約服二錢以制其毒不然久服之肌肉燥裂毒氣交幷卒致後禍而不可解

礞石　得焰消良

甘鹹平入足厥陰經氣分平肝下氣除結熱治驚癇積痰

得薄荷自然汁生蜜調下治急驚痰熱慢驚脾虛者木香湯熟蜜調下

配大黃末除橫結之痰　配赤石脂療積痰久痢

青者佳如無星點不入藥入消石等分煅至消盡色如金爲度研末水飛日乾用○脾虛氣弱發熱聲啞痰血夾雜者禁用

礞石燥可除濕老痰却非所宜但諸藥下過滑潤痰滯而隱伏之處未必能到惟此性横而悍其于腸胃曲折倚伏之處無不迅掃其根使穢濁膩滯之痰不得稍留胃底故此品有滾痰之名然痰之滯有血虛不能潤氣虛不能送因之粘滯胃府託宿腸中關門之内竟作貯痰之器如用礞石降之則痰因燥而愈澁氣因降而益

衰終將凝結于中而莫解烏可不審

花乳石　一名花蘂石

酸濇平入厥陰經血分化血爲水摻金瘡跌撲損傷犬咬至死者

得川芎甘菊防風白附子大力子炙甘草爲末每服臘茶下五分治多年障翳　配黃丹摻脚縫出水

配童便治産婦惡血奔心胎死腹中胎衣不下

硫黃四兩乳石一兩爲末埿固日乾入瓦罐內埿封烘乾火煅爲末水飛日乾磁瓶收用○內火逼血妄行者

禁用

羊肝石即越砥

甘無毒磨汁點目除翳燒赤投酒頻飲破血瘕下石淋塗瘰癧結核

石蟹

鹹寒入足厥陰經治天行熱疾催生落胎明目解毒敷癰腫消腐肉

細研水飛用

石部鹵石類十五種

食鹽 漏蘆爲之使

鹹微辛寒走血軟堅潤燥引吐熨痛洗風目揩牙齒袪蚓毒和童便治藿亂絞痛通大小便煅赤研河水煎沸啜之探吐熱痰數升病笑不休即愈

○多食損肺失色膚黑損筋 痰嗽哮症血病消渴水腫皆禁用

青鹽 即戎鹽 乾汞制丹砂解芫青斑蝥毒

鹹寒入足少陰經血分助水藏平血熱降邪火消熱痰去癥殺蟲止血堅骨固齒明目

佐杜仲補肝陽　君川椒明目

同冰片止牙痛　煎桑葉洗爛眼

西羌來者不經煎鍊方稜明瑩青色者良燥藥以青鹽水拌蒸或拌炒則潤亦能引諸藥以入腎○嘔吐者禁用

凝水石 一名寒水石 一名鹽精石　畏地榆制丹砂解巴豆毒

辛鹹寒入足少陰經血分涼血降火治時氣熱盛五臟伏熱皮如火燒傷寒勞復堅齒明目塗小兒丹毒

得朱砂甘草冰片研細末摻牙齦出血

得滑石葵子治男女轉脬過忍小便而致者

鹵地積鹽之下滲入土中年久至泉結而成石清瑩有齒稜如馬牙消入水即化以生蘆自然汁煮乾研用○胃弱者禁用

古方所用寒水石是此石唐宋諸方寒水石是石膏近方寒水石是長石方解石

太乙玄精石即玄精石　制硫黃丹砂

鹹寒治暑火熱瀉療傷寒壯熱湯火傷調油敷已破者乾摻

得牛黃硃砂冰片摻重舌涎出先以針挑去血塩湯漱口

得生甘草治目中赤脈　配半夏硫黃治寒熱霍亂

配硫黃消石治上盛下虛救陰助陽有扶危拯逆之功

鹹鹵津液流滲入土年久結成石片片狀如龜背六角

青白瑩徹者良今世所用玄精乃絳州山中所出絳石

非玄精也

樸消一名皮消一名塩消　石韋爲之使畏荊三稜惡麥句薑

辛苦鹹微寒有小毒逐六府積聚散三焦火鬱治天行

熱疾除停痰痞滿療傷寒發狂利大小便落死胎

得獨蒜大黃搗餅貼痞塊

配殭蠶硼砂腦子吹風熱喉痺

配硫黃白礬滑石治伏暑瀉痢

配礬石大麥粥治女勞黑疸發熱惡寒膀胱急小腹滿身黃額黑腹脹如水大便溏黑小便黃

磁瓶煅赤投消石於內每四兩用雞腸草柏子仁丸共廿五個如珠子大以丸煅盡爲度○虛極似實等症勿得誤投　孕婦禁用　樸消黃者傷人赤者殺人

芒消又名盆消又名英消

辛苦鹹大寒蕩滌三焦腸胃之實熱消除胸膈壅淤之痰痞

得鼠粘子治大便癰毒　得水調塗火焰丹毒

得童便温服下死胎　配猪膽汁塗豌豆毒瘡

和沉香末破下焦陽結　研末吹喉痺不通並治重舌鵞口

樸消再煎鍊傾盆凝結在上有芒者爲芒消有牙者爲馬牙消○大伐下焦眞陰不宜輕用

風化消

辛鹹温升散三焦之火消除心肺之痰治小兒驚熱

得人乳塗頭面暴熱腫痛　得川連點目赤腫痛

以芒消置風日中消盡水氣輕白如粉爲風化消○無眞實者禁用

玄明粉

辛甘冷去胃中實熱蕩腸中宿垢消腫破結除痰積洗目腫

得朱砂治傷寒發狂　和童便治熱厥心痛

樸消以長流水煎化同萊菔煮再同甘草煎入瓦罐火煅去其鹹寒之性收用○胃虛無實熱者禁用

樸消芒消玄明粉皆通大腸之實結而虛秘者用之禍如反掌然虛實之分難于審認七情所傷怫鬱于內變爲熱壅結於腸胃則便堅堅則生火熾于五內諸症蜂起急須通滯迫不待時經曰熱淫于內治以鹹寒不妨於滋補中佐消粉以蕩滌其火豈得拘於內傷之虛禁用通劑而遷延待斃耶若邪熱傷於陰分大腸枯燥秘結不行者消粉甚不相宜但重滋其陰以宣其血氣加麻仁蔓仁杏仁郁李仁之類以利之如因邪火之熾用消黃推蕩之未有不重傷其陰而死者也故虛火反熾

實結實邪久成虛秘務須審之再三知之確當應用與
否庶可無誤

消石一名焰消 一名火消　火爲之使畏女菀杏仁竹葉粥惡曾青
苦參苦菜柔五金化七十二石爲水
辛苦微鹹有毒陰中之陽也而氣大溫其性上升散三
焦火鬱調五藏虛寒
得竹瀝點重舌鵝口
配雄黃研細末點少許入眥内治諸心腹痛
凡用溶化投甘草入内即伏火

樸消下降屬水氣寒消石爲造炮焰消上升屬火氣大溫

怪症尸厥四肢冰冷不省人事腹如雷鳴宜灸氣海七壯內服火消五錢硫黃二兩爲末薑附湯下

硇砂 一名透骨將軍 畏一切酸漿水醋烏梅牡蠣卷柏蘿蔔獨帚羊蹄商陸冬瓜蒼耳蠶沙海螵蛸羊胴骨羊躑躅魚醒草河豚魚膠忌羊血消五金八石

鹹苦辛熱有毒治癥瘕肉積破結血頑痰又能盡化三焦之痼疾其性能消金石腐腸胃不宜服服之化心爲

血

白淨者良水飛醋煮乾如霜刮下用

中其毒者以生綠豆研汁飲二三升解之

蓬砂 一名鵬砂 一名盆砂　畏知母芸薹紫蘇甑帶何首烏鵝不食草制汞啞銅

甘微鹹涼治上焦痰熱癥結喉痹骨哽惡瘡胬肉翳障口齒諸病

得生薑片蘸揩木舌腫強

得冰片少許研細末燈草蘸點胬肉翳障

配牙消治咽喉轂賊腫痛　配白梅治咽喉腫痛

出西番者白如明礬南番者黃如桃膠

石硫黃　曾青石亭脂爲之使畏細辛樸消鐵醋黑錫猪肉鴨汁餘甘子桑灰益母天鹽車前黃蘗石葦蕎麥獨帚地骨皮地榆蛇床蓖麻菟絲蠶沙紫荷菠薐桑白皮馬鞭草忌禽獸血

酸有毒大熱純陽入足少陰經去冷積止水脹殺藏蟲除鬼魅

得半夏治久年哮喘　得艾葉治陰毒傷寒

得雞子煎香油調搽疥瘡　得枯礬治氣虛暴瀉
配雄黄爲末綿裹塞耳卒聾閉
配滑石治傷暑吐瀉　燒烟熏嗅欬逆打呃立止
研細末摻諸瘡胬肉如蛇出數寸
出番舶黄色瑩淨者良用萊菔剜空入硫黄合定糠火
煨熟以紫背浮萍青蒿汁煮汁盡爲度再用百部柳蟲
東流水煮皂莢水淘去黑漿用或入猪大腸煮爛用○
陰虛者禁用
人生一身陽常有餘陰常不足每見虛熱者補陰之劑

投之半載一年未卽有效遂以滋陰爲無濟不若補陽以生陰且云怯病內必有蟲以食其髓惟硫黃下補命門兼可殺蟲因之日服寸七以期速效詎知陽火日盛陰水益燥速之使斃而莫之知也且果係虛寒亦應補氣以回陽乃用此酷烈之藥而毒之死何哉

礬石 卽白明礬　甘草爲之使畏麻黃紅心灰藋惡牡蠣

酸鹹濇入肝肺二經燥濕解毒殺蟲墜濁追涎化痰除風去熱止血定痛蝕惡肉生好肉除痼熱在骨髓治驚癇喉痹風眼齒痛鼻中息肉脫肛漏下陰挺陰蝕疔毒

惡瘡瘰癧疥癬虎犬蛇蟲咬傷

得肉桂治木舌腫強　得皂角末吐中風痰厥

得甘草水磨洗目赤腫痛　得朱砂傅小兒鵝口

得銅綠泡水洗爛弦風眼

得蓖麻仁鹽梅肉麝香杵丸錦裹塞鼻中息肉

得細茶葉五錢生白礬一兩蜜爲丸如梧子大治風痰

癇病一歲十九　配黃丹搽口舌生瘡

配好黃蠟溶化爲丸治毒氣內攻護膜止瀉托裏化膿

配鹽搽牙關緊急並治懸癰垂長

配牡蠣粉酒下治男婦遺尿

配黃蠟陳橘皮治婦人黃疸如經水不調或房事觸犯致此疾者用調經湯下

研生白礬吹喉痺腫閉　醮石榴皮擦皮癬

生用解毒煅用生肌煅過即爲枯礬○多服損心肺傷骨

怪症遍身生瘡狀如蛇頭此熱毒鬱於內寒氣包於外久之從皮肉攻出故外形如此用蠟礬丸服之自愈

綠礬一名皂礬一名青礬煅赤者名礬紅　畏醋

酸涼消積滯燥脾濕治喉痺口瘡蟲牙惡瘡疥癬

得平胃散治黃疸　得紅麯山樝消肉積
得大棗去核入礬燒研搽小兒甜瘡及耳生爛瘡
醋拌入磁瓶煅過用○服此終身忌蕎麥
昔人往往以青礬爲膽礬誤矣
胆礬 即石膽　水英爲之使畏菌桂芫花辛夷白微
辛酸寒有毒入足少陽經涌吐風熱痰涎發散風木相
火殺蟲消癰瘵咽喉口齒瘡
得醋灌百蟲入耳　漱喉吐痰涎喉痹立效
得蜜調敷諸痔腫痛

配龍膽草煅烟盡紅透出火氣研細末搽走馬牙疳臭爛極急者神效

配炒白殭蠶研吹喉痹喉氣

入黑窯內煅研敷牙疳

塗銅鐵上燒之紅者爲眞明亮如翠琉璃似鴨嘴色者爲上

盤珠集得配本草卷之二

潛邨施雯文澍
姚江西亭嚴潔青蓮仝纂著
緝菴洪煒霞城

草部　山草類五十種

甘草　术苦參乾漆爲之使惡遠志反大戟芫花甘遂海藻忌猪肉

味甘入手少陰足陽明太陰厥陰經氣分益精養氣瀉火和中健脾胃解百毒和絡血緩肝急祛邪熱堅筋骨

長肌肉。療痔瘡。

得猪膽汁炙爲末米泔調灌嬰兒月內目閉不開或腫羞明或出血者名慢肝風　得桔梗。清咽喉。

配大豆汁解百藥毒奇驗　佐陳皮。和氣。

佐茯苓。泄脹。　入汗劑解肌

入涼劑瀉熱　入峻劑緩正氣

入辛熱藥溫散血中之結　入潤劑養陰血

入辛涼藥。行肝胃污濁之血。宜用頭

大而結緊斷文者爲佳謂之粉草瀉心火敗火毒緩腎

急和絡血宜生用稍止莖中痛去胃中熱節能消腫毒

和中補脾胃粳米拌炒或蜜炙用○酒家　嘔家　行下焦　酒痢初起　中滿者禁用

黄耆　茯苓爲之使惡白鮮皮龜甲

味甘微温入手太陰經兼入足太陰氣皮助氣補血固腠理益脾胃托瘡瘍止盜汗固氣之功

得棗仁止自汗　配乾薑煖三焦

配川連治腸風下血　配茯苓治氣虚白濁

配川芎糯米治胎動腹痛下黄汁

佐當歸補血　使升柴發汗
補虛蜜炒　嘈雜病乳炒　解毒鹽水炒　胃虛米泔炒　煖胃
除瀉痢酒拌炒　瀉心火退虛熱托瘡瘍生用　恐滯氣加
桑白皮數分○血枯（助氣生火血愈枯也）　中風（陽氣升風益疾痰益盛）
火動生痰　內藏虛甚（升氣於表也）　上熱下寒（氣升上益熱下益寒）
瘡色不潤（助氣血愈枯）　肝氣不和（黃耆能動三焦之火）　皆禁用
怪症。四肢節脫。但有皮連。不能舉動。此筋解也。用黃耆
三兩。酒浸一宿。焙研。酒下二錢。至愈而止。
黃耆補氣而氣有內外之分氣之衛於脈外者在內之

衛氣也氣之行于肌表者在外之衛氣也肌表之氣。補宜黃耆。五內之氣。補宜人參。若內氣虛乏用黃耆升提於表外氣日見有餘而內氣愈使不足久之血無所攝營氣亦覺消散虛損之所以由補而成也故內外虛氣之治各有其道不諳其道而混治之是猶盲人之不見黑白也

人參 一名黃參　茯苓馬藺爲之使畏五靈脂惡皂莢黑豆鹵鹹人溲反藜蘆忌鐵器動紫石英

味甘微苦生微凉熟微溫入手太陰經氣分能通行十

二經大補肺中元氣肺氣旺則四臟之氣皆旺補陽以生陰崇土以制火陽氣暴脫能回之于無何有之鄉陰血崩潰能障之於已決裂之後陽氣虛者固所必需陰血虛者亦不可缺有一等眞陰虧損而邪火爍於表裏神魂躁動內外枯熱眞正陰虛之證若過服之反能助熱所謂陽旺則陰愈消當用純甘壯水之品

得茯苓瀉腎熱腎藏虛則熱　得當歸活血

配廣皮理氣　配慈石治喘咳氣虛上浮

配藕汁治血瘀發喘　配藜蘆涌吐痰在胸膈

左石菖蒲蓮肉治產後不語

左羊肉補形　使龍骨攝精

入峻補藥崇土以制相火　入消導藥運行益健

入大寒藥扶胃使不減食

入發散藥驅邪有力宜少用以佐之

去蘆隔紙焙熱用土虛火旺宜生用脾虛肺怯宜熟用

補元恐其助火加天冬制之恐氣滯加川貝理之加枇

杷葉并治反胃久虛日疾者煎汁頻洗自愈○肺熱

精涸火炎　血熱妄行者皆禁用以其能升五藏之陽

怪症遍身皮肉混混如波浪聲痒不可忍搔之血出不

止謂之氣奔用人參合茯苓青鹽各三錢細辛四五分
煎服自愈

參鬚

下泄虛邪

涌吐痰涎

參蘆

體虛者可代瓜蒂丹溪曰參補陽中之陰蘆瀉太陰之
陽也

用參之誤一由於症一由於脈陰虛火從內炎濡潤之

劑塡補其內或半載或一年奏功不速輙疑養陰之藥其力緩非補氣不足以生陰必用參其功始速投人參於滋水之劑胃氣暫壯飲食加增恰有似乎神旺者因卽逐日用之以祈速效豈知陰虛火炎者更非肺熱之謂肺熱者元陰虧而邪火爍金用參恐補氣以助火肺熱還傷其肺若精液枯涸譬如天乾地燥溪水斷流惟有滋水以潤其燥烈而已進人參則升氣助火未有不燥烈而死者此由外症不愈之誤也時行外感邪氣流於隧道脈絡爲邪所窒塞而不通按之非空虛則細弱

甚至微小如髮漂疾皮毛略按全無幾欲脫而未脫醫者認作脫症急用人參以回元氣反使邪氣內着火毒鬱於裏寒厥見於外更用薑附以助參力意以元陽復寒氣自除竟視人參爲救人聖藥自恃爲按脈無差致令胃陰涸竭五内枯槁速之死而莫可救藥者此由脈息虛微之誤也參之誤傷者甚衆玆特著其兩端以爲司命者之戒

上黨參

甘平入手足太陰經氣分補養中氣調和脾胃

得黃蓍實衛　配石蓮止痢

君當歸活血　佐棗仁補心

補肺蜜拌蒸熟補脾恐其氣滯加桑皮數分或加廣皮

亦可○氣滯　怒火盛者禁用

上黨參膏

清肺金補元氣開聲音助筋力

製膏法用黨參歛甜者一觔切片沙參半觔切片桂圓

肉四兩水煎濃汁滴水成珠用磁器盛貯每用一酒杯

空心滾水冲服冲入煎藥亦可

北沙參 一名白參 一名鈴兒草　惡防已反藜蘆

甘平微苦微寒入手太陰經補陰以制陽清金以滋水治久咳肺痿皮熱瘙癢驚煩嘈雜多眠疝痛長肌肉消癰腫

得糯米助脾陰　配生地涼血熱

佐柴葛去邪火　合玄參止乾嗽

氣味清薄宜加倍用○肺氣寒　虛氣上浮者禁用

薺苨 一名杏參 一名甜桔梗

甘寒入手太陰經解上焦熱邪利肺氣解百藥毒治咳

嗽消渴強中瘡毒疔腫

桔梗　節皮爲之使畏白及龍膽草忌豬肉伏砒

辛苦平入手太陰經氣分行表達竅開提氣血能載諸

藥上浮以消鬱結治痰壅喘促鼻塞肺癰乾咳目赤喉

痺咽痛齒痛口瘡胸脇刺痛腹痛腸鳴

配梔子大黄治目赤腫痛　配大力子大黄治疫毒

配阿膠治肺痿　配訶子治失音

配茴香燒研敷牙疳臭爛　配枳殼利胸膈

君甘草治少陰咽痛及肺癰欬嗽吐膿如粳米粥者

入涼膈散則不峻下　入補血藥清理咽喉

入治痢藥開肺氣之鬱于大腸

入治嗽藥散火邪之鬱於肺中

刮去浮皮米泔浸徹炒若欲專用降劑此物不宜同用

○諸氣上浮　血病火炎二者禁用

黃精一名仙人餘糧一名龍銜一名救窮草　忌梅實

甘平入足太陰經補中氣潤心肺安五臟塡精髓助筋骨下三蟲

得蔓菁養肝血　配杞子補精氣

洗淨砂泥蒸曬九次用○陰盛者服之致泄瀉痞滿
氣滯者禁用
萎蕤 一名玉竹 畏鹵鹹
甘平入手足太陰少陰經柔潤補虛善息肝風治虛勞
寒熱痁瘧風温自汗灼熱頭疼目痛淚爛男子濕注腰
疼小便頻數失精一切虛損挾風濕諸症用代參地大
有殊功
得薄荷生薑治目痛昏暗 得芭蕉根滑石治卒淋
得葵子龍膽草茯苓前胡治小兒癇病後身面虛腫

配赤藥當歸黃連煎湯熏洗眼赤濇痛

竹刀刮去皮節蒸用止嗽蜜水拌蒸去風酒拌蒸

知母　得黃蘗及酒良伏蓬砂鹽

辛苦寒入足少陰手太陰經氣分瀉腎火除骨蒸退邪熱滋化源療初痢臍痛治久瘧酷熱消痰定嗽止渴除煩

得人參治子煩　得地黃潤腎燥

得萊菔子杏仁治久嗽氣急

配麥冬清肺火

揀肥潤裹白者去毛銅刀切片犯鐵器損腎欲上行酒拌焙燥欲下行鹽水潤焙〇腸胃滑洩虛損發熱二者禁用

邪熱伏於肺中不能生水膀胱絕其化源秘塞不通用知母清金而泉源滋長此所以有知母補陰之謂若眞水不足膀胱失氣化之司速當補腎使陰氣行而陽自化便自通也知母苦寒大傷腎水尤宜禁用

肉蓯蓉　忌銅鐵

味鹹性温入命門兼入足少陰經血分壯陽強陰除莖

中虛痛腰膝寒疼陰冷不孕同鱓魚爲末黄精汁爲丸服之力增十倍

得山萸肉北五味治善食中消

得沉香治汗多虛秘　合菟絲子治尿血泄精

佐精羊肉治精敗面黑（腎中無火精亦敗）

酒浸刷去浮甲劈破中心去肉筋膜如竹絲草樣者有此能隔人心前氣不散令人上氣也漂極淡蒸半日用以酥炙用亦可潤大便不須炙○大便滑　精不固　火盛便閉　陽道易舉　心虛氣脹皆禁用

鎖陽

甘温入足少陰經血分益精興陽潤腸壯筋

佐虎骨膠治痿弱

酥炙○禁用與蓯蓉同

天麻　即赤箭一名定風草

辛温入足厥陰經氣分止風虛眩暈通血脈九竅治癇定驚殺鬼疰痰有自內達外之功

配川芎治肝虛頭痛（肝氣喜暢）配白朮去濕

去殼用蒺藜子同煮去子以濕紙包煨熟取出切片酒

浸一宿焙乾用

肝虛則勁膽不滋養則風動於中此肝膽性氣之風非外感天氣也天麻定肝胆之內風但血虛者畏其助火火熾則風益勁宜於補血之劑加此爲使然亦不可久用多則三四服而止

冬白朮一名吃力伽　防風地榆爲之使忌桃李雀肉菘菜青魚

甘苦性溫入足太陰陽明經氣分補脾溫胃和中燥濕益氣生血進飲食治勞倦化癥癖除嘔吐消痰飲療黃

疸，逐水腫，止瀉痢，收自汗，長肌肉，理心下急滿，利腰間血滯，去風寒濕痺，定痛安胎。

得當歸、白芍補血。得半夏止嘔吐。

配薑、桂治五飲。一留飲，水停心下；二澼飲，水在兩脇；三痰飲，水在胃中；四溢飲，水在五臟；五流飲，水在腸間。配蓮肉止瀉痢。

配茯苓利水道。君枳實化癥瘕。

佐人參、黃耆補氣止汗。佐川連去濕火。

佐黃芩安胎清熱。合車前除腫脹。

入廣皮生津液。

産於潛者氣清味甘最佳今甚難得郎浙江諸山野出者呼爲天生术亦佳冬术甘而柔軟夏术苦而燥烈功用大有不同不可不辨入風痺藥中宜生用一云補中氣生用燥脾胃陳壁土拌炒和胃米泔浸炒補氣蜜水拌炒理氣枳殼汁炒恐其性燥乳拌蒸熟去滯薑汁炒除脹麩皮拌炒去水蒼术拌炒治瀉痢炒黑存性○爲腹嘈雜恐助脾胃之火　肝腎動氣恐傷陰氣　怒氣傷肝术能引肝邪以入脾　脾陰不足术能耗液　潰瘍氣閉膿生而多痛　奔豚术能增氣　哮喘术多閉氣　煩渴术性燥　癰已成膿术性燥　九者禁用

脾本陰臟。固惡濕。又惡燥。太潤未免泥濘。太燥反成頑土。如不審其燥濕。動以白术爲補脾開胃之品而妄用之。脾陰虛乏。津液益耗。且令中氣愈滯。胃口愈閉。肺金絕其元。腎水增其燥。陰受其害。不可勝數。若脾氣虛乏。或因虛不能制濕者。用之乃爲得當。

白术膏

補土不傷於水。治脾虛久痢甚效。下焦陰氣不脫而上焦陽氣驟脫者。大有起死回生之功

製膏法用於术十觔切片米飲浸一晝夜煎濃汁去渣

再煎至滴水成珠入白蜜四兩煎數百滾取起置之磁盆候凝裂片焙燥聽用

蒼术 防風地榆爲之使忌桃李雀肉菘菜青魚

甘苦辛温入足太陰陽明經燥胃強脾發汗除濕治風寒濕痹山嵐瘴氣霍亂吐瀉心腹急痛水腫脹滿筋骨痿躄瘵濕痰留飲或挾瘀血成窠囊及脾濕下流腸風帶濁

得熟地乾薑治面黄食少 得梔子解术性之燥 得川椒醋丸治飧瀉久痢 得川柏治痿躄加牛膝更好

得米泔浸一宿焙爲末蒸餅丸治好食生米

得羊肝一具撒术末四兩扎縛以粟米水入砂鍋煮熟

食治小兒癖疾及青盲雀目以熱氣熏目臨臥食

配香附解六鬱痰火氣血濕熱　燒烟辟邪惡尸氣

茅山産者佳糯米泔浸一宿焙乾用或以脂麻研碎同

炒用白露後米泔水浸置屋上曬露一月轉燥爲清能

發散頭風痰濕○燥結多汗　脾虛脹悶　陰虛津枯

者禁用

怪症腹中如石臍中出水旋變作蟲行繞身匝癢難忍

撥攜不盡此濕氣凝結也外用蒼术煎濃湯浴之內服蒼术末入麝香少許水調下自愈

狗脊 即金毛狗脊 萆薢為之使惡莎草敗醬

微苦微溫入足少陰經氣分去風濕療失溺治傷中利關節

配當歸治病後足腫 佐鹿茸艾治寒濕帶下

火燎去毛切碎酒浸蒸取出曬乾用○腎虛有火者禁用 其性溫燥

貫衆 一名黑狗脊 雚菌赤小豆為之使制三黃汞伏石

鍾乳化五金

苦寒徵毒入足厥陰經解邪熱止鼻衂除血淋毆諸毒殺三蟲破癥瘕瘰癧金瘡病因內感而發之於外者多效

配穌木治咳嗽膿血　配升麻甘草赤芍發痘

配縮砂甘草爲粗末綿包少許含咽汁治雞魚骨哽

煅炭童便酒下治乳癰

置水缸中用水製飲食令人疫氣不染

巴戟天　覆盆子爲之使惡雷丸丹參朝生

辛甘温入足少陰經血分助陽起陰治一切風濕水腫

少腹引陰冷痛夜夢鬼交精泄
得純陰藥有既濟之功　君大黄治飲酒脚氣
滚水浸去心助陽杞子煎汁浸蒸去風濕好酒拌炒攝
精金櫻子汁拌炒理腎氣菊花同煮○火旺泄精　陰
水虚之　小便不利　口舌乾燥四者禁用
巴戟鎖陽煖腎經之寒熟地杞子制腎藏之熱腎藏虚
多熱腎經虚多寒經藏不同水火判别毋得誤用
遠志　得茯苓龍骨冬葵子良畏珍珠飛廉藜蘆齊蛤殺
天雄附子烏頭毒

辛苦温。入手足少陰經氣分。開心氣。去心邪。利九竅。散癰腫。

得甘草、陳皮。治脾經鬱結。

配川貝、茯神。除痰鬱。開心竅。

佐茯苓。入腎經以泄邪。

佐麥冬。散心鬱以寧神。者無邪則散心之正氣

研末嗃鼻。治腦風頭痛。

米泔水浸。槌碎。去心。用。不去心令人悶絕。再用甘草湯泡一宿。漉出。日乾或焙乾。用。生用則戟人咽喉。○心虛

不寐。用之則有怔忡之患。腎氣不足。用之恐過提腎氣。二者禁用。

遠志一味。今皆以爲補心安神之劑。其實消散心腎之氣。心腎一虛。鼓動龍雷之火而莫有底止。虛怯者實所禁用。惟心氣鬱結。痰涎壅塞心竅。致有神呆健忘寤寐不寧等症。用以豁痰利氣則可。若謂益精强志。使心腎交密。萬萬不能。觀仲淳經疏九如化裁。自知從來之誤。

小草 即遠志苗

去血中鬱熱散少陰風結瘡熱不起用以發之

淫羊藿 一名仙靈脾

得酒良薯蕷紫芝爲之使

辛溫入足少陰經氣分兼入手足陽明三焦命門助相火強精氣除風冷解拘攣

得覆盆北味治三焦冷嗽配威靈仙治痘疹入目君生薑茶葉治氣脹不食浸無灰酒治偏風不仁

去花枝洗淨剉細末每觔用羊脂四兩拌炒脂盡爲度

○禁用與巴戟同

巴戟鎖陽仙茅淫羊藿均須生地汁浸透焙乾用再重用滋陰之劑以制其熱庶無陽旺陰虧之患今人動以此爲種子良方服之者多致陽亢陰竭精液乾涸反受

其害則藏之甚者也

仙茅　忌牛肉牛乳並忌鐵器

辛温有毒入足少陰兼足厥陰經血分助相火除風冷

強筋骨益肌膚

得杞子茴香治腰脚攣痹　配焦术甘草治冷氣不食

清水洗凈竹刀刮去皮以烏豆汁浸或糯米泔浸去赤

汁出毒酒蒸極熟用◎陰虚相火動者禁用

中其毒則舌脹出口急煎大黄芒消飲之復出芒消大

黄末敷舌即解

玄參 一名黑參

惡黃耆、乾薑、大棗、山茱萸，反藜蘆。

微苦微寒，入足少陰經。清上焦氤氳之熱，滋下焦少陰之水。治傷寒沉昏身熱，療溫瘧寒熱發顫，退無根浮游之火，爲清肅樞機之劑。

得花粉，治痰結熱癰。配大力子，治急喉痺風。配甘草、桔梗，治咽喉腫痛。配升麻、甘草，治發斑咽痛。佐二地，除陰虛火動。煮豬肝，治赤脈貫瞳。研末，敷年久瘰癧，塞鼻瘡。

用蒲草重重相隔，蒸熟，焙用。勿犯銅鐵器，犯則噎喉傷

目○脾虛泄瀉　腎經痘二者禁用

腎水本寒虛則燥熱非涼補不能滋水之不足至有虛而宜溫養者亦腎經之不足也由精水虛乏腎氣散而無附故爾所以補水之中宜加人參杞子菟絲之類以助其陽陽氣盛陰水自生非滋水當恃乎涼劑也但補水之陽先天之不足者居多滋水之陰後天之失守者過半且近今天運日薄生水之源日淺人之眞水禀受無多而戕賊之者十有八九酒色之徒勞傷之輩將此一勺之水消耗殆盡未有不損乎其藏者所以陰虛火

動者比比矣李士材云腎之經虛則寒腎之藏虛則熱
玄參助補陰之劑以滋水勞瘵者所必需也

地榆　得髮良惡麥冬伏丹砂雄黃硫黃

苦微酸濇微寒入手陽明足厥陰經崇理下焦血分除下焦濕熱治吐衄崩中腸風血痢膿血諸瘻瘡瘍惡肉虎犬蛇蟲傷毒及產後陰氣散失亦斂盜汗

得犀角治熱痢心熱下血　配黃芩治瘡癢火盛則痛火微則癢

配蒼朮治腸風痛痒不止　佐砂仁甘草治下血腹痛

止血炒黑用上截其稍能行血

丹參 一名赤參 一名奔馬草 畏鹽水反藜蘆

苦微寒入手少陰厥陰經血分養血活血生新血去宿血治風邪留熱除産後煩熱開心腹結氣調女人經脈有孕能安死胎可落愈冷熱癆止骨節痛

配白芷芍藥猪脂敷乳癰 配查炭益母草清血癥

酒炒

丹參茯神犀角川連辰炒赤石脂淡竹葉玄明粉俱治心經之火而用之各有攸當心血不足以養神神不安而虚火動者丹參補之心怯弱而火氣欲發者茯神鎮

之心怯甚而虛火上炎驚悸畢見者辰砂降之心血虧而心火横發者赤石脂飲之心受暑熱而脈來混濁者淡竹葉清之熱邪熾盛而心脈勁急者川連平之心火鬱結而心脈沉急者犀角發之心火燔灼而病多狂躁者玄明粉滌之若不分輕重以治非但治之無效抑且陰受其殃

紫參 一名牡蒙　畏辛夷

苦寒入足厥陰經血分破結逐瘀通九竅利二便退寒熱除瘧痢 瘧有蓄血則狂腸胃濕熱致血瘀而成血痢

配阿膠烏梅治吐血　配甘草龍芽草治血痢

紫草

苦寒入手足厥陰經血分主血中鬱熱去心腹邪氣利二便解黃疸消腫脹托痘疹化紫斑利九竅通脈絡達皮毛

配木香治痘毒血熱　配栝蔞仁治癰疽便閉

配藍葉黃連木香治火黃身熱（身有赤黑點者不可治）

去根鬚取嫩茸以甘草水浸炒用血熱者生用脾虛者酒浄焙或同糯米炒用○脾氣虛便滑者禁用

白頭翁　得酒良蠡實爲之使

苦寒入手足陽明經血分治熱毒血痢療吐血衄血敺溫瘧陽狂滑瀉癥瘕瘰癧塗疔瘡疽癰圍毒氣散漫

配川連木香治下痢咽痛

配秦皮川連川柏治挾熱痢

白頭翁臨風偏靜又能驅風

白及　紫石英爲之使畏杏仁李核仁惡理石反烏頭

苦濇微寒入手太陰經治肺傷吐血皸手足皸裂湯火灼傷金瘡疥癬惡瘡癰毒敗疽死肌去腐生新

得羊肝蘸末。治肝血吐逆。得酒調服。治跌打骨折。配米飲。止肺傷吐血。配榴皮、艾、醋。治心痛。配黃絹、丹皮。補脬破損。和津傅山根上。止鼻衄。仍以水服一錢。或研用。或磨用。

三七 一名山漆

甘、微苦，溫。入足厥陰經血分。止血散血，定痛。治一切血病。

得生地、阿膠。治吐衄。活血之力。得當歸、川芎。治惡血。

味微甘而苦頗似人參以末摻猪血中血化爲水者眞腫毒醋磨塗刀杖傷嚼塗血痢崩下煎汁服○血虛吐衂　血熱妄行　能損新血無瘀者禁用

川黄連　黄芩龍骨理石爲之使畏牛膝款冬惡冷水菊花玄參白殭蠶白鮮皮芫花忌猪肉殺烏頭巴豆輕粉毒

大苦大寒入手少陰經氣分瀉心脾涼肝膽清三焦解熱毒燥濕開鬱治心竅惡血陽毒發狂驚悸煩躁惡心痞滿吞酸吐酸心腹諸痛腸澼瀉痢疳疾蟲症癰疽瘡

疥暴赤目痛牙疳口瘡孕婦腹中兒啼胎驚子煩陰戸腫痛

得木香治熱滯　得枳殼治痔瘡

得肉桂使心腎相交　得吳茱萸治挾熱下痢

得白芍瀉脾火　得石膏瀉胃火

得知母瀉腎火　得黃芩瀉肺火

得木通瀉小腸火　得川柏瀉膀胱火

得槐米瀉大腸火　得山梔瀉三焦火

配煨獨頭蒜治臟毒下血　配川椒安蚘蟲

配蘆薈末蜜湯服治小兒疳疾加蟾炭等分青黛減半麝香少許搽走馬牙疳　配茯苓去濕熱治白淫

佐龍胆草瀉肝膽火　佐枳實消痞氣火脹

佐栝粉解煩渴　使細辛治口瘡止下血

各經瀉火藥得川連其力愈猛

瀉心火生用火在上酒炒火在下童便炒火在中薑汁炒伏火鹽水炒火在氣分而痛吳茱萸拌炒食積成火黄土炒止瀉壁土炒肝胆火醋炒或胆汁炒熱結於下樸消拌炒血中伏火乾漆拌炒○虚熱妄用必致格陽

眞陰益之 久服反化爲熱（連性燥下不潤） 不可食豬肉恐令人作瀉

邪火橫逆非至苦至寒之品不能退其熱勢然發熱初起邪火正欲攻擊而出投川連遏抑其火則邪將盤結而不散致內傷氣血熱邪愈炎所謂寒之益熱也又熱久陰氣大傷胃液乾枯宜急救胃陰以制陽火涼潤之劑在所必需若用苦燥者治其熱則愈燥而愈熱蓋苦以降氣氣降則陰不生燥以耗血血亡則津益竭由是畏火起與邪火交相攻擊其斃也可立而待

胡黃連　惡菊花玄參白鮮皮忌豬肉恐漏精解巴豆毒

大苦大寒入足厥陰少陰經血分大伐臟腑邪熱善搜淫蟲竅毒消果積療瀉痢退胎蒸除溫瘧小兒盜汗驚疳大人傷寒咳嗽

得川連朱砂治疳熱霍亂

得鵝胆雞子清調塗痔瘡腫痛不可忍

配梔子豬膽汁治傷寒勞復　配烏梅竈下土治血痢

配黃連為末用黃瓜一個去瓤留蓋入藥合定麵裹煨熟去麵搗丸綠豆大量兒大小溫水下治小兒黃疸

同猪脂當歸甘草治黴瘡

米泔浸柳木火焙乾用

怪症十指斷壞惟有筋連無節肉蟲出如燈心狀長尺

餘遍身有綠毛卷此名血餘用胡連同赤茯苓煎服

龍骨山茱萸

黃芩（舊根中空而枯者名片芩又名枯芩　新根內實者名子芩又名條芩）

爲之使畏丹砂牡丹藜蘆惡葱

苦寒入手太陰少陽陽明經氣分瀉三焦實火祛肌表

邪熱利氣鬱消膈痰解喉腥化斑疹治瘡瘍通腸閉止

熱痛涼血安胎

得黃耆白斂赤小豆治鼠瘻

得厚樸川連止腹痛　得白芍治下痢

得桑白皮瀉肺火　得白朮安胎

得米醋浸炙七次爲末水服治吐衄崩中下血

得酒炒爲末服治灸瘡出血（一人灸至五壯血出不止如尿手冷欲絕服此即止）

配人參爲末治小兒驚啼　配白芷細茶治眉眶痛

酒炒上行生用下行豬膽汁炒瀉肝膽火片芩瀉肺胃上焦之火子芩瀉大腸下焦之火○痘疹灌漿時大腸無火　肺氣虛弱　血虛胎動皆禁用

黃芩山梔甘菊知母麥冬沙參桑皮地骨皮花粉紫菀皆制肺金之火蓋肺本清肅之府最畏者惟火故氣熱而欲泄之桑皮地骨皮之類邪火而欲泄之山梔黃芩之類金枯於火而欲泄之沙參麥冬之類痰火而欲泄之紫菀花粉之類木火侮金而欲泄之甘菊黃芩之類腎火爍金而欲泄之知母地骨皮之類其餘各經之火皆能侵犯肺金務在各祛其火不治肺而肺無不治勿得耑用黃芩以治肺火

秦艽　菖蒲爲之使畏牛乳

辛苦溫入手足陽明經氣分去風濕寒痺瘰黃疸酒毒舒筋養血皆祛濕之功

得肉桂治產後中風

得牛乳治傷寒煩渴及發背初起並治五種黃疸一種誤食鼠糞作黃多痰溺目有赤脈憔悴面赤惡心者是也

配阿膠艾治胎動不安

佐柴胡治風濕骨蒸風入骨故熱

左紋者良右紋者發脚氣以布刷去黃白毛童便浸一宿炒乾用○腎虛便多　血虛筋痛二者禁用

柴胡

半夏爲之使畏女菀藜蘆惡皂莢

苦微辛微寒入足少陽厥陰經在經主氣在臟主血宣暢氣血散鬱調經升陽氣平相火治傷寒瘧疾寒熱往來頭角疼痛心下煩熱嘔吐脇疼口苦耳聾婦人熱入血室小兒痘疹疳熱散十二經瘡疽熱痛

得益氣藥升陽氣　得清氣藥散邪熱

得甘草治餘熱伏暑

得硃砂獖猪膽汁治小兒遍身如火

配人參治虛勞邪熱　配決明子治眼目昏暗

佐地骨皮治邪熱骨蒸　和白虎湯療邪熱煩渴

行厥陰川連爲佐　行少陽黃芩爲佐

産銀州銀縣者良外感生用多用升氣酒炒少用下降用稍上升用根有汗欬者蜜炒癆瘧用銀柴胡犯火便無効○太陽病用此引盜入門病入陰經用此重傷其表病在肝腎用此經絡不合陰虛火動痰喘宜清不宜升虛寒嘔吐愈升則愈吐五者皆禁用

怪症腸胃極癢難忍抓搔不得或伸噫小便之餘畧覺可忍此火氣鬱結也用柴胡爲君合芍藥山梔花粉重劑投之自愈

本經柴胡並未言及治勞而勞熱症誤用之害人不淺然有一種虛勞復受邪熱因邪熱而愈成勞損者柴胡在所必需今人知勞熱禁用之論概不敢使此又不知權變者也

前胡　半夏爲之使畏藜蘆惡皂莢

辛苦微寒入手足太陰陽明足厥陰經氣分功専下氣降火清肺熱散風邪化痰熱定喘嗽止嘔逆除煩悶治小兒疳熱

得桔梗治熱痰咳逆

去皮鬚切碎甜竹瀝浸潤日乾用○氣虛逆滿　病非外邪實熱者禁用

防風　畏萆薢惡乾薑藜蘆白歛芫花制黃蓍殺附子毒

辛甘性温太陽經本藥又入手足太陰陽明經又隨諸經之藥所引而入治風去濕之要藥此爲潤劑散風治一身盡痛目赤冷淚腸風下血去濕除四肢攣瘓遍體濕瘡能解諸藥毒

得白术牡蠣治虛風自汗　得黃蓍白芍止自汗

配白芷細茶治偏正頭風　配浮小麥止自汗

配炒黑蒲黃治崩中下血　配南星末童便治破傷風

配白及柏子仁等分為末人乳調塗小兒解顱一日一換

佐陽起石禹餘糧治婦人胞冷

痓青州者良上部病用身下部病用稍止汗麩炒又頭者令人發狂又尾者發人痼疾○元氣虛　病不因風濕者禁用

子

療風更優

獨活　蠡實為之使

辛苦微溫入足少陰經氣分治本經伏風頭痛喘逆目眩齒痛下焦寒濕兩足痛痺腰腹疼痛奔豚疝瘕

君地黃治風熱齒痛　使細辛療少陰頭疼

切片拌淫羊藿蒸日乾用或去皮焙用○陰虛者禁用爲補血之使亦能舒筋活絡但不宜久用　盛夏不宜輕用

羌活治遊風獨活理伏風羌活散營衛之邪獨活溫營衛之氣羌活有發表之功獨活有助表之力

羌活　蠡實爲之使

辛苦性溫氣雄而散入足太陽經氣分以理游風治風

濕相搏本經頭痛骨節酸疼一身盡痛失音不語口眼歪斜目赤膚癢疽癰血癩

配獨活松節酒煎治歷節風痛

君川芎當歸治頭痛脊強而厥太陽少陰督脈爲病

使細辛治少陰頭痛少陰入項

和萊菔子同炒香只取羌活爲末每服二錢溫酒下治風水浮腫

製法與獨活同除風濕宜重用表風寒須輕用○氣血虛而遍身痛者禁用

怪症眼睛忽垂至鼻如黑角色痛不可忍或時時大便血出甚痛此名肝脹用羌活一兩煎服

今之發熱頭痛者動用羌活湯不知辛散藥治風寒則效若以治時疫毒火熾盛益增燥烈旋即胃陰乾枯而斃或者疫氣舍於膜原溢於太陽則達原飲内畧加數分亦可

升麻

辛微苦微溫入手陽明足太陰經氣分風邪客於陽明非升不散陽氣陷于至陰非升不舉消瘡癰解百毒

得葱白白芷緩帶脈之急　佐乾葛石膏治胃火齒痛

同葛根治脾土火鬱（胃傷寒冷陽氣鬱而成火）

同當歸肉蓯蓉懷牛膝通大便虛燥

裹白外黑緊實者良名鬼臉升麻多用則散少用則升

蜜炙使不驟升

柴胡引少陽清氣上行升麻引陽明清氣上行○傷寒

初病太陽　痘疹見標　下元不足（升散元氣益虧）　陰虛

火炎四者禁用

苦參　玄參爲之使惡貝母漏蘆菟絲子反藜蘆伏汞制

雌黃焰消

苦寒入足少陰經治濕鬱伏熱煩躁口渴大風癩疾目痛流淚癰腫斑疹腸風瀉血熱痢腹痛黃疸遺濁赤白帶下小便赤澁殺疳蟲解酒毒

得枯礬治齒縫出血鼻瘡膿臭

得枳殼治風癩熱毒　配牡蠣治赤白帶下

配白朮牡蠣雄猪肚治夢遺

配生地黃芩治妊娠尿難　佐荊芥治腎臟風毒

糯米泔浸一宿去腥氣蒸用醋炒治少腹熱痛酒炒治

時症熱結○肝腎虛而無熱者禁用苦傷陰水久服病腰

白鮮皮一名白羶　惡桔梗茯苓萆薢螵蛸

苦寒性燥入足太陰陽明經除濕熱治諸黃利九竅通關節袪風痹行水道療疥癬鼠瘻退女人陰腫

酒拌炒○下部虛寒者禁用

延胡索一名玄胡索

苦辛溫入手足太陰厥陰經血分能行血中氣滯氣中血滯理一身內外上下諸痛調月經止痢疾利小便破癥癖跌撲凝瘀善落胎治產後諸血病

得乳香鈎藤治盤腸氣痛　配全蝎治疝氣危急
配川楝子治熱厥心痛並治小便不通
配益母草行產婦惡血
破血生用調血炒用行血酒炒止血醋炒上部酒炒中部醋炒下部鹽水炒虛人血逆當兼補藥用○經事先期虛而崩漏　或經血枯少不利　產後虛運　或氣虛作痛者皆禁用

川貝母　厚樸白微爲之使畏秦艽莽草礬石惡桃花反烏頭

辛苦微寒入手太陰經氣分開心胷鬱結之氣降肺火咳逆之痰治淋瀝乳難消喉痺瘰癧解小腸邪熱療肺痿咯血

得厚樸化痰降氣　配白芷消便癰腫痛

配苦參當歸治妊娠尿難　配連翹治癭瘤

配瓜蔞開結痰導熱下行痰氣自利　配桔梗下氣止嗽

川中平藩者味甘最佳象山者味苦去時感火痰去心糯米拌炒米熟爲度去米用胃寒者薑汁炒貝母中有獨顆不作兩片無皺者號曰丹龍精不入藥誤服令人

筋脈永不收惟以黄精小藍汁服之立解○寒痰停飲惡心冷瀉二者禁用

怪症江左有商人左膊生瘡如人面亦無他苦戲以酒滴口中其面赤色以物食之亦能食多則膊肉脹起或不食則一臂痹焉有名醫教其歷試金石草木之藥悉無所苦至貝母其瘡乃聚眉閉目商人喜以小葦筒毀其口灌之數日成痂遂愈

川貝降肺經之火痰杏仁行肺經之寒痰白附去肺經之風痰蔞仁滌肺經之結痰肺經之虛痰非阿膠不下

肺經之毒痰非消石不除若濕痰發於脾經半夏驅之使不滯痰氣伏於脾經旋覆推之使不停血痰結於脾經冬花開之使不積又有濕熱在脾胃而成痰者槐角理之痰自清豁而弗生實痰留於腸腑而致脹者玄明盪之痰自消歸於烏有如因痰而胃痛蠃殼止之宿痰而成囊蒼朮除之豁痰迷於心竅遠志爲功破心經之痰鬱賴有蕤仁礞石滾痰之滯肝經獨爽鐵花開痰之結肝臟自泰腎經得青鹽痰火頓息腎中入蛤粉痰熱皆除至於腎經之虛痰牡蠣逆之而見功腎水泛爲痰

熟地補之而奏績膈上之痰兼火者青黛療之兼燥者花粉降之惟大黃能下頑痰於腸胃枳實能散積痰之稠粘更有相火逆結之痰解之者在殭蠶脇下寒結之痰豁之者需白芥經絡中之風痰南星可袪鬱則荊瀝導之結則牽牛散之熱則竹瀝行之驚風而生痰飲非攻之不退全鹽之力也風熱多致痰壅非吐之不平白礬之力也常山逐痰積狼毒開惡痰檳榔墜痰癖慈菰吐痰癇川蓼子决風痰之上壅馬兜鈴下梅核之痰丸諸藥各有專治諸痰則有分消不知痰所從來不審藥

所職司動以川牛爲治痰之品一槪混施未有能濟者也

土貝母

味大苦性寒解毒化痰散鬱除熱療乳癰祛痘毒

山慈姑一名金燈

甘微辛寒有小毒入足陽明經淸熱散結治疔腫惡瘡瘰癧解諸毒

配茶淸吐風痰癇病　配蒼耳草治癰疽疔腫

去毛殼用敷腫毒醋磨

白茅根

甘寒入手少陰太陰兼入足太陰陽明經善理血病治吐衄諸血瘀血血閉經水不調淋瀝崩中除伏熱煩渴胃熱噦逆肺熱喘急消水腫黃疸通五淋解酒毒

配葛根治溫病熱噦　汁煮猪肉治五種黃疸

根配枇杷葉治冷啘（因熱盛飲水暴作冷啘）

止血治產淋用花亦良癰瘍未潰者用針酒煎服一針潰一孔二針二孔消瘀血童便浸搗汁用

龍膽草　貫衆赤小豆爲之使惡地黃防葵

大苦大寒入足少陽厥陰經氣分瀉二經之邪熱治下焦之濕腫殺蛔蟲療黃疸通淋閉愈驚疳止瀉痢消瘡癰去喉痛除目赤

得蒼耳子治耳病濕熱除也　得柴胡治目疾

配防風治小兒盜汗　佐大麥芽治穀疸

和雞子清治傷寒發狂　拌豬膽汁治病後盜汗

甘草水浸一宿曝乾用生用下行酒炒上行蜜炒中行猪胆汁拌炒降火愈速○空心禁服令人溺不禁太苦則下泄也大損胃氣無實火者禁用

細辛　曾青棗根爲之使畏滑石消石惡黃耆狼毒山茱萸反藜蘆忌生菜貍肉

辛苦溫入足少陰厥陰經血分溫經發散治風寒風濕頭痛脊強欬逆上氣水停心下痰結驚癇喉痺咽閉口瘡齒䘌目淚倒睫耳聾鼻齆腰足痺痛拘攣濕㿗奔豚瘕疝乳結便濇

得黃蠟爲丸綿裹塞耳聾　使川連摻口瘡齒䘌

使桂心治客忤

研末吹鼻中治暗風卒倒不省人事（並治鼻中息肉）

產華陰者良北產者細莖色紫味辛香揀去雙葉者田瓜水浸一宿曝乾用○風熱　陰虛　血虛頭痛者禁用

其性極辛烈氣血兩虛者但用一二分亦能見效多則三四分而止如用至七八分以及一錢真氣散虛氣上壅一時悶絕

白微　畏黃蓍乾薑大棗山茱萸大黃大戟乾漆

苦鹹寒陽明衝任之藥利陰氣下水氣治風溫灼熱自汗身重多眠鼻鼾語言難出及溫瘧血厥熱淋遺尿

得白芍治血淋熱淋及婦人遺尿不拘胎前產後

配貝母冬花百部治肺實鼻塞

配石膏竹茹甘草桂枝治胎前虛煩嘔逆

佐人參當歸甘草治血厥出汗過多血少陽氣獨上氣塞不行故身如死氣過血還陰陽復通故移時方寤婦人尤多此症

去鬚酒洗或糯米泔浸一宿蒸用○血虛氣弱者禁用

白前一名嗽藥　忌豬羊肉菘菜飴糖

辛甘微寒入手太陰經氣分下胃脇逆氣咳嗽上氣呼吸喉中作水雞聲痰氣壅盛也

配紫苑半夏大戟治久咳上氣體腫短氣脹滿晝夜不得臥喉中常作水雞聲

配桔梗桑皮治久嗽吐血　佐蒼术治濕腫

焙研爲末溫酒服二錢治久嗽呀呷不得眠

去頭鬚以生甘草水浸一宿焙用味苦者非真也似牛膝粗長堅直易斷者白前也短小柔軟能彎不斷者白微也○氣虛　虛痰二者禁用

草部芳草類三十種

當歸　畏菖蒲生薑海藻牡蒙惡藺茹濕麵制雄黃

性溫味甘辛入手少陰足厥陰太陰經血分血中氣藥

行血和血養營調氣去風散寒療瘧痢痘疹癰疽瘡瘍止頭痛心腹腰脊肢節筋骨諸痛皆活血之功

得茯苓降氣　配白芍養營

配人參黃耆補陰中之陽

配紅花治月經逆行從口鼻出先以好京墨磨汁服止之

君黃蓍治血虛發熱症似白虎但脈不長實誤服白虎湯必死

佐荊芥生附治產後中風　佐柴葛散表

入瀉白散活痰　入失笑散破血

合桂附吳茱萸逐沉寒　同大黃芒消破熱結

頭止血上行尾破血下行身和血酒洗吐血醋炒脾虛粳米或土炒治痰薑汁炒止血活血童便炒恐散氣芎藭汁炒○大便滑泄　自汗辛散氣　肺虛辛歸肺肺氣散也　肝火盛歸性溫　吐血初止歸動血　脾虛不食恐其散氣潤腸　六者禁用

當歸言血之當歸經絡也正使血之有餘者不至泛溢於外如血虛而用之則虛虛矣惟得生地白芍以爲之佐亦有活血之功

芎藭一名川芎　白芷爲之使畏黃連伏雌黃

辛溫入手足厥陰經氣分血中氣藥上行頭目下行血海散風寒療頭痛破癥蓄調經脈治寒痺筋攣目淚多涕瘡瘡不發血痢滯痛心脇諸痛

得細辛治金瘡　得麥麴治濕瀉

得牡蠣治頭風吐逆　得臘茶療産風頭痛

配地黃止崩漏血不滯　配參蓍補元陽理氣之功

配薄荷樸消爲末少許吹鼻中治小兒腦熱目閉赤腫

佐槐子治風熱上衝

佐犀角牛黃細茶去痰火淸目疾

川產裏白不油辛甘者良上行少用下行多用或濕用白芷同蒸焙乾去芷用○單服久服肝木反受金氣之賊辛歸肺肺氣偏勝肝反受刑久則偏絕而卒也　氣升痰喘　火劇中滿　脾虛食少辛散氣　火鬱頭痛皆禁用

怪症產後兩乳忽長細小如腸。垂過小腹。痛不可忍。危亡須臾。名曰乳懸。川芎當歸各一觔。以半觔剉散。於瓦器內用水濃煎。頻服。以一斤半切片。燒烟令將口鼻吸烟用盡。未愈再作一料。仍以萆麻子一粒。貼其頂心。

撫芎藭

鬱在中焦用此以開提其氣氣升則鬱自降爲通陰陽血氣之使與川芎不同

出江南者爲撫芎

當歸爲行氣動血之藥多服久服則血氣消耗筋力漸弛猶漸成虛弱者况芎藭走散眞氣與細辛辛夷不遠豈得爲常服之劑

蛇牀子　惡牡丹貝母巴豆伏硫黃

辛苦溫入右腎命門手少陽經氣分開鬱滯祛風濕療瘡癬諸痹煎湯洗浴立除皮瘡及大風癘癢

得烏梅洗陰脫陰痛（寒氣散也）　得川連輕粉吹耳內濕瘡

配白礬煎湯洗婦人陰癢（能殺蟲）

佐兔絲子療陽痿（寒濕去也）

去殼取仁微炒殺其毒則不辣酒浸日乾以地黃汁拌蒸焙乾用或用濃藍汁百部汁同浸漉出曬乾再以生地汁拌蒸曬乾用若作湯洗瘡生用

藁本　畏青葙子惡藺茹

辛苦溫入足太陽經氣分主寒氣客于巨陽止顛頂痛連齒頰治腹中急痛療婦人腫疝（皆太陽風濕所致）

配木香治霧露之清邪中於上焦

配蒼朮治大實心痛寒濕故也

配白芷末夜擦旦梳去頭垢白屑

○頭痛挾虛內熱　春夏陽症頭痛者禁用

頭痛不有使藥以爲之引則無效然引經各有專司勿得混用陽明當用白芷少陽應用柴胡太陰蒼朮爲宜厥陰川芎有效少陰細辛暑用太陽藁本奏功

白芷　當歸爲之使惡旋覆花制雄黃硫黃

辛溫入手足陽明經氣分其氣芳香通竅發汗除濕散

風退熱止痛排膿生肌凡鼻淵目淚頭疼煩熱眉稜骨痛牙痛瘡瘻項生塊磊崩帶腸風敗膿腥穢因風濕致疾者皆可施治解砒石蛇蟲毒

得辰砂治盜汗不止濕熱去也並擦風熱牙痛

得荆芥臘茶治風寒流涕　得椿根皮治濕熱帶下

配黃芩治眉稜骨痛濕熱致痛

配白芥子生薑汁調塗脚氣腫痛

配紅葵根白芍枯礬以蠟化丸治帶下敗膿如膿盡以他藥補之

佐蔓仁治乳癰　和豬血治血風

色白氣香者佳削去皮切碎用黃精等分拌蒸兩次曬乾去黃精用提女人崩帶炒炭用去面上黑斑生用○其性燥烈而發散　血虛　氣虛者禁用　癰疽已潰者勿用

怪症饑飽失時不能消化腹中生鱉行止無常人形削瘦者用白芷爲君合雄黃白馬屎和丸童便下三錢每日不斷至愈而止

白芍藥

須丸一作雷丸烏藥沒藥爲之使畏消石鼈甲小薊惡石斛芒消反藜蘆

酸苦微甘微寒入手足太陰足厥陰經血分瀉木中之火土中之木固腠理和血脈收陰氣退虛熱緩中止痛除煩止渴治脾熱易饑瀉痢後重血虛腹痛胎熱不安

得乾薑治年久赤白帶下　得犀角治衄血咯血

配香附熟艾治經水不止　配川芎瀉肝

配薑棗溫經　配川連黃芩治瀉痢

配甘草止腹痛并治消渴引飲肝火瀉胃熱解也

君炒柏葉治崩中下血　佐人參補氣

佐白术補脾

用桂枝煎酒浸炒治四肢痘瘡痒瘍脾虛也

研末酒服半錢治痘脹痛或地紅血散

伐肝生用補肝炒用後重生用血溢醋炒補脾酒炒滋

血蜜炒除寒薑炒多用伐肝炒用斂陰收少陰之精氣○脾氣

虛寒　下痢純血　產後恐伐生生之氣若少用亦可斂陰　三者禁用

赤芍藥　畏惡反使與白芍藥同

酸苦微寒入足厥陰經血分行血中之滯通經閉治血

痺利小腸除疝瘕瀉血熱退目赤消癰腫療痘毒

得檳榔治五淋　配香附治血崩帶下

○血虛　瘡潰　無實熱者禁用

牡丹皮　畏菟絲子貝母大黃忌葱蒜胡荽伏砒以烏賊骨鍼其樹必枯

辛苦微寒入手足少陰厥陰經血分瀉心胞伏火清膻中正氣除血中內熱退無汗骨蒸以其善行血滯滯去而鬱熱自解下胞胎治驚癇除瘛瘲療癰腫行瘀血

配防風治癩疝偏墜

入辛涼藥領清氣以達外竅

入滋腎藥使精神互藏其宅

川生者內外俱紫治肝之有餘亳州生者外紫內白治肝之不足胃虛者酒拌蒸實熱者生用○胃氣虛寒相火衰者勿用以其涼少陰之火

牡丹皮清神中之火以涼心地骨皮清志中之火以安腎丹皮治無汗之骨蒸地骨皮治有汗之骨蒸

丹皮川柏皆除水中之火然一清燥火一降邪火判不相合蓋腎惡燥燥則水不歸元宜用辛以潤之涼以清之丹皮爲力腎欲堅以火傷之則不堅宜從其性以補之川柏爲使故川柏退邪火之勝劑勿得以丹皮爲穩

於川柏而置川柏於無用也

木香

辛苦温入三焦氣分通上下諸氣止九種心痛逐冷氣消食積除霍亂吐瀉破痃癖癥塊止下痢後重能健脾安胎君散藥則泄佐補藥則補痘出不快者用之更宜

得木瓜治霍亂轉筋腹痛　得黄芩川連治暴痢

得川柏防已治脚氣腫痛　配煨薑治冷滯

配枳殼甘草治小兒陰莖腫或痛縮

配没藥療便濁如因熱邪而濁者不宜用

配冬瓜子治閉目不語中氣不省也　佐薑桂和脾胃　使皂角治心痛　合檳榔療中下氣結

理氣生用不見火實腸麵裹煨用療氣磨汁治痢川連製溫補調氣入藥煎服○臟腑燥熱　胃氣虛弱　陰虛及氣脫者禁用

氣滯于上火鬱于中則脾氣不醒木香破滯而醒脾使脾得淫氣於心散精於肝氣血調和而肝脾之病自除然今人氣多虛弱血常不足投香散之味恐耗氣而燥

血氣血反滯而不暢宜益氣滋陰爲主佐以木香內調氣血乃爲盡善

甘松香

甘溫芳香能開脾鬱少加入脾胃藥中甚醒脾氣煎湯淋洗脚氣膝浮

君玄參爲末焚熏勞瘵

産於川西松州其味甘者佳

山柰 一名山辣 一名三柰

辛溫入足太陰經煖中辟惡治心腹冷氣痛寒濕霍亂

風蟲牙痛

配丁香當歸甘草治心腹冷痛

高良薑

辛熱入足太陰陽明經煖胃散寒治胃脘冷痛霍亂瀉痢冷癖瘴瘧

得香附治胃口滯痛　得茯苓治胃寒噫逆

配乾薑猪胆治脾虛寒瘧　配粳米治霍亂腹痛

微炒或東壁土拌炒或吳茱萸煎湯浸炒○瀉因傷暑痛由內虛或兼內熱者禁用

紅豆蔻 即良薑子

辛熱入手足太陰經溫肺醒脾散寒燥濕解酒毒消食積治霍亂吐瀉心腹絞痛

東壁土拌炒或吳茱萸煎泡湯浸炒○動火致衄傷目不可常用 脾肺素有伏火者禁用

草豆蔻 一名草果

味辛微香性溫陽也浮也入足太陰陽明經達膜原破鬱結除寒燥濕消積化痰治瘴癘寒瘧殺諸魚肉毒

同知母治寒熱瘴瘧 草果治太陰獨勝之寒 知母治太陰獨勝之熱

同熟附子薑棗治脾寒瘧疾（寒多熱少或單寒不熱或大便泄小便多不能食）滇廣所產形如訶子皮黑厚而稜密子粗而辛臭麵裹煻火煨熟去皮研用○瘧不由於瘴癘　氣不實　邪不盛者禁用

白豆蔻（俗呼豆仁）

辛大溫味薄氣厚輕清而升陽也浮也入手太陰經散胸中滯氣去感寒腹痛溫脾煖胃治赤眼暴發去太陽經目內大眥紅筋楊士瀛云白豆蔻治脾虛瘧疾嘔吐寒熱能消能磨流行三焦營衛一轉諸證自平

番船來者佳去殼微焙研細用○火升作嘔 因熱腹痛 氣虛諸症皆禁用

縮炒蔤俗呼砂仁 得訶子鼈甲白蕪荑良吳茱萸青皮爲使入肝白豆蔻檀香爲使入肺人參益智仁爲使入脾黃蘗茯苓爲使入腎赤白石脂爲使入大小腸

辛溫入手足太陰陽明足少陰經氣分醒脾胃通行結滯引諸藥歸宿丹田消食安胎除腥穢祛寒痰治嘔吐瀉痢脹痞腹痛霍亂轉筋奔豚骨哽

配土狗一箇等分研和酒服治遍身腫滿陰器亦腫

配熟附子乾薑厚樸陳皮治冷滑下痢不禁

配豆蔻黄耆入肺

安胎帶殼炒熟研用陰虛者宜鹽水浸透炒黑用理腎氣熟地汁拌蒸用痰膈脹滿蘿蔔汁浸透焙燥用

○孕婦氣虛　血熱胎動　肺熱欬嗽　氣虛腫滿四者禁用

益智仁

辛溫入足太陰經氣分能於土中益火兼治下焦虛寒開鬱散結溫中進食攝唾涎縮小便治冷氣腹痛嘔吐

泄瀉及心氣不足泄精崩帶
得茯神遠志甘草治赤濁　配烏藥山藥治溲數
配厚樸薑棗治白濁腹滿　同山藥補脾胃
鹽拌炒去鹽研用或鹽水炒亦可
怪症腹脹多時忽瀉不止諸藥不效此氣脫也用益智
仁二兩煎濃汁服之立愈

蓽茇一名蓽撥

辛熱入手足陽明經氣分溫中下氣散風寒療頭痛治
水瀉腸鳴嘔逆醋心牙痛鼻淵痃癖陰疝

得訶子人參肉桂乾薑治虛冷腸鳴神效

配胡椒化蠟丸麻子大治風蟲牙痛每以一丸塞孔中

配肉桂良薑治暴泄身冷　配大黃麝香治瘴氣成塊

研末嗃鼻隨左右治偏頭風痛及鼻流清涕並擦牙疼

去挺用頭以醋浸一宿焙乾刮去皮粟子令淨乃用如

不製冷人傷肺○多用損耳目泄眞氣動脾火

肉豆蔻一名肉果

辛溫入手足陽明經理脾煖胃溫中下氣化痰飲消宿

食解酒毒辟惡氣治積冷除心腹脹痛澀大腸止瀉痢

滑泄及小兒胃寒傷乳吐瀉

配木香下氣消脹（脾健運氣自下）

配補骨脂使戊癸化火以運穀氣

勿犯銅鐵器糯米粉裹煨熟或麵裹煨熟去油淨用○

滯下初起及暴注火瀉者禁用

肉果補土中之火制土之濕也亦所以潤土之燥蓋脾本濕虛則燥然其燥有二如夏火灼乾之燥如秋涼清肅之燥火盛以致燥者當用水潤之生熟地麥冬之類是也寒肅以致燥者宜假火蒸之肉果附子之類是也

用寒用熱治毋混施

補骨脂 一名破故紙　得胡桃胡麻良惡甘草忌諸血蕓薹

辛苦大温入命門手厥陰經煖腎臟以壯元陽補相火以通君火治腎冷精滑帶濁遺尿腹冷溏泄腰膝酸疼陰冷囊濕

得肉果大棗爲丸治脾腎虛洩 或加木香

得山梔茯神治上熱下寒　配茴香肉桂治血瘀腰疼

配胡桃杜仲治風寒腰痛

煖上焦酒炒蒸煖腎鹽水炒恐其性燥乳拌蒸胡麻胡桃拌蒸亦可恐其熱入心藏童便浸蒸○陰虛下陷內熱煩渴　眩運氣虛　懷妊溫燥氣降　心胞熱　二便結者禁用

怪症玉莖不痿精滑不止時時如針刺揑之則脆名腎漏配韭子各一兩每三錢水煎日服三次至愈而止

氣不歸腎動用破故紙納之豈知氣之上泛由精水之不足水虛則生火破故紙補命門之火以火濟火眞水益涸虛火益熾火有餘便是氣其氣更浮于上而不下

且此動胞絡之火君相火熾煩而且躁其病未有不危者矣莫若重投熟地佐以茯苓慈石加砂仁爲使則氣自歸元乃至穩至當之劑也

薑黃

苦辛溫入足太陰兼足厥陰經血分破血下氣除風熱消癰腫功力烈於鬱金

配肉桂治心痛難忍及產後血塊痛

片子薑黃

善理血中之氣治手臂風痺疼痛

以扁如乾薑形者爲片子薑黄

○血虛者禁用

鬱金

辛苦寒入手少陰厥陰經凉心散鬱破血下氣治血氣心腹諸痛婦人經脈逆行吐血衄血產後敗血衝心失心顛狂痰迷心竅疽毒入心挑生蠱毒

得甘草猪心血冰片治疽毒入心

得明礬治痰痫　配葱白治尿血

配升麻治挑生蠱毒嶺南有挑生之害於飲食中者魚肉能反生於人腹中須此解之

佐藜蘆决風痰壅滯　佐槐花解熱毒

調韭汁薑汁童便治逆經　冲淡竹瀝降痰火氣降火亦降

搗末用或磨汁用○陰虛火炎　氣虛脹滯　吐血不關氣鬱者禁用

蓬莪茂音述一名蒁藥　得醋酒良

辛苦温入足厥陰經氣分破氣中之血凡氣血凝結作痛者俱效

配木香療冷氣攻心　使阿魏治小兒盤腸積邪破也

此物極堅硬難搗須麵裹煨透乘熱搗之以醋炒或以

酒炒能引入血分或磨用宜合參术不損元氣病患積塊攻之始破其結補之益助其邪然攻之不得其方致令元氣日虧積聚愈遲醫者每致束手當此惟有外用散氣消積膏藥內用補氣滋陰等劑庶幾攻補並得其效莪茂非可輕進也

荆三稜

苦平入足厥陰經血分破血中之氣散一切血積氣結癥癖堅硬作痛消腫通乳墮胎

得丁香治反胃惡心血膈　配大黃治痃癖

赤眼毒眼磨汁搽蛇虎傷爲末摻欲其入氣火泡欲其入血醋炒○眞氣虛　素有血症者禁用

怪症渾身燎泡如棠梨狀每箇出水有一石如指甲大其泡復生抽盡肌肉即死急用三稜莪茂各五兩爲末分三服酒調連進治之愈

破積非猛烈之藥不奏功然必身體壯健飲食如常用此攻之積自消散若元氣不足中氣不運以成積塊者攻之無不速斃東垣五積方皆用人參助其元氣健其脾胃但使癥瘕漸次消磨不專用尅削之藥意深愼也

同道君子務宜斟酌用之

莎草香附子（俗呼香附）　得芎藭蒼术醋童便良

辛微苦入足厥陰及手少陽經氣分通行十二經及奇經入脈氣分通兩脇解諸鬱引血藥至氣分而生血（氣滯則血不生踈之即所以生之）治一切血凝氣滯所致等症

得夏枯草治睛痛（肝氣疏不痛）　得黑山梔川連降鬱火

得藿香甘草治妊娠惡阻　得海藻治癩疝

得參耆治虛怯（補之不滯則氣自生）　得茯神交心腎（心腎之氣不滯則交）

得川芎蒼术治諸鬱頭痛　得歸地補陰血（氣滯則血不生）

得眞艾葉煖子宮治心腹諸痛

得紫蘇散外邪　配廣木香疏中氣

配厚樸半夏決壅脹　配沉香升降諸氣

配檀香理氣醒脾　配荔枝核治血氣刺痛

配細茶治頭痛

生用上行胷膈外達皮膚熟用下走肝腎外徹腰足解

血鬱生用止血炒黑理腎氣青鹽水炒氣滯酒炒消肝

積醋炒化痰消核薑汁炒散痞童便炒潤燥鹽水炒入

涼補藥童便浸煮乾炒炭用癰腫瘡瘍煎湯代茶○久

服助火耗血散氣　氣虛作脹　血虛內熱　月事先期　精血枯閉皆禁用

香附川芎薄荷木賊天麻紫草柴胡皆入肝經以散肝氣而其間亦當分别施治柴胡表肝經之風熱川芎升肝經之血氣香附解肝經之鬱結木賊散肝經之寒邪天麻通肝藏之血脈薄荷去肝經之風火紫草敗肝中之熱毒治之各有攸當勿得雜投以傷肝氣

藿香

辛甘微溫入足太陰陽明經氣分溫中快氣理脾和胃

爲吐逆要藥治上中二焦邪氣壅滯霍亂吐瀉心腹絞痛去惡氣療水毒除飲酒口臭

得滑石治暑月吐瀉加丁香尤效

配豆仁治飲酒口臭

廣産者良葉主散莖主通○胃弱胃熱而嘔　陰虚火旺者禁用

薰草一名蕙草一名香草一名零陵香　伏三黄朱砂

辛温入足太陰陽明經治心腹惡氣齒痛鼻塞

得升麻細辛治牙齒腫痛　得川連當歸治傷寒下痢

配木香治五色痢　配蓽茇擦風蟲牙痛

配白芷治頭風白屑

○多服作喘　耗散眞氣

蘭草 一名醒頭草一名孩兒菊亦名香草

辛平入手足太陰足陽明經氣分除陳氣肥甘積滯不化之氣止消渴利水道消痰癖瘕膽疸辟惡氣散癰腫調月經解中牛馬蠱毒

蘭草澤蘭一類二種俱生水旁下濕處紫莖素枝赤節綠葉葉對節生有細齒但以莖圓節長葉光有岐者爲

蘭草莖微方節短葉有毛者爲澤蘭嫩時並可採而佩之○胃氣虛者禁用

澤蘭亦名孩兒菊 防己爲之使

苦辛温入足厥陰兼足太陰經血分破宿血去癥瘕兼除痰癖蠱蟲能療目痛癱腫

配防己治產後水腫 配當歸治月水不利

煎湯熏洗產後陰戶燥熱遂成翻花再加枯礬煎洗之卽安

根名地筍主治同○血虛枯秘者禁用

怪症鬼箭射傷忽然疼痛或遍身疼痛異常名鬼箭風

用澤蘭一兩桃仁三十粒酒水各半煎服

香薷音柔　忌山白桃並忌見火

辛溫入手太陰足陽明經氣分發散暑邪通利小便治霍亂轉筋胃腹絞痛嘔逆泄瀉遍身水腫脚氣寒熱口中臭氣

配厚樸治陰暑　配白术治水腫

陳者良宜冷飲若熱服令人吐瀉○火盛氣虛　寒中陰臟　陰虛有熱者禁用

夏日之香薷如冬月之麻黄散寒邪使陽氣得升也陽

氣爲陰寒所遏一切吐瀉等症從此蜂起所謂陰暑也香薷爲宜若暑熱淫于五內症必大熱大渴氣喘汗泄吐瀉不止元氣消耗所謂陽暑也非白虎清暑益氣等湯不可倘用香薷散其眞氣助其燥熱未有不僨者矣

薄荷

辛微苦微凉入手太陰足厥陰經氣分散風熱清頭目利咽喉口齒耳鼻諸病治心腹惡氣脹滿霍亂小兒驚熱風痰血痢瘰癧瘡疥風瘙癮疹亦治蜂蠆蛇蠍貓傷

薄荷貓之酒也

配生地春茶治腦熱鼻淵　配花粉治熱痰
配蟬蛻殭蠶治風癮癮疹　配生薑汁治眼弦赤爛
配白蜜白糖化痰利咽膈　入逍遙散疎肝鬱
搗取自然汁滴停耳
搗取自然汁和薑汁白蜜擦舌胎語澀
揉葉塞鼻止衄血取汁滴鼻血出即止
產蘇州者名龍腦薄荷方莖中虛似蘇葉而微長齒密
面皺其氣芳香消散風熱其力尤勝兼能理血〇新病
瘥人服之令虛汗不止　瘦弱人久服動消渴病　肺

虛咳嗽　客寒無熱　陰虛發熱　痘後吐瀉者皆禁用

紫蘇　忌同鯉魚食

辛溫入手太陰經氣分溫中發表散寒去風行氣和血止痛安胎濕熱滯而瀉痢者少佐三四分疏解其氣亦頗有效

得香附麻黃發汗解肌　得橘皮砂仁行氣安胎

得桔梗枳殼利膈寬腸　配藿香烏藥溫中除痛

配杏仁蘿蔔子消痰定喘　配木瓜厚樸解暑濕脚氣

佐川芎當歸散血　搗罨傷損出血及蛇犬傷

作羹解魚蟹毒

瘧前乾熱者暫用○氣虛自汗　脾虛滑泄者禁用

梗

踈肝利肺理氣和血解鬱止痛定嗽安胎

去節用

子

降氣定喘寬腸開鬱利大小便澀中袪寒消痰止嗽

得川貝降氣止嗽

配蘿蔔子桑白皮治消渴變水服此令水從小便出研末入粳米煮粥和葱椒薑豉食治風寒濕痹炒熟研碎用治冷氣艮薑拌炒用○腸滑氣虛　虛氣上逆　嘔吐頻頻者禁用

荆芥即假蘇一名薑芥　反魚蟹河豚驢肉

辛苦溫入足厥陰經氣分兼入血分散瘀破結通利血脈祛風邪清頭目利咽喉消瘡毒治中風口噤身直項強口面喎斜目中黑花及吐衄崩中腸風血痢產風血運最能祛血中之風爲風病血病瘡病產後要藥

得童便治產後中風　配靈脂炭止惡露不止

配生石膏治風熱頭痛　配槐花炭治大便下血

配縮砂末糯米飲下治小便尿血

佐桃仁治產後血暈若喘加杏仁炙甘草

調陳皮湯治口鼻出血如湧泉因酒色太過者

血暈用穗止血炒炭散風生用敷毒醋調止崩漏童便炒黑〇表虛有汗者禁用　服荊芥者忌食魚蟹河豚驢肉犯之立死甚於鉤吻惟地漿可解

風在皮裏膜外者荊芥主之風在骨肉者防風主之

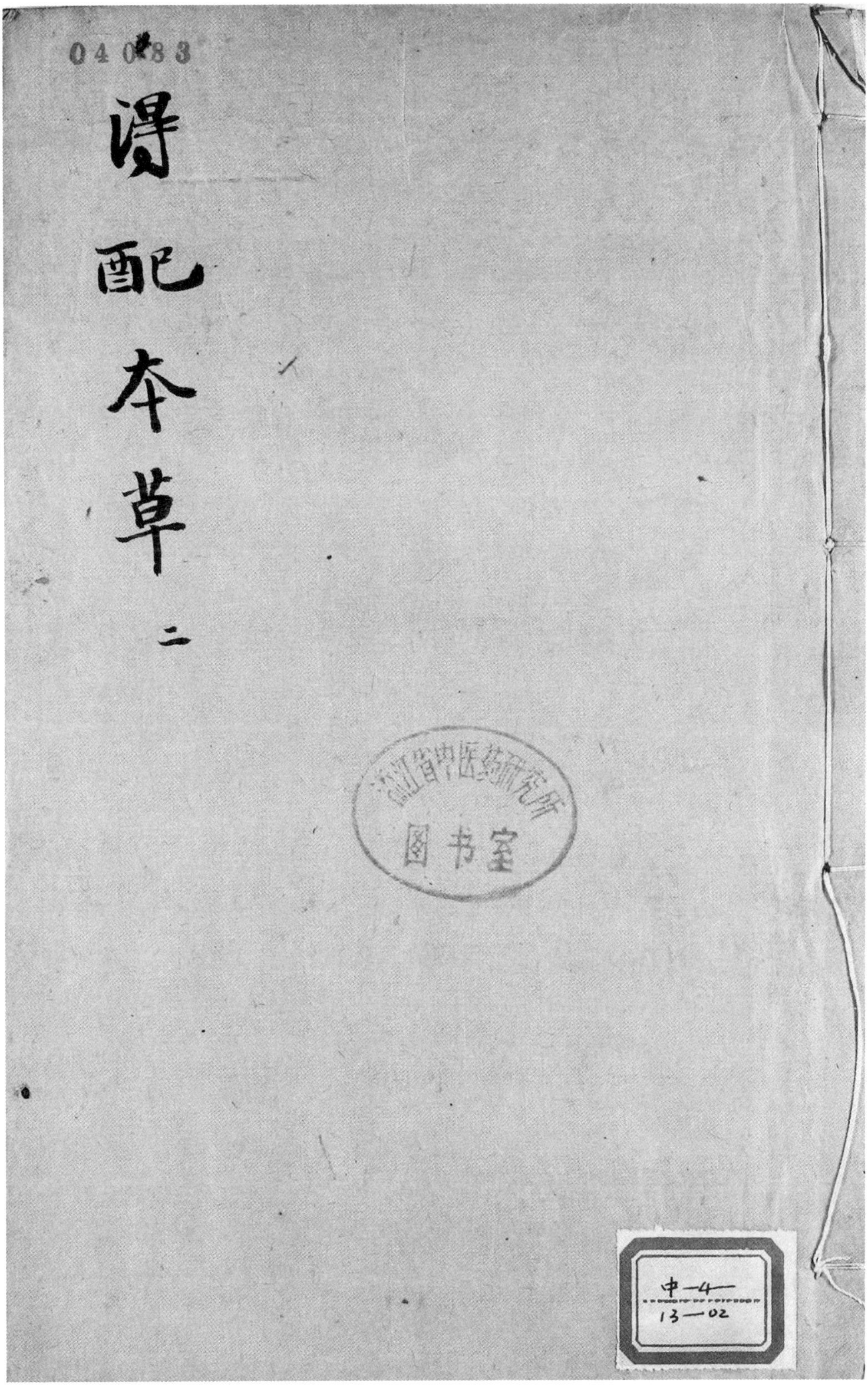
04083
得配本草
二
浙江省中医药研究所
图书室
中—4—
13—02

盤珠集得配本草卷之三

澹寧施雯文澍
姚江西亭嚴潔青蓮仝纂著
緝菴洪煒霞城

草部隰草類七十一種

菊花　术枸杞根桑根白皮青葙葉爲之使

甘平入手太陰兼足少陽經血分淸金氣平木火一切胷中煩熱血中鬱熱四肢遊風肌膚濕痺頭目眩暈者俱無不治

配石羔川芎治風熱頭疼　配杞子蜜丸治陰虛目疾白花肺虛者宜之黄花肺熱者宜之去心蒂地骨皮煎汁拌蒸日乾用去風熱生用入補藥酒拌蒸日乾用

〇味苦者傷胃氣勿用

苗　擣爛可薰洗女人陰腫

根葉　配地丁花粉消癰毒疔瘡根能清溲便

苦薏　即野菊

辛苦溫有小毒能傷胃氣只宜搗敷癰毒瘰癧冬月用乾者

連根帶葉搗汁好酒冲服散氣破血並治癰腫疔毒再以渣敷之

花小味苦

菴蕳子　荆實薏苡爲之使

苦辛微寒入足厥陰經血分散五臟鬱血行腹中水氣

治閃挫跌撲瘀骨節疼痛

產後血痛童便煮

艾

苦酒香附爲之使

辛苦温走足三陰通十二經兼入奇經脈絡理氣血辟諸瘟搜僻處接應之蟲除寒濕不時之痢

得生薑治男女下血　得乾薑驅冷氣

得烏梅治盜汗（熱在陰分而汗者不宜用）

配香附理氣以治腹痛

佐阿膠安胎兼治虛痢（虛熱而胎不安者不宜用）

搗汁飲治一切冷氣鬼氣　燒灰吹鼻血不止

產蘄州者爲勝可炙百病可入煎丸酒製助其焰醋炒制其燥火炙下行入藥上行煎服宜鮮炙火宜陳久搗

至柔爛如綿焙燥用○產後血虛生熱　陰虛火動血燥者禁用　久服多服熱氣上沖幷發内毒

茵陳蒿　伏硇砂

苦微寒入足太陽太陰經氣分利水燥濕治瘴瘧癆疝瘕

得附子乾薑治陰黃　得白鮮皮治癧黃如金

配秫米麥麵釀酒治攣急　佐大黃梔子治濕熱

佐桃仁治血黃　佐蒼朮厚樸治濕黃

佐枳實山查治食積發黃　佐知母黃柏治火黃

佐車前子木通治黃而小便不利

去根用勿犯火○熱甚發黃　無濕氣二者禁用

青蒿　伏硫黃

苦微辛微寒入手少陰足少陽厥陰經血分其氣芬香與胃獨宜治婦人血氣腹滿退陰火伏留搗敷金瘡尸疰鬼氣

得豆豉治赤白痢　配桂心治寒熱瘧

配赤檉柳袪時行邪熱　佐鼈甲治溫瘧但熱不寒爲溫瘧

佐人參治虛汗

入滋補藥治骨蒸虛勞和童便搗汁熬膏
使子勿使葉使根勿使莖治骨蒸取子童便製治痢去
濕熱用葉或搗汁更妙

益母草即茺蔚　制硫黃雌黃砒石忌鐵
辛苦平入足厥陰經血分行血而新血不傷養血而瘀
血不滯利二便治產後血脹瘀血逆大熱消乳癰解蛇
毒
得山查炭治產後血不止　得陳鹽梅炭止赤痢
入凉血藥治熱血貫瞳人　佐當歸去風熱

搗汁滴聤耳　醋調敷馬嚙
白花入氣分紅花入血分或酒拌蒸或蜜水炒去燥生
用○崩漏　瞳子散大二者禁用

茺蔚子即益母子　制三黃砒石
辛甘微溫入足厥陰經血分除風熱明眼目調經水惟
子為良治瘡腫消水氣行鬱血莖葉為良
或炒用或蒸熟烈日曬燥用○禁用與益母草同

薇銜即鹿啣草　得秦皮良
苦微寒入足陽明厥陰少陰經治風濕痺痛癰腫

配澤瀉白术治酒風自汗身熱解㑊汗出如浴惡風少氣病名酒風

配白附子末薄荷湯下療破傷風

○婦人服之絕產無子○

夏枯草　土瓜爲之使伏汞砂

徵辛徵苦氣寒入足厥陰經氣分解陰中鬱結之熱通血脈凝滯之氣

合香附貝母治頭瘡瘰癧

調茶清香附甘草治目珠熱痛

土瓜水浸焙燥用治目痛沙糖水浸焙乾用○氣虛者

禁用

劉寄奴

苦温入心脾二經血分下氣破血消癰腫毒治湯火傷

配茶清治大小便血

配烏梅白薑治下痢赤白並治陰陽交帶不問赤白如赤加烏梅白加薑

湯火傷者先以鹽掺之後掺寄奴末

子

研以熱水泡之治腸瀉無度下咽即止

○脾虛作瀉者禁用　多服令人泄瀉

旋覆花 一名金沸草

苦辛溫入手太陰陽明經氣分降心脾伏飲去五臟寒熱除脇下氣滿破膈痰如漆止嘔逆平驚悸痰水去也配地葱新絳治半產漏下　配赭石半夏治噫氣痞硬去皮蒂蕊殼蒸用入藥須絹包煎恐妨肺而反嗽○氣虛　大腸冷利　陰虛燥咳三者禁用

青葙子 一名草決明

味苦微寒入手少陰足厥陰經清肝火之上衝祛心經之邪熱脾膚風濕目中翳障皆可施治

○瞳子散大者禁用恐散陰氣

怪症眼見蟲飛以手捉之則無此肝經病也用青葙子合元明粉羌活棗仁爲末水送下

雞冠花

甘凉入血分治痔漏下血赤白下痢崩中帶下

得椿根白皮治結陰便血 配防風治下血脫肛

入苦酒治吐血不止 煎黃酒治帶下

分赤白炒用

紅花 得酒良

辛甘苦溫入手少陰足厥陰經血分破瘀血行新血散腫止痛血行痛自止

配當歸活血　配肉桂散瘀

破血多用酒煮養血少用水煮○產後勿宜過用使血行不止而死

子

吞數粒使痘瘡不染

痘子黑陷者用子酒浸曬乾微炒研用

燕脂

即紅花汁所造

甘平活血痘將出時以此塗眼四圍痘不入目兼解疔毒

配蛤粉敷乳頭裂破

大薊

甘涼破血退熱消癰除沃漏崩中去蜘蛛咬毒

得酒治九竅出血　配小薊治崩中血瘀則妄行

小薊

涼血婦人痘疹經月妄行者最宜

葉

療癰腫大薊葉消腫小薊葉行血

搗汁入童便和酒飲

川續斷　地黃爲之使惡雷丸

苦辛微温徼濇入足厥陰經氣分通血脈理筋骨疎肝氣利關節一切崩漏金瘡折跌癰毒血痢等症惟此治之則血氣流暢而自療

配杜仲治漏胎　佐人參扶脾氣

去梗筋酒浸炒入血崩金瘡藥生用草茆根形相似誤服令人筋軟○初痢勿用疎而兼補　怒氣鬱者禁用性温

助火

漏盧 連翹爲之使

鹹寒入手足陽明經散熱毒治穀賊通經下乳排膿止痛解痘殺蟲

配生薑地龍治歷節風痛

莖如油麻枯黑如漆者眞甘草拌蒸○氣虛者禁用

苧麻

甘寒入足陽明太陽經血分治胎前產後心煩天行熱病兼利小便而通子戸清淫慾之瘀熱

配建蓮糯米固胎元
配白銀治胎動腹痛不可忍

根

甘寒入足厥陰經血分瀉熱散瘀
得蛤粉通小便
搗汁飲治骨哽併治蠶咬人毒入肉

大青

微苦大寒入足陽明手少陰經解時行頭痛心胃熱毒
治傷寒熱狂黄疸熱痢

配好酒治肚皮青黑血氣失養風寒乘之也

佐犀角梔子治陽毒發斑

○脾胃虛寒者禁用

小青

微苦寒入手足陽明經治血痢腹痛敷癰腫瘡癤

得白芷治蛇螫傷毒　配沙糖治中暑神昏

胡盧巴

苦大溫入命門壯丹田之元陽除冷氣之潛伏

得茴香川楝治奔豚寒熱氣　得蕎麥茴香治疝瘕

得破故紙木瓜治濕脚氣　配桃仁治膀胱氣

酒蒸用或炒熱用○陰血不足者禁用

馬蘭子　一名蠡實

辛平入陽明經血分瀉濕熱消酒毒治疝痛袪冷積

得升麻治喉痺　根葉汁俱可服

配乾薑黃連治水利　忌猪肉冷水

取根葉搗汁服治絞腸沙

冷疝醋炒瀉痢酒炒濕熱童便炒○燥熱者禁用　久

服令人瀉

惡實　一名大力子　一名牛蒡子　一名鼠粘子

辛平入手太陰經降肺氣而不燥祛滯氣以利腰療瘡瘍以其解熱之功消風毒以其辛散之力

得旋覆花治痰厥頭痛

配荆芥桔梗甘草治咽喉痘疹

配薄荷浮萍治風熱癮疹　配羌活治歷節腫痛

配蔓仁治時疫積熱　佐生石膏治頭痛連睛牙痛生研綿裹噙患處去黃水即愈

酒蒸去霜用炒熟亦可○泄瀉　痘症虛寒　氣血虛

弱三者禁用

根

苦寒甘平入手太陰經治天行時症熱煩一切風疾惡瘡止咳嗽瘰齒痛

得生地杞子牛膝袋盛浸酒治十年風疾

絞汁和蜜溫服治中風

和豬脂搗貼積年惡瘡及反花瘡

竹刀刮淨蒸熟暴乾用不爾令人欲吐○禁忌與子同

蒼耳子（即葈耳）　忌猪肉馬肉米泔伏硇砂

甘苦溫有小毒治風濕周痺四肢攣痛能善通頂腦療頭風目暗鼻淵瘜肉瘰癧瘡疥解溪毒殺疳蟲

配葶藶子爲末治小便不利

炒熱去刺用或酒拌蒸過用

根莖葉 一名常思草 一名縑絲草 忌豬肉馬肉米泔伏硇砂

苦辛微寒有小毒治諸風攻腦頭運悶絕疔毒惡瘡大風癘疾及毒在骨髓腰膝疼痛解諸毒

采得去心取黃精以竹刀細切拌蒸從巳至亥時去黃精陰乾用

五月五日午時采取熬膏以新磁罐貯封貼一切疔癤無頭腫毒如牙疼敷牙上喉痺敷舌上或噙化一二匙

天名精 一名皺面草一名活鹿草一名蟼蟇藍 垣衣地黃爲之使

甘辛寒破血瘕瀉邪熱吐痰瘧開喉閉止牙疼敷瘡癰

搗汁和豬肉汁治蟲痛　搗汁獨服吐痰瘧

配酒糟搗和敷疔瘡　入青鹽少許點喉腫

○搗生汁用令人吐

鶴虱 即天精子

辛苦涼有小毒治蟲咬心腹攻痛之要藥止瘧疾消痰

氣

搗末拌溲醋治蟲痛攻心　搗末和肥肉汁治蟲痛怪症大腸蟲出不斷斷之復生行坐不得用鶴虱末五錢水調服之

豨薟草

苦辛有小毒生寒熟溫入足厥陰經血分專治風濕四肢麻痺筋骨疼痛腰膝軟弱

蜜酒拌蒸曬九次用或搗汁熬膏加生地甘草白蜜收之酒調下生搗汁服令人吐

○陰血不足　脾腎兩虛二者禁用

青箬

甘寒入手太陰兼入足厥陰經清肺氣利小便止諸血得糯米湯下治腸風下血燒炭配滑石燒炭治男婦轉脬配蠶紙燒炭治月水不止　配麵燒炭治肺熱鼻衄燒炭研末入麝香少許治小腹氣痛尿白如注兼治痘瘡倒靨

煎汁煮藥清熱涼血燒炭止血○肝寒者禁用

葦莖 即蘆幹

甘寒入手少陰太陰經血分行遍身氣血（熱邪去血氣自行）除上焦虛熱

佐竹茹糯米薑汁治霍亂煩渴

佐桃仁米仁瓜瓣治肺癰咳嗽（吐出膿血而愈）

蘆幹外皮燒炭入蚌粉少許麥冬湯送下治吐血不止

煎汁去渣入藥煎服

蘆根

忌巴豆

甘寒入足陽明經退邪熱下逆氣止嘔噦除煩渴（甘能益胃寒能降火）療便數勞復解魚鱉肉毒

配竹茹麥冬治霍亂煩悶熱除嘔自止

配地骨皮麥冬橘皮生薑治肺痿骨蒸

逆水生黃泡肥厚者良去鬚節黃皮搗汁用出泥浮水中者不可用

甘蕉根即芭蕉

味甘大寒入足陽明經治天行熱狂除煩悶消渴解結熱癰痛療產後血脹血熱而脹

得旱蓮草治血淋澁痛　搗敷丹毒

霜降後尤佳取汁用

〇多服動冷氣　胃弱脾弱　腫毒係陰分者禁用

麻黄　厚樸白微爲之使惡辛夷石韋

辛微苦温入足太陽兼手太陰經氣分氣味輕揚善通腠理宣達皮毛大能發汗去營中寒邪洩衛中風熱治傷寒頭項痛腰脊強發熱惡寒體痛無汗及欬逆斑毒風水腫脹是其所宜餘當審症施治如妄用誤汗爲害不淺

得肉桂治風痺冷痛　佐半夏治心下悸病寒氣泄也

佐射干治肺痿上氣寒氣外包火氣不能達故痿

使石膏出至陰之邪火爲石膏之使
鐵甲痘極硬不灌漿者酒煮炒黑煎服痘卽爛便有生
機
發汗用莖折去根節先煎十餘沸以竹片掠去浮沫沫
能令人煩根節能止汗故去之或蜜拌炒用亦可惟冬
月在表眞有寒邪者宜之凡服麻黄藥須避風一日不
爾病復作難療
用麻黄汗不止冷水浸頭髮用牡蠣糯米粉撲之
○寒邪在裡　脈不浮緊有力　傷風有汗　素有血

症　眞陰內虛　衛氣不足　春時瘟疫　發熱惡寒無頭疼身痛拘急等症皆禁用時症亦有頭疼身痛拘急者宜細察之

根節

甘平引補氣之藥外至衛分而止汗

得黃蓍牡蠣小麥治諸虛自汗

配黃蓍當歸治產後虛汗

和牡蠣粉粟粉等分爲末生絹袋盛貯盜汗出卽撲手摩之　夏月止汗雜粉撲之

折去莖不可和入同用莖能發汗故去之

麻黄惟身首拘急而痛六脉浮緊有力可用蓋北地霜降後受嚴寒之正氣爲眞正傷寒初起邪在太陽經用此升散寒氣是其所宜若但感冒寒濕或時邪疫症惡寒發熱者用之則衛氣大傷津液乾燥立斃而不可救况驍悍之藥過汗則心血動吐衄不止過表則眞氣傷汗出無了猝成大患惟寒水溢於肌膚遍身腫脹用此發汗使水氣外泄亦刼奪之一法也

木賊

甘微苦微温入足厥陰經血分散肝木之風濕升血中

之鬱火解肌發汗去目翳療腸風虛者可代麻黃

得餘糧石治赤白崩中　配槐子治腸澼

配地榆治脫肛　佐牛角䚡治休息下痢

○肝氣虛　血虛目不明　怒氣與傷熱暴赤腫痛者

禁用

穀精去星障木賊去翳障甘菊養目而星翳不能除

龍鬚草 即蓆草

苦微寒入手少陰太陽經氣分除心腹邪氣療莖中熱

痛敗蓆功用相同

燈心草

甘淡寒入手少陰經氣分降心火瀉肺熱利小腸退水腫

配麥冬引心火下降　佐紅花治喉風

佐鼈甲治瘡痘煩喘　和丹砂治衄血

煅炭和輕粉治陰疳　煅炭吹喉風閉塞

煅炭塗乳頭飲兒止夜啼

○心氣虛者禁用　多服久服令人目暗

燒炭法用淡竹筒一個將燈草築實黃泥封口火煅統

紅用濕草紙裹貯不令出氣候冷劈開其中即成炭也

生地得酒麥門冬薑汁縮砂良畏蕪荑萊菔子惡貝母

忌葱蒜蘿蔔諸血

甘涼微苦入手足少陰厥陰及手太陽經血分其生血

以清陰火舉世皆知能生氣以行陽分人多不曉血足氣得

所歸所謂藉精生氣一切驚悸經枯掌中熱勞劣瘻癧吐衄崩漏

便閉等症均此治之消穀食大便下則中氣動而食自化實脾胃濕熱

去腸胃自實亦奏其功

得元參定精意　得竹茹息驚氣

麥冬爲佐復脈内之陰　當歸爲佐和少陽之血
配地龍治鼻衄交流
佐天門冬引肺氣入生精之處
使麢羊角起陰氣固封蟄之本
使通草導小腸鬱熱　調雞子白治胎動
調蜜酒治熱傳心肺　君茯苓除濕熱傷脾
和車前汁治血淋生地通血脈之源
鮮用則寒乾用則凉上升酒炒痰膈薑汁炒入腎青鹽
水炒陰火咳嗽童便拌炒　犯銅鐵器令人腎消

○胃氣虛寒　陽氣衰少　胸腹痞悶三者禁用

世人動云生地妨胃其能開胃人實不曉惟胃中陽氣不足者服之則胃氣不運而飲食減若胃陰虛而胃土乾燥致胃氣不運者生地滋其陰以清其火而胃氣從此運行飲食自然漸進不知者妄加議論真不啻膠柱鼓瑟也至時行熱症生地尤爲切要邪火鬱於胃胃陰乾涸勢難救藥若胃中陰血未乾斷無不可救藥之理惟生地實所以滋胃陰也陰汁上充則汗湧於肌表而經邪解陰血下潤則穢泄於二便而腑邪出所謂金令

一行酷熱頓消也故火邪溢於陽明經冲生地汁於白虎湯中戰汗而頓解邪熱入於陽明腑冲生地汁於陷胸湯中便通而自退更有火生痰痰生火交結於中和生地汁於竹油薑汁中則譫語直視等症卽除如無生地可用乾地黃滾水浸透絞汁冲服防其泥滯加枳殼或川貝疏之且氣道通邪氣外達而病自霍然近人多以生地爲補劑又疑妨胃畏不敢用卽用之亦一二錢而止五六錢而止入諸藥同煎半成熟地使邪滯於內而莫出泥於膈而胃閉遂視此爲害人之品禁不入方

致令胃陰枯涸多有不可救藥者亦由用之不善也

熟地黄　畏惡忌與生地同

甘微溫微苦入手足少陰厥陰經血分補眞陰塡骨髓凡陰虛火炎水泛爲痰津枯無汗煩躁不寧耳目聾瞶神氣散失脂膏殘薄小水不利大便不實痿痺不仁宿滯不化眞陽不回等症非此不療

得烏梅引入骨髓　得砂仁納氣歸陰

得炒乾薑治產後血塊　得丹皮滋陰凉血

使元參消陰火　合當歸治胎痛

加牛膝治脛股腹痛血不足也　和牡蠣消陰火之痰

痰多薑汁炒行血酒炒潤腸人乳炒納氣理氣砂仁炒降火童便煮攝精金櫻子汁煮補脾胃炒炭存性如煮熟未經蒸曬九次寒涼之性未除只算得心經涼劑損胃陽傷胃氣不可妄用若陰虛火動者半生半熟之品適得其宜

熟地味甘而滯甘爲脾之所悅雖滋腎實大益於土經云味過於甘腎氣爲土所掩而不上交於心心亦不得下交于腎腎氣不衡而獨沉是有權而無衡也人之忽

然死者正惟生氣不交而獨絕於內故爾宜用辛凉者爲之使甘合辛而發散則內氣常通心腎交結自無喘滿之患且腎氣動而不滯精升而化氣金氣亦從水中生矣肺氣亦歸於腎補歛之劑何妨畧加理氣之味一二分或五六分俾補劑更爲有力耶

懷牛膝　畏白前白蘚皮惡螢火龜甲陸英忌牛肉

苦酸平入足厥陰少陰經血分益肝腎之精氣破瘀血之癥結治筋骨痿痺久瘧下痢淋痛尿血并心腹諸痛又能引火下行並療喉痺齒痛

連葉搗汁頻點眼生珠瞖
得杜仲補肝　得蓯蓉益腎
配川斷肉強腰膝氣不滯則健　配車前子理陽氣
去蘆幷泥砂下行生用滋補焙用或黃精汁浸酒拌蒸
數十次用破血敷金瘡生用引火下趨童便炒引諸藥
至膝蓋生熟俱可用○失精　血崩　氣陷腿腫　臟
寒便滑　中氣不足小便自利俱禁用

川牛膝

辛酸苦入肝經去風治痺

配茄皮治風痛

土牛膝 即天名精根

去風破血

春夏用葉秋冬用根葉汁尤速

紫菀 款冬爲之使畏茵陳惡天雄瞿麥藁本雷丸遠志

苦辛平微溫入手太陰少陰經血分泄上炎之火散結滯之氣治痰血利小便開喉痹退驚癇氣痛諸症悉退

配生地麥冬入心以寧神 配丹皮白芍入胃以清熱

配款冬百部烏梅治久嗽 配白前半夏治水氣

去頭鬚洗淨蜜水浸焙乾用

肺氣結滯鬱而爲熱致肺葉焦枯久嗽不止用紫菀散之則肺竅通而鬱熱自除若陰虛肺液乾枯服散氣走液之劑爲害不淺人何以此爲癆嗽之聖藥不究其源而妄用之致陰受其害而不之知也若滋陰重劑内加紫菀四五分以通其滯亦可

麥門冬 地黄車前爲之使畏苦參青葙木耳惡款冬苦芙苦瓠忌鯽魚伏石鍾乳

甘平微苦涼入手少陰太陰經氣分生上焦之津液清

胸膈之渴煩治嘔吐止吐衄消痰嗽止泄精療瘻癧去支滿散結氣

得烏梅治下痢口渴　得犀角治乳汁不下

得桔梗清金氣之鬱　得荷葉清膽腑之氣

佐地黃阿膠潤經血　佐生地川貝治吐衄

心能令人煩去心忌鐵入涼藥生用入補藥酒浸糯米拌蒸亦可〇氣虛胃寒者禁用

萱草 卽鹿葱

甘涼入脾肺二經上清胃膈以除煩熱下走陰分以治

尿赤安五臟解酒疸

花亦可用

根

甘涼治大熱大衄利水通淋止帶療疸

得生薑治大便後血　配席草治通身水腫

酒疸取汁服吐衄稍加薑汁乳癰和酒服渣可敷

淡竹葉 根名碎骨子

甘淡寒葉去煩熱利小便淸心根能墮胎催生

此非淡竹之葉。另是一種。近時藥店中所用。俱是此草。

其功用雖大同小異。然根能破血。娠婦忌用。不可不識。

葵子　黄芩爲之使

甘淡寒滑入足太陰經氣分滑腸達竅下乳滑胎消腫

通關格利二便根葉同功

得砂仁治乳癰　　　配牛膝下胞衣

拌豬脂通關格大小便不通欲死者　　拌人乳利大便

秋種過冬至春作子名冬葵子入藥用若春葵子不宜

入藥○氣虚下陷　脾虚腸滑二者禁用

怪症有人手足忽長倒生肉刺如錐痛不可忍但食葵

菜即愈

蜀葵花

甘寒。赤者治赤帶，白者治白帶，赤者治血燥，白者治氣燥。

燈籠草　一名酸漿

苦寒。入手太陰經氣分。利濕熱，治癤痛，消痰嗽。伏白礬，煮三黄，煉消硫。

入滋陰清火藥，療虚人咳嗽。

敗醬　即苦菜

苦平。入足厥陰，兼入足陽明經。破血排膿，去蛆痔，除癰

腫

配米仁附子下腹癰　　入四物治惡路不止

款冬花　得紫菀良杏仁爲之使畏貝母麻黃辛夷黃芩黃蓍連翹青葙惡元參皂莢消石

辛温入手太陰經氣分開痰止嗽下氣除煩却喉痹療肺痿

配白薇貝母百部治鼻塞　　配川連敷口瘡

燒烟以筒吸咽之治久嗽

去蒂梗殼甘草水浸一宿日乾用蜜水拌更潤○陰虚

火動　肺氣虛咳二者禁用

決明子　蓍實爲之使惡大麻子

甘苦微寒入足厥陰經除肝熱和肝氣凡因血熱以致頭風鼻衄腫毒目翳赤淚唇口青色者均得此而愈

得生甘草治發背初起　配地膚子治青盲雀目

地膚子

苦甘寒入足太陽經氣分利膀胱水去皮膚熱除客熱丹腫療癩疝溲數煎洗一切瘡疥

得生地治風熱赤眼　得甘草治虛熱

配生薑熱酒治雷頭風腫　佐地榆黃芩治血痢

佐白朮肉桂治狐疝陰㿗忌生葱桃李

葉

苦寒煎湯洗浴去皮間風熱頻洗眼除雀盲澁痛

搗汁服治泄瀉淋症

瞿麥一名石竹　牡丹蘘草爲之使惡螵蛸伏丹砂

苦寒入足太陽兼手少陰經破血熱之鬱結決上焦之

癰腫利小便去目翳

得蒲黃治產後淋　配蔞仁雞子治便秘

配葱白梔子治熱結淋血煎濃汁服之下子死腹中

只用蕋殼不用莖葉若同用令人氣噎小便不禁以菫竹瀝浸漉曬用○小腸虛者禁用

王不留行 一名金盞銀臺

甘苦平入心肝二經血分通血脈治諸淋下乳汁催生產瘵瘡瘍除風痺 血氣不行則風毒不去營衛逆於肉裏則生癰

配川柏蒸餅丸彈子大青黛爲衣綫穿掛風處冷水化服一丸治誤吞鐵石骨刺不下

内服酒蒸焙用出肉中竹木刺搗敷○孕婦　失血崩漏者禁用

長春花 即金盞草

酸寒入足陽明經　耑治腸痔下血不止

葶藶子　得酒大棗良榆皮爲之使惡白殭蠶石龍芮

辛苦大寒入手太陰兼足太陽經氣分大泄陽分之氣閉下瀉膀胱之留熱膈中痰飲喘促得此能療肺中水氣膹急非此不除 水積由於氣熱惟此清之

得大棗治肺壅不傷胃　配防己治陽水暴腫

酒洇淨曬乾紙上同糯米炒去米研用○虛人禁用泄眞
氣　仲景曰葶藶傳頭瘡藥氣入腦殺人
也

車前子　常山爲之使

甘微鹹寒入足太陽經氣分利水道除濕熱去胃痺療
翳障清肺肝之風熱通尿管之澁痛

配牛膝疏肝利水　配兔絲補虛明目

大補藥酒蒸搗研入瀉藥炒研○陽氣下陷者禁用

怪症欲大便不見糞而清水傾流欲小便不見尿而稀
糞前出此名易腸乃暑熱氣橫於闌門也用車子三兩

煎服。一口頓飲二三碗。二便自止。如因怒以致此疾者。
逍遥散加升麻治之。
眞陽動則精竅開陰氣常致下泄然命門之火動於心
意之邪亦由濕熱爲患也小便利則濕熱外泄不致内
動眞火俾精竅常閉而漏泄之害自除車前所以治遺
泄也若無濕熱而腎氣不固或肺氣不能下攝或心虛
不能下交或肝膽受驚相火内炎以致精泄者妄用車
前利水竅反使陰氣泄於下陰火動於中癆損所由成
也用澤瀉木通燈草利水等藥切宜斟酌甚勿妄投以

致後悔

根葉 可伏硫黄五礬粉霜

甘寒入手太陽陽明經氣分治尿血血痢明目通淋消瘕除癥

龍牙草即馬鞭草 伏丹砂硫黄

苦微寒入手陽明足厥陰經血分行血止血療下部䘌瘡

配陳茶治赤白痢 配生薑黄酒治乳癰

根

辛濇温治赤白下痢初起焙研末米飲服

苗葉

搗汁和酒服治血熱及瘡毒

旱蓮草即鱧腸一名金陵草

甘酸涼入足少陰經血分涼血滋陰療臟毒退腎熱炙瘡發洪血不止者敷之立已血涼諸病皆除

得車前治溺血　得川連治熱痢

佐蓁豆治熱脹　入熱酒治痔漏用汁沖

利水童便煮恐妨胃薑汁蒸研末服治臟毒

○胃弱便溏　腎氣虛寒者禁用

連翹

苦涼入足少陽手陽明少陰厥陰經氣分瀉六經之血熱散諸瘡之腫毒利水通經殺蟲排膿

配木通瀉心火　佐芝麻末治瘰癧

同鼠粘療痘毒　合大黃治馬刀

○癰疽潰後　熱由於虛二者禁用

根　名連軺

苦寒下熱氣喘治傷寒瘀熱發黃者導濕熱從小便而

出

藍葉

苦甘寒入足厥陰經降火解毒能使敗血分歸經絡愈疔腫金瘡追蠱瘕脹痛解百藥諸毒止瘟疫熱狂消赤眼暴發退小兒壯熱

得雄鼠糞治陰陽易　配川柏末摻耳疳

佐石灰丸治痞塞麵糊調　加麝香雄黃點蜘蛛傷

搗汁塗唇瘡○虛作瀉者禁用

怪症蜘蛛咬頭上一宿咬處有二道赤色細如箸繞項

上從胸前下至心經兩宿頭面腫疼大如數升盌肚漸腫幾至不救取藍汁一盌以蜘蛛投之至汁而死又取藍汁加麝香雄黃更以一蛛投入隨化爲水遂即點於咬處兩日悉平作小瘡而愈

藍澱

辛苦寒入手少陰經解時行熱毒敷熱壅成瘡止吐衄

治噎膈（膈有蟲頭向上用澱能制之）

怪症唐一僧病噎及死其徒依遺命開視胷中得一物形似魚而有兩頭遍體悉似肉鱗安鉢中跳躍不已戲

投諸味雖不見食皆化爲水又投諸毒物亦皆消化一僧方作蠱澱因以少澱投之即怖惶奔走須臾化成水世傳澱水治噎蓋本於此

青黛

鹹寒入足厥陰太陰經血分除鬱火解熱毒殺小兒疳蟲散時疫赤斑消膈痰止血痢

配川連洗風熱眼　佐蒲黃治重舌脹

冷水調服治內熱吐血　入四物湯治產後發狂

入馬齒莧搗敷瘰癧未穿　合黃柏末摻耳疳出汁

水飛淨用○陰虛火炎者禁用

蓼實

辛温明目温中消腫下水能消酒積

配香薷治霍亂煩渴　調白蜜雞子白塗頭瘡

炒用消散之氣稍緩○多食損陽

苗葉

辛温入手太陽陽明經氣分除邪氣理中焦

配香豉治霍亂轉筋

○久服令人寒熱損髓減氣

萹蓄 一名扁竹

苦平入足太陽經去濕熱治霍亂殺三蟲理瘡疥療黃疸止赤淋 萹蓄能破血

醋炒治蚘攻心痛　煮麪治痔瘡腫痛

沙苑蒺藜 烏頭爲之使

○多服泄精氣

甘溫入足少陰經氣分固腎水之泄煖少陽之精其能去燥熱治煩渴療尿血止餘瀝皆得精之固而並效也

得甘菊除風熱　入魚膠攝精髓

入補劑炒熟入凉藥生用嚼之有豆氣大如芝麻狀如羊腎帶綠色者眞○搆精難出者禁用

白蒺藜

苦辛溫入足厥陰兼入手太陰經氣分去風濕瀉肺氣乳閉可通癥瘕可療陰𤻮可消帶下可止幷治一切咳逆肺痿喉痺明目腫毒等症皆藉此辛散之力也如菱角白色治風黃酒拌蒸淸肺雞子淸炒治目中赤脈人乳拌蒸通月水當歸汁煮○肝虛　受孕二者禁用以破血故也

穀精草

甘平入足厥陰經耑治頭風目翳能療疳積傷睛風濕喉痺亦可用以爲佐

配地龍乳香薰鼻治腦痛　配蛤粉豬肝治痘後目翳

人乳或童便拌蒸隨症製之○血虛病目者禁用

海金沙 一名竹園荽

甘寒淡滲入手足太陽經血分去臍下滿悶消膀胱濕熱

得臘茶生薑治癃閉　得滑石甘草梢治膏淋

得梔子治熱狂

得白术甘草牽牛治脾濕腫喘

○眞陰不足者禁用

紫花地丁

辛苦寒治有名癰疽無名腫毒兼治乳癧疽疔

草部毒草類二十七種

大黃

黄芩爲之使惡乾漆忌冷水

苦大寒入足太陰手足陽明厥陰經血分性沉而不浮

用走而不守蕩滌腸胃之邪結祛除經絡之瘀血滾頑

痎散熱毒痘初起血中熱毒盛者宜之
得杏仁療損傷瘀血　得生地汁治吐血刺痛
得牡蠣殭蠶治時疫疙瘩惡症
配桃仁療女子血閉　合芒消治傷寒發黄
同川連治傷寒痞滿
欲速行下行生用欲緩行煎熟用欲上行酒浸炒用破
瘀血韭汁炒加殭蠶薑糊丸蜜湯下治大頭瘟○血枯
經閉　血虛便閉　病在氣分不在血分者禁用
怪症瘡肉飛出成片形如粉蝶而去痛不可忍此血肉

熱極也用硝黃各五錢水送得微利卽愈

仲景百勞九用大黃以理勞傷蓋內熱既久關血停於經絡必得將軍開豁其路則肝脾通暢推陳而致新清升而濁降骨蒸自除癆症自愈也然須蒸熱入滋補之劑以治之庶幾通者通補者補兩收其效

商陸　得大蒜良忌犬肉伏硇砂砒石雌黃

苦辛冷有毒入足太陰兼足太陽經氣分行水氣直達下焦

配麝香搗貼臍上利小便消水腫誤服消後復作不可救藥

取花白者根銅刀刮去皮薄切以東流水浸兩晝夜漉出架甑蒸以黑豆葉一重商陸一重如此蒸半日熟透去豆葉曬乾用如無豆葉以豆代之外貼赤者尤利

○赤者服之痢血不止殺人 白者煎服亦能殺人

商陸大戟甘遂萹蓄芫花蕘花狼毒等味下氣除水極有神效而其大傷元氣正非小可宜用外敷臍腹加麝香牙皂引藥氣以入內使水氣從二便而出乃爲無害郎不然必須製透佐補氣藥庶幾眞氣不盡絕也

狼毒 大豆爲之使惡麥句薑畏醋占斯密陀僧

苦辛平有大毒入手太陰兼少陰經氣分治咳逆上氣除胸下積癖及痰飲癥瘕去惡瘡鼠瘻

配秦艽治惡疾風瘡　配附子治心腹連痛

醋炒用

藺茹（白者名草藺茹）甘草爲之使惡麥門冬

辛寒有小毒排膿殺蟲破癥瘕除熱痹去死肌退風熱

配海螵蛸丸服治婦人血枯（血瘀而枯）

配苦酒豬脂塗甲疽

大戟 得棗良小豆爲之使畏菖蒲蘆葦鼠屎惡薯蕷反

甘草芫花海藻 菖蒲解之

苦寒有毒入三陰足太陽經瀉內外上下之水溢毆蠱毒破癥結逐血瘀除痰飲

配乾薑爲散治水腫喘急 煮大棗治水腫 去戟取棗食之

泔水浸洗再用漿水煮乾去骨用 宜採正根用若誤用旁附則冷瀉不禁即煎薺苨湯解之○妄用殺人

澤漆 一名猫兒眼睛草 小豆爲之使惡薯蕷

辛苦微寒入手陽明太陽經氣分消痰行水止瘧退熱

配大黃療伏瘕 調香油搽癬瘡

熬膏貼瘰癧

○氣血虛者禁用

甘遂　瓜蒂爲之使惡遠志甘草

甘苦寒有毒入足少陰經氣分直達水結之處攻決隨道之水行十二經水從穀道而出

配大黃阿膠治血結　配猪苓澤瀉治轉脬

配甘草治心下留飲腎主水凝則爲痰飲溢則爲腫脹泄腎經之濕治痰飲之本也

末摻雄豬腰子內煨熟日服一片治洪水腫脹

麵裹煨透○妄用大損元氣復脹而死

千金子 即續隨子　一名聯步

辛溫有毒宣一切宿滯下水最速及腹內諸疾研碎酒服不過三顆當下惡物

去殼取白者研爛以紙包壓去油取霜用

有毒損人不可輕用惟在用之得法亦要藥也

蓖麻子 忌炒豆伏丹砂粉霜

辛甘熱有毒其力收吸能拔病氣以出肌表其性善走能開諸竅以通經絡治瘰癧追瘡膿

配乳香食鹽搗餅貼太陽穴治風氣頭痛

配羊脂山甲少加麝香以油煎膏日摩數次治偏風去殼取油塗紙燒烟熏之治舌上出血及喉痺舌腫等症一切腫毒痛不可忍研敷立止〇禁用內服服之一生不得食豆犯之脹死

怪症兩乳細小如腸垂過小腹痛不可忍名乳懸用蓖麻子貼頂再煎芎歸湯頻服并此二味燒烟吸之

常山　畏石乳忌葱菘菜伏砒石

辛苦寒有毒入足厥陰經氣分能引吐行水袪老痰積飲截諸瘧必效

配小麥竹葉入心治溫瘧散心火

配烏梅穿山甲入肝　配草果檳榔入脾

配秫米麻黃入肺　配龍骨附子入腎

佐丹砂劫諸瘧　佐甘草治肺瘧一吐而愈

佐大黃治熱瘧一利而愈　佐川連治久瘧

佐檳榔治瘴瘧入膜原除瘧之窠　佐烏梅治腎瘧

生用則吐熟用稍緩酒浸一宿日乾甘草水拌蒸或瓜蔞汁拌炒用或醋拌炒○瘧非瘴氣積痰而成者禁用非好酒浸透炒熟禁用恐令人吐

蜀漆　即常山苗

桔梗爲之使，栝蔞爲之使。惡貫衆。忌葱、茗。

辛苦溫，有毒。入手足厥陰經。其氣升散，其性飛騰。能開陰伏之氣，能劫蓄結之痰。破血行水，消痞截瘧。

得煅雲母、龍骨，治牝瘧獨寒不熱。

得牡蠣粉、麻黃、甘草，治牝瘧獨熱不冷。

配大黃、葶藶子，療心下伏瘕。

甘草拌蒸，生用性升，炒炭稍緩。○胃虛，老幼虛弱，二者禁用。

藜蘆　黃連爲之使畏葱白惡大黃反人參沙參紫參丹參苦參細辛芍藥

辛苦寒吐上膈風涎暗風癇病去積年膿血泄痢殺諸蟲毒去死肌服之吐不止飲葱湯卽止又能通頂令人嚏

得雄黃蜜調點鼻中息肉　和猪脂調敷反花惡瘡

曬乾研末入麝香少許吹鼻治諸風頭痛或入黃連末少許

生用令人惡吐去頭糯米泔浸煮透日乾用　○氣血虛者禁服

附子俗呼黑附子　地膽爲之使畏防風甘草人參黃耆

黑豆綠豆烏韭童溲犀角惡蜈蚣忌豉汁

大辛大熱有大毒入手少陽經通行十二經絡主六腑沉寒回三陽厥逆雄壯悍烈之性斬關奪門之氣非大寒直中陰經及眞陽虛散幾脫不宜輕用

引補氣藥追復失散之元陽

引補血藥滋養不足之眞陰

引發散藥驅逐在表之風寒

引温暖藥祛除在裏之冷濕

得蜀椒食鹽下達命門　配乾薑治中寒昏困

配黑山梔治寒疝諸痛　配生薑治腎厥頭痛

配肉果粥丸治臟寒脾泄　配白术治寒濕

配半夏生薑治胃中冷痰

配澤瀉燈心治小便癃閉兩尺脈沉微者可用

配煆石膏等分爲末入麝香少許茶酒任下治頭痛

合荆芥治産後瘈瘲生用爲宜若血虚生熱熱生風者投之立斃

合肉桂補命門相火

童便浸粗紙包煨熟去皮臍切塊再用川連甘草黑豆

童便煎湯乘熱浸透曬乾用或三味煎濃汁去渣入附

子煮透用回陽童便製壯表麵裹煨亦是一法或蜜炙用或蜜煎用　中其毒者生甘草犀角川連煎湯服之可解

怪症兩足心凸腫頭黑硬如釘脛骨生碎孔骨髓流出不止身發寒顫但思吃酒不想飲食此肝腎冷熱相吞也用製附子研末調塗內服韭子湯効

世人僅見陽虛無熱者投之有起死之功而不知陰虛火動者下咽無救死之法何竟以附子為補劑虛弱者非此不可因見水虧火炎滋陰多不見效動以為寒涼

傷胃温補可除大熱必須參附然後見功凉補既久暫投一二或者暫覺爽健豈知內火一起變害非常即使復進凉補求日前之安泰而不可得又見傷寒陽症時疫火症大半手足厥逆舌胎粉白喜熱飲大惡寒凉錯認爲內眞寒外假熱進附桂以助命門之火且曰浮遊之火附桂引之而火自歸元因之枉殺人命不可勝指

川烏頭 即附子母

遠志莽草爲之使畏飴糖黑豆冷水惡藜蘆忌豉汁反半夏瓜蔞貝母白蘞白芨伏丹砂砒石

辛熱有大毒除寒濕行經散風助陽退陰功同黑附子而稍緩黑附子回陽逐寒川烏頭溫脾去風

配桑白皮煎乾搗丸治陰水腫滿忌油膩酒麵魚肉

配生梔子研治濕熱寒鬱心腹冷痛疝氣加炒茴香葱酒下更效

製法與附子同

側子一名漏藍子　畏惡與附子同

辛大熱有大毒主發散四肢充達皮毛爲治風之藥

附烏頭而上出者爲側子散生最小者爲漏藍子製法與附子同

天雄　遠志爲之使惡腐婢忌豉汁

辛熱有大毒通九竅利皮膚治風痰冷痺發汗又能止陰汗亦風家之要藥

始種不生附子側子經年獨長大者爲天雄製法與附子同

草烏頭　畏惡反使與川烏頭同

辛熱有大毒爲至毒之藥非風頑急疾不可輕用

得巴豆搗點疔毒（根自拔出）　用醋熬膏貼疔毒（根出次日）

野生於他處者爲草烏頭或生用或炮用或以烏大豆

同煮去其毒或以豆腐同煮透亦可
連莖搗濾汁曬乾取膏名射罔作毒箭以射禽獸十步
即倒中人亦死宜速解之
中射罔毒以甘草藍汁小豆葉浮萍薺苨冷水解之
白附子　得火良
辛甘大温有小毒入足陽明經氣分能引藥勢上行逐
風痰驅寒濕一切頭面百病心痛血痺陰囊濕癢急慢
驚風痘瘡風寒不解四肢頭面不起者用以散解甚效
配南星半夏生研猪膽丸治小兒暑風痰迷搐搦

配殭蠶全蝎等分生研爲末熱酒下治中風口喎

配藿香等分爲末米飲下治小兒吐逆不止

煨用〇脾虚慢驚　陰虚中風二者不用

南星即虎掌　得火牛膽良蜀漆爲之使畏附子乾薑防風生薑惡莽草伏雄黄丹砂焰消

辛苦溫有毒入手足太陰經主風痰之流滯半夏走腸胃南星走經絡袪四肢之麻痺散血攻積下氣墮胎敷疥癬瘡毒并蛇咬損傷

得防風治麻木　配川柏使下行

配蒼术生薑治痰濕臂痛　配荆芥薑汁治風痰頭痛
配石菖蒲塗口喎舌糜　佐天麻療吐瀉驚風
君琥珀硃砂除痰迷心竅
配冰片等分五月五日午時合之以指粘末揩牙齒左
右開中風口噤目瞑無門下藥危症
白礬湯或皂角汁浸三日夜曬乾再酒浸一宿蒸至不
麻而止或生薑渣黃泥包煨熟去泥焙用得火炮則不
毒○虛痰燥痰禁用
造南星麯法以薑汁礬湯和南星末作小餅子安籃内

楮葉包蓋待上黃衣乃取曬收之

造膽星法以南星生研末臘月取黃牯牛膽汁和勻納入膽中懸風處乾之年久者彌佳

雖曰南星主風半夏主濕然濕痰橫行經絡壅滯不通至語言費力身手痠疼者惟南星爲能合諸藥開導其痰而濕氣頓消其有濕生火火生痰痰火相搏而成風象口眼喎斜手足癱瘓諸症悉見者惟半夏爲能從清火之劑以降其濕而風痰悉化總在用之者得當耳

半夏 射干柴胡爲之使畏生薑乾薑秦皮龜甲雄黃惡

皂莢反烏頭忌海藻羊肉羊血飴糖

辛温有毒入足太陰陽明少陽經氣分利竅和胃而通陰陽爲除濕化痰開鬱止嘔之聖藥發聲音救暴卒治不眠療帶濁除癭癧消痞結治驚悸止瘧疾

配秫米和營衛濕去故也　配猪苓牡蠣治夢遺

配白歛治金刃入骨　入苦寒藥能散火辛以散之

入氣分藥和中氣濕氣去中氣和　入陰分藥散鬱熱辛以散之

佐滋陰藥能開燥濕熱下行則藏府潤

佐竹茹治驚悸痰聚經絡則心驚　佐蔞仁治邪熱結胸

佐芩連治火痰老痰　佐薑附治寒痰濕痰

研末吹鼻治五絶並治產時子腸先出產後不收者名盤腸產頻嗅鼻中則上也

皂莢白礬煮熟薑汁拌製如驚痰膽汁拌炒用亦可造麯濕痰薑汁白礬湯拌和造風痰薑汁皂莢汁拌和造火痰薑汁竹瀝拌和造寒痰薑汁白芥子末拌和造

○肺病咳嗽　癆瘵吐痰　陰虛血少　痰因火動　孕婦配生薑則無害　汗家渴家血家並禁用

蚤休一名紫河車一名草甘遂一名白甘遂　伏雄黃丹砂蓬砂及鹽

苦寒有毒入足厥陰經治驚癇癲疾癰疾寒熱及陰蝕癰腫瘰癧蛇毒
研末冷水服五分治小兒胎風手足搐搦
洗淨焙用摩醋敷癰腫蛇毒甚效○此係毒草不可輕服

射干　一名烏扇一名烏翣又呼紫蝴蝶根

辛苦微寒有毒入手太陰兼足厥陰經氣分瀉上焦實熱降厥陽相火行肝脾之積痰則結核自消散心脾之老血則癥瘕自除利大腸除瘧母搗汁療喉痺不通治

陰疝刺痛

得杏仁北五味稍加麻黄治喉中水雞聲

配萱草根白蜜搗敷乳癰初腫

配黄芩桔梗生甘草治喉痺

射干花山豆根陰乾爲末吹咽喉腫痛神效

采根切片米泔浸一日篁竹葉同煮半日曬乾用取汁

和醋漱喉引涎○虚者禁用

玉簪

甘辛寒有毒用根搗汁解一切諸毒下一切骨哽塗消

癰腫婦人乳癰初起但取根擂酒服之仍以渣敷腫處即消亦可取牙落齒

○凡服不可着牙齒能損牙齒也

鳳仙花一名金鳳仙一名染指甲草

甘温活血消積治腰脇引痛不可忍

根葉

苦甘辛有小毒散血通經軟堅透骨化諸骨哽及誤吞銅鐵跧杖瘡腫痛

急性子即鳳仙花子

微苦溫有小毒通竅透骨軟堅下骨哽開噎膈

微炒用○服者不可着齒多用亦戟人咽

芫花　得醋良決明爲之使反甘草

辛苦溫有毒入手太陰經逐水飲痰癖從至高之分而直達下焦治五水在五臟皮膚脹滿喘急欬嗽胸脇腰痛並療風痹瘴瘧亦可毒魚五水者風水皮水正水石水黃汗也

得硃砂蜜丸棗湯下治久瘧結癖

配椒目等分燒末水服治酒疸尿黃心懊痛足脛滿

配大棗芒硝治水腫支飲

青布浸汁覆胸治天行煩亂

搗汁浸綫一夜可繫落痔瘡

數年陳久者良以醋煮十餘沸去醋水浸一宿曬乾用

則毒減或以醋炒者次之少用取效甚捷多用損人眞

元○虛者誤服必致夭折

芫花

苦辛微寒有毒能下十二經水蕩滌胸中邪癖治咽喉

腫痛頑痰咳逆

炒令赤色用○氣血弱者禁用

盤珠集得配本草卷之四

澹寧施雯文澍
姚江西亭嚴潔青蓮仝纂著
輯菴洪煒霞城

草部蔓草類三十七種

兎絲子 得酒良薯蕷松脂爲之使惡雚菌

辛甘平性溫入足三陰經血分稟中和之氣凝正陽之性溫而不燥益精髓堅筋骨治鬼交泄精尿血餘瀝赤白帶濁腰疼膝冷去風明目止瀉固精

得元參補腎陰而不燥　配熟地補營氣而不熱

配麥冬治赤濁　配肉豆蔻進飲食（胃煖則開）

佐益智仁煖衛氣　使車前子治橫生

調雞子白治目暗

米泔水淘洗酒浸四五日蒸曬四五次研作餅焙乾用

補腎氣淡鹽水拌炒煖脾胃黃精汁煮煖肌肉酒拌炒

治泄瀉酒米拌炒○孕婦（其性滑）　血崩（能温行血）　陽強

便結　腎臟有火　陰虛火動六者禁用

天碧草子形相似而味酸澀不宜入藥

此物無根假氣而生元精衰者以此補之所謂以假治假也惟莖中寒精自出者用此温補之品精得所養而自止若緣虚火流遺服之水益無定愈補而愈溢矣

五味子　蓯蓉爲之使惡葳蕤勝烏頭

皮肉甘酸核苦辛其性皆温入手太陰經血分兼入足少陰經氣分斂肺經耗散之氣歸腎臟散失之元收瞳子之散大斂陰陽之汗溢退虚熱止煩渴定喘止嗽壯水鎮陽

佐半夏治痰　　佐阿膠定喘

佐乾薑治冬月寒嗽　佐參蓍治夏季困乏

佐蔓荊子洗爛弦風眼

佐麥冬五倍治黃昏咳嗽　合吳茱萸治腎泄即五更瀉

入醋糊爲丸治脇背穿痛

黃昏嗽乃火氣浮入肺中不宜用涼劑宜五味子倍子斂而降之

癆嗽宜用北者風寒宜用南者滋補藥用熟治虛火用生歛肺少用滋陰多用止瀉槌碎益腎勿研潤肺滋水蜜可拌蒸

多用遏抑經道則元氣不暢鬱而爲火
○嗽痢初起　有實火者禁用
仲景八味丸去附子入五味子以收攝眞元俾丹田煖熱熱腐五穀最爲穩妥益腎藏精精盛則火得所養而不散較附子之助火以涸水相去天淵

覆盆子
甘酸溫入足少陰厥陰經止腎臟之虛泄療肺氣之虛寒補肝臟明耳目壯陽治痿
得益智仁治小便頻數　佐破故紙治陽事不起

去皮蒂酒煮用○戒酒麵油膩

研細末綿裹浸人乳點青盲目暗能使視物如常

葉

使君子

甘温入足太陰陽明經除食熱療疳蟲健脾胃止泄痢

治白濁利小便

配蘆薈治脾疳

去殼或生或熱聽用殺蟲宜上半月空腹拌青糖食之

即其殼煎湯送下○無食積者禁用

服此忌食熱物熱茶犯之即瀉

木鼈子忌食猪肉

苦寒有大毒入手陽明經治疳積消痞塊瘰瀉痢通大腸宜外用勿輕服和黄柏芙蓉葉搗敷陰疝得肉桂敷脚氣腫痛○喉痹腫痛醋磨漱之以吐痰涎癰腫痔瘻醋磨敷之以解熱毒油者勿用研搽陰戶逐狐魅桐油搽之狐亦遁○若服之中其毒立即發噤而死用子一枚切片好酒一椀煎透去木鼈飲之治瘋犬傷亦

無礙

番木鼈

苦寒消痞塊散乳癰治喉痹塗丹毒

配豆根青木香吹喉痺　配木香胆礬末掃喉風

水磨切片炒研或醋或蜜調圍癰毒消陰毒加藤黄○

勿宜煎服

馬兜鈴

苦辛寒入手太陰經氣分止嗽降氣嗽久肺氣熱以此凉之氣降而嗽止

得甘草治肺氣喘急　燒烟熏痔瘻䘌瘡

咽中如梅核，吐不出，咽不下，心下悶熱，煎服一兩，即愈。名梅核痰

去膈膜，取淨子，炒用。湯劑中用多亦作吐。○肺挾虛寒者禁用。

獨行根　即兜鈴根　一名土青木香

用二三兩搗爛，蛛網裹敷疔，其根即出。陰子腫痛，其汁沖酒服，立效。

○有毒，不可多服，吐利不止。

預知子

苦寒。治天行温病，利小便，治痰癖，催生，殺蟲。

配雄黃、乳香，治癘風。

牽牛子 即黑白丑

得乾薑、青木香良。

辛熱，有毒。入手太陰經氣分，兼能下達命門。治氣分之水脹，利大腸之風秘，走經絡，消結痰，破血，下胎。

得皂角，治痰壅腸結。

得川楝子，治濕熱便閉。精隧阻塞，則二便閉。加穿山甲、茴香更有力。

淘去浮者，酒拌蒸熟，曬乾，碾去皮麩，取頭末用。亦有半生半熟用者。○辛熱雄烈，泄人元氣。病在血分，脾

胃虛弱而痞滿者禁用

凌霄花即紫葳

甘酸微寒入手足厥陰經血分能去血中伏火治產乳餘疾崩中癥瘕血閉寒熱及血熱生風之症

浸好酒治糞後血　調鯉魚膽擦陰戶瘡

童便拌蒸用○不可近鼻聞之傷腦　血虛者禁用以其破血也

薔薇根即營實墻蘼

苦濇而冷入手足陽明經除風火濕熱療遺尿血痢治

喉痺瘡癬能生肌殺蟲

根白皮煎汁含漱治牙痛口糜

酒淨搗汁冲藥

營實 即薔薇子

酸微寒入陽明經治上焦有熱好瞑瘵瘡疽利關節

佐枸杞子地膚子治眼熱昏暗

月季花 一名月月紅

甘温活血敷毒治痘瘡觸經穢而變色采子含痛牙立止

括樓一名瓜蔞　枸杞爲之使畏牛膝乾漆惡乾薑反烏頭

甘寒潤下入手少陰經絡蕩滌胸膈之邪熱消除肺經之結痰潤腸胃療乳癰降上焦氣逆止消渴喘嗽

得赤小豆治腸風下血　得烏梅治咳血

配葱白神麯治酒澼嘔吐　配青黛香附治婦人夜熱

佐川連治便毒　佐只實治結胸

取汁和蜜入樸消少許治時疾狂悶發黃

通大便研酒調下或炒香酒下恐滑腸去油用咳嗽明

醬製或蛤粉和炒○氣味俱劣善動惡心中氣虛者禁用

天花粉 即栝樓根　枸杞爲之使畏牛膝乾漆惡乾薑

甘微苦酸微寒入足太陰兼手少陰經內走經絡解時熱煩滿清肺火降膈痰止消渴潤乾燥消癰腫長肌肉利小便治黃疸除酒毒療熱病

得乳香治乳癰　得白蜜治發黃

配牡蠣爲散治百合病渴　配淡竹瀝治傷寒煩渴

配赤小豆敷癰毒　入辛酸藥導腫氣

大滋補藥治消渴

○胃虛濕痰　亡陽作渴　病在表者禁用雖渴亦勿用

莖葉

酸寒耑治中熱傷暑

王瓜根即土瓜

苦寒入手足陽明經治熱病癆黃疸通經利便下乳散

癰

配白石脂桂心兎絲子牡蠣治腎虛洩如泔

配黃酒通乳汁　取汁和伏龍肝治發斑

子

○虛者禁用

酸苦平入手太陰陽明經

佐地黃川連治下血

葛根

甘辛凉入陽明兼入足太陰經氣分少用鼓胃生津止渴多用解肌發表退熱治陽明頭痛煩熱嘔逆解酒毒

治溫瘧

得葱白治陽明頭痛　佐健脾藥有醒脾之功

佐粟米治熱渴虛煩

同升柴有散火之力陽氣鬱於脾胃者狀如表症而飲食如常

生葛汁解温病並治大熱吐衄如無鮮者滾水泡絞汁沖服

○多用傷胃氣升散太過　太陽病初起勿用誤用引賊破家　表虛多汗　痘疹見點後俱不宜用

葛花

辛甘入足陽明經消酒積去腸風

○因酒已成弱者禁用

天門冬

地黃貝母垣衣爲之使畏曾青浮萍忌鯉魚鐵

器制雄黃硇砂

甘苦寒入手太陰足少陰經氣分清金降火滋陰潤燥治嗽消痰袪煩解渴療肺癰止吐血除足下熱痛虛勞骨蒸麥冬清心降火天冬滋腎助元其保肺陰則一也

得紫菀飴糖治肺痿欬嗽　得烏藥治小腸偏墜

得川貝止吐血　配花粉治痰熱結胸

配人參定虛喘　佐元參治口瘡

佐熟地補腎水

去心皮酒拌蒸曬用　服此誤食鯉魚者浮萍汁解之

○脾胃虛寒者禁用

百部

甘苦微溫入手太陰經氣分潤肺氣止咳嗽殺疳蚘及寸白諸蟲瘵疥癬及蟲蠶咬毒

配生薑治寒嗽　配秦艽熏衣去虱

搗取汁和蜜煎如飴治三十年嗽

竹刀劈去心皮花酒浸焙用○熱嗽水虧火炎者禁用

何首烏　茯苓為之使忌葱蒜蘿蔔諸血無鱗魚又忌與

燥熱藥同用伏硃砂

苦濇微温入足厥陰少陰經血分養血補肝固精益腎健筋骨烏鬚髮除腹冷袪腸風療久瘧止久痢瀉肝風消瘰癧癰腫治皮膚風痹虀汁調敷文火熨之三次自愈

配胡麻治癘風　佐牛膝治軟風

研末津調封臍中止自汗　和艾葉煎濃汁洗疥癬

白者入氣分赤者入血分勿犯鐵器泔浸竹刀刮皮切片以黑豆拌蒸曬九次用○生平陽坭土者服之血塞

令人麻木

萆薢　薏苡爲之使畏前胡柴胡牡蠣大黄葵根

甘苦平入足陽明厥陰經氣分去風濕而固下焦能治周痺癱緩關節老血膀胱宿水陰痿失溺便時莖痛白濁如膏及痔瘻惡瘡

得石菖蒲益智仁烏藥治白濁頻數

佐杜仲治腰脚痺軟

佐旋覆花虎頭骨治頭痛發汗

拌鹽炒服治小便數痛腐物熱毒流入小腸故也與淋症滴痛不同

利小水鹽水炒去風濕酒拌炒○小便自利及無風濕而有前症者皆禁用

小便混濁病有不同或陰火熾盛於腸胃或熱邪鬱結於膀胱或腎水不足而腎氣不能化若以萆薢燥濕之劑投之則火愈烈而水益虧濁者愈濁矣惟腸胃中風濕內鬱而溺濁者服萆薢分清飲始效

土茯苓 一名土萆薢 一名仙遺糧 忌茶茗鐵器發物及牛羊雞鵝魚肉燒酒法麪房勞

甘淡入足陽明厥陰經氣分理濁分清去風除濕耑療

惡瘡癰腫解汞粉銀硃毒惡瘡即楊梅毒瘡

白歛 代赭石爲之使反烏頭

甘苦微寒殺火毒散結氣治陰腫帶下腸風痔漏瘰癧癰腫生肌止痛

得藜蘆爲末酒調敷癰腫 配白芨治金瘡出血

山豆根

苦寒入手太陰少陰經瀉實熱解痘毒清咽喉降心火療人馬急黃止腹痛下痢治諸瘡瘍解諸藥毒蛇犬蜘蛛傷者俱可搗敷

同橘皮治霍亂吐痢　同白藥子治喉風急症

齦腫齒痛搗汁含嚥

○虛火炎肺咽喉腫痛者禁用

黃藥子

苦平涼血降火消癭解毒治產後時疫熱狂

配紅花治血暈　配防巳治吐衄（風熱去血自止）

浸酒飲

白藥子

辛涼散血降火消痰治渴解毒吐天行熱病煆炭糯米

飲送治吐血不止

加樸消吹喉中熱塞

威靈仙　忌茶麪湯

苦温入太陽經兼達十二經絡宣五藏通經脈去腹中冷滯行胃中痰水治瘧疾祛腸風療折傷除癥積遍身風注痠疼痘後兩手腫痛惟此實爲要藥

配雞冠花治腸風瀉血　佐木瓜治腰脚病

佐川烏五靈脂治手足麻

佐補氣藥爲宣通氣道之助

合炙龜甲治臨產交骨不開

醋酒童便俱可炒用隨症製之其色深黑如黃若白者不堪用○氣虛血弱者禁用（疏藏府眞氣）

怪症手足指尖疼痛異常久則十指俱落此過服涼劑致四肢受火鬱之結而然用靈仙酒調敷內服清火利水之藥而愈病後十指流水不止者亦用此法治之

茜草　畏鼠姑制雄黃

苦涼入足厥陰經血分行血通經除黴毒癧乳癰

配黑豆炙甘草煮治血渴　配石榴皮治脫肛

佐烏梅生地治鼻衄不止　佐阿膠側柏療婦人敗血勿犯鉛鐵器酒炒行血童便炒止血○血虛吐衄泄瀉不食二者禁用

漢防巳　殷蘗爲之使畏萆薢女菀鹵鹹惡細辛殺雄黃消石毒

味苦辛寒足太陽本藥行十二經絡瀉下焦血分濕熱袪風水除溫瘧退癰腫療蟲瘡

得葵子通小便淋濇　配知柏去下焦濕腫

配桃仁治大便秘　佐膽草治脇痛

使胆星治熱痰　合威靈治肩臂痛

心與花大黄色者眞去風用木防巳治水用漢防巳酒洗同車前根蒸熟用○熱在上焦勿用防巳下焦藥氣分風熱小便不通　元氣虛弱二陰虛内熱　病後虛渴皆禁用

通草古名通脫木

甘淡微寒入手太陰足陽明經氣分瀉肺氣利陰竅下五淋通乳汁能使經絡流行營衛通暢以能開厥陰之關也

佐琥珀茯苓瀉火利水

○中寒者勿用

木通　古名通草

苦淡平入手厥陰手足太陽經氣分泄三焦之邪熱而歸小腸通九竅之血脈而利關節治水腫浮大療君火上炎催生下乳退喉痺去脾疸理鼻齆開耳聾散癰腫

配生地黃炙甘草竹葉治心熱尿赤

○腎氣虛　心氣弱　汗不徹　口舌燥　孕婦皆禁用

此藥昔所不用以其大泄心腎之氣素柒虛症或病久

氣血兩虧者用之元氣衰脫多無救藥

節

酒洗曬乾治痘後發癰

鈎藤鈎

甘苦微寒入手足厥陰經平肝風除心熱祛肝風而不燥小兒客忤瘛瘲大人頭旋目眩能通心胞於肝木風靜火息則諸症自除相火爲病者可用以爲使

得消石炙甘草治驚熱　得甘草治驚癎

配紫草發斑疹

純用鈎力大久煎力薄

絡石　杜仲牡丹爲之使畏貝母菖蒲惡鐵落殺殷蘗毒

苦溫入足厥陰經氣分强筋骨利關節療風熱癰腫

配射干山梔治毒氣攻喉

配參苓龍骨治白濁巳甚腎虛土邪干之謂之土淫如冬則土堅水清夏則土燥水濁也俾水火既濟源潔而流自清矣

貼石而生或生於墻葉如茶匙有尖葉圓葉功用相同

洗淨甘草湯浸曬乾用　絡木生者勿用

木蓮　一名木饅頭　一名薜荔

甘酸寒入手太陽足陽明經血分下乳消腫固精止血

得小茴香治陰癀囊腫　配茯苓豬苓治大腸脫下

配櫻皮炭粉草末治酒痢　入豬前蹄煮食通乳汁

揩去毛研細黃酒溫服治癰疽用四十九個

活血生用止血煅用

葉

搗汁和蜜飲數升治發背以渣敷之必愈

藤

搗汁塗白癜風癧瘍惡瘡疥癬

忍冬藤花一名金銀藤　伏硫制汞

甘平微寒入足陽明太陰經去風火除氣脹解熱痢消腫毒

得黄耆當歸甘草托癰疽　得粉草解熱毒下痢

研末調糖常服能稀痘　研爛拌酒敷瘡毒

煎取濃汁和温酒服治五種尸疰飛尸遊走皮膚洞穿藏府遁尸附骨入肉攻鑿血脈風尸淫躍四末不知痛之所在沉尸纏結藏府冲引心脇尸注舉身沉重精神錯雜

藤葉皆可用花尤佳酒煮服搗汁和酒飲亦可

人將癰毒半載前常口燥思飲水食過即饑宜先服淨銀花膏解之

天仙藤

苦溫入足太陰經氣分流氣活血治風勞心腹疼痛

配香附烏藥陳皮炙甘草等分爲末治妊婦水腫

配片子薑黃製半夏治痰注臂痛

同麻黃治傷寒發汗　同大黃墮胎氣

治濕氣薑汁炒行氣利水酒拌炒○氣血虛者禁用

草部 水草類七種

澤瀉　畏海蛤文蛤忌鐵

甘淡微鹹入足太陽少陰經氣分走膀胱開氣化之源通水道降肺金之氣去脬垢療尿血止淋瀝收陰汗消腫脹除濕痢凡痘瘡小便赤澁者用此爲宜

配白朮治支飲　配薇衘白朮治酒風

健脾生用或酒炒用滋陰利水鹽水炒○多服昏目腎虛者禁用

怪症口鼻中氣出盤旋不散凝如黑蓋過十日漸至胷肩與肉相連堅勝金石無由飲食多因瘧後得之用澤

瀉煎服三碗連服四五日自愈

小便不通用澤瀉之類利之豈知膀胱癃秘有不一而治者如肺氣虛虛則氣上逆逆則溺短而澁病在上焦氣分用茯苓澤瀉車前理水之上源則下便自利若火邪爍於肺金心火移於小腸而小水不利宜黄芩麥冬之品清之有膀胱本寒虛則爲熱病在下焦血分而溺水不通宜用知柏去膀胱之熱桂心開水道之竅有腎水虧而陰火下降尿管澁莖中痛者宜二地二冬滋陰補腎以利之再有宿垢結於大腸大便不通致小便不

行者但當通其大便則小水不治而自利澤瀉車前更爲不宜滲滲之劑寧容概施乎

蒲蒻一名蒲筍

甘寒去燥熱利小便止消渴和血脈療妊娠勞熱治胎動血崩

配粟米煮食治熱毒痢

蒲初生中心白者曰蒻可煮汁煎藥

蒲黃

甘平入手足厥陰經血分涼血活血散治一切血病心

腹諸痛兼除癥秘遺精止兒枕痛敷舌腫滿

得五靈脂治少腹諸病

配阿膠生地汁治口耳大衄急以帛緊兩乳止乃已

行血生用止血炒黑勿犯鐵器

水萍

辛寒入手太陰經發汗祛風利水治一切風熱腫毒風濕麻痺無名風疾及脚氣撲傷

佐犀角鈎藤治夾驚傷寒　佐四物黃芩治身體虛痒

入鯉魚腹内麻油酒煮治楊梅瘡初發

研爛入冰片少許貼眼上治胬肉攀睛

紫背者佳七月十五日采之揀淨以竹篩攤曬乾用取鮮者煮汁浴遍身風疾惡瘡燒烟辟蚊　發汗勝於麻黄○血虛膚燥服之血涸則死　氣虛風痛服之汗出不止　二者禁用

海藻　反甘草

苦鹹寒軟堅泄熱消癭瘤止癩疝辟鬼邪除浮腫去痰飲通淋閉

得甘草治瘰癧馬刀反者並用其功益烈

配殭蠶治蛇盤瘰癧

淡白酒洗去鹽水再用生烏豆紫背天葵同蒸曬乾用
用之不當令人瘦削

海帶
鹹寒治水病去風濕消癭瘤催產難

昆布
鹹寒軟堅破結利水消腫除癭疝去頑痰治癭瘤
配海藻治項下卒腫
洗淨用

草部石草類十種

石菖蒲　秦皮秦艽爲之使惡麻黄地膽忌飴糖羊肉鐵器

辛苦温入手少陰足厥陰經氣分宣五藏通九竅温腸胃治霍亂瘀濕痺愈瘡疥止心痛祛頭風辟鬼殺蟲皆其通氣之力也

灌生汁甦鬼擊　浴濃湯治温瘧

配白麵治肺虚吐血　配破故紙治赤白帶下

配蛇床搽陰汗濕痒　佐四君治下痢噤口

佐犀角地黄治神昏熱邪去則胞絡清

摻黑豶猪心蒸食治癲癇

生溪間者不可用種於瓦器中一寸九節者佳取鮮者洗淨去毛木器搗碎犯銅鐵令人吐逆治痢米泔浸蒸熟用治風桑枝同蒸通心氣蜜炒搗汁服解巴豆大戟毒

心喜散而惡塞亦喜斂而畏散石菖蒲實心藏所大忌也苟非確見心氣之結不宜輕用用亦不過爲諸藥之使五六分而止

石斛 卽金釵石斛

陸英爲之使畏殭蠶雷丸惡凝水石

巴豆

甘淡微寒入足太陰少陰兼入足陽明經清胃中浮火而攝元氣除胃中虛熱而止煩渴清中有補補中有清但力薄必須合生地奏功

配兔絲除冷痺精氣足也

佐生地厚腸胃濕熱去也虛寒者用之泄瀉不止

佐以川芎搐鼻治睫毛倒入

使以生薑煎服治陰濕餘瀝

光澤如金釵股短中實味甘者佳鹽水拌炒補腎兼清

腎火清胃火酒浸亦可熬膏更好○長而中虛味苦者爲木斛用之損人

釵斛

苦寒入足陽明太陰經胃火熾盛嘈雜善饑營中蘊熱煩悶多汗大有清解之功

骨碎補　一名猴薑　忌羊肉羊血蕓薹菜

辛苦温入足少陰經堅腎固齒治耳鳴久瀉瘻痺折傷去骨中毒風

佐六味煎服療齒痛　入猪腎煨食治久瀉

燒炭存性米飲或酒服治腸風失血
瓦鍋慢火炒黑爲末擦齒痛出血神效
去毛蜜拌蒸曬擦齒炒黑敷傷處粥調

石韋一名石皮　得菖蒲良滑石杏仁射干爲之使制丹砂礬石

甘苦微寒入足太陽兼入手太陰經通膀胱清肺火治淋瀝遺溺療癰疽發背

配檳榔薑湯治氣熱咳嗽　配滑石末治淋痛

去黃毛梗微炙治發背酒調服除煩熱羊脂炒○黃毛

射入肺令人欬不可療　眞陰虛者禁用

金星草一名七星草　製三黃砂汞礬石

苦寒凉血解熱通淋製藥毒

配乾薑治熱毒下痢　其星可敷腳膝爛瘡

○年老者禁用

景天一名愼火草　煅硃砂

苦酸寒有小毒入手少陰經解熱毒袪遊風治赤眼療

帶下

配鹽搗汁塗風疹　入醋搗塗丹毒

佛甲草 俗呼佛指甲

甘寒微毒貼湯火傷

配酒漿調敷瘡毒 已潰者勿用

石胡荽 一名鵞不食草 制砒石雄黃

辛溫入手太陰經氣分利九竅吐風痰除痰瘧散痧疹

順二便拔肢毒落瘜肉治金瘡

配川山甲歸尾搗敷一切腫毒

佐青黛川芎搐鼻治目中星障

酒拌蒸齊痘瘡酒煎噴除頭面外凡通身及衣帳噴之

辟惡除穢○氣虛胃弱者禁用

酢漿草即酸漿草　制砂汞硇礬砒石

酸寒入手陽明兼太陽經治淋帶解熱毒洗痔痛脫肛

塗湯火蛇蠍傷

配車前草汁沙糖通二便

草部　苔草類八種

苔衣即陟釐一名水苔

辛平消穀止瀉利水故也

得黃蘗治藏毒　搗汁治天行時病

怪症身上及頭面肌肉浮腫狀如蛇者用雨滴堦前磚上苔痕一錢水化塗蛇頭上即消

乾苔 即海苔 俗呼苔菜

鹹寒治癭瘤結氣止嘔吐心煩消茶積貼瘡毒

燒末吹鼻止衄血

船底苔

甘冷去邪熱調五藏解天行熱毒止五淋吐衄

生船底者名船苔手背腫湯浸搗敷

垣衣

酸冷入手少陰經主暴熱暴風口噤金瘡黄疸心煩

牆垣生者名垣衣止衂搗汁用敷湯火傷燒研油調用

屋游

甘寒入手足太陽經理水氣止消渴治皮熱寒熱往來

配鹽湯漱口治熱毒牙齦宣露

瓦上生者名屋游治衂新汲水送下

卷柏

辛平除五藏邪氣治陰中作痛收脫肛煖水藏療風眩

消癥瘕

配地榆治下血　配側柏治腸紅

在山生者名卷柏鹽水煮曬乾用

桑錢

卽桑樹上白蘚

苦平入足太陰手陽明經健脾濇腸止衄吐血腸風崩帶熱咳並宜用之

馬勃

辛平入手太陰經清肺金散血熱解頭毒治咽喉

佐鼠粘元參治溫毒發頤　拌沙糖井水治積熱吐血

生朽木上狀如肺肝色紫彈之粉出取粉用

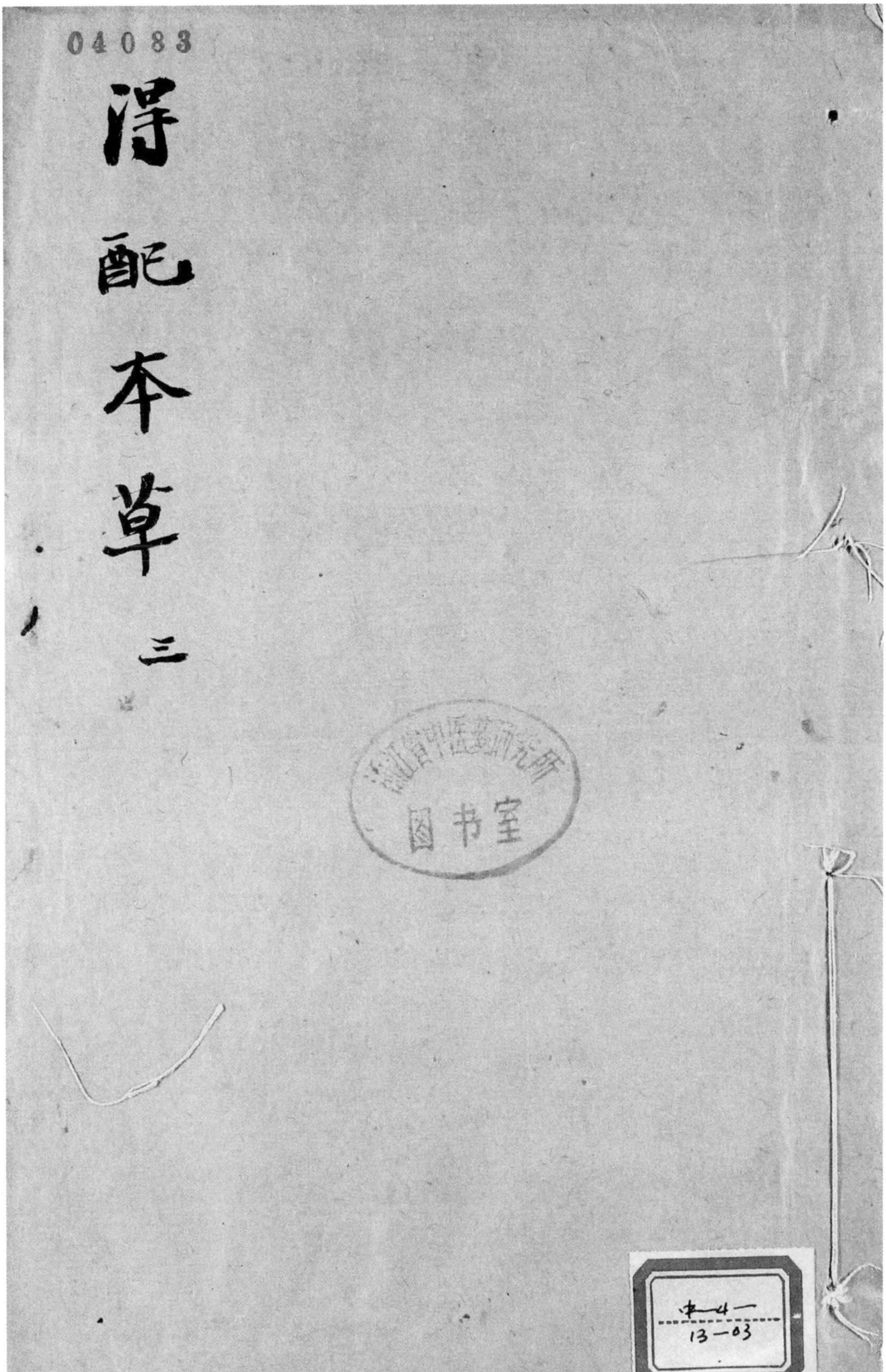
04083
得配本草
三
浙江省中医药研究所
图书室
中-4-一
13-03

盤珠集得配本草卷之五

澧寧施雯文澍
姚江西亭嚴潔青蓮仝纂著
輯菴洪煒霞城

穀部麻麥稻粟類十九種

芝麻即胡麻一名巨勝

甘平入足三陰經血分補精髓潤五藏通經絡滑肌膚

治尿血祛頭風敷諸毒不合并陰痒生瘡

得蔓荊治熱淋莖痛　得白蜜蒸餌治百病

配連翹治小兒瘰癧

嚼生脂麻綿包與兒咂之下胎毒

烏色者佳敷瘡生嚼滑痰生用逐風酒蒸入補蒸曬炒

食不生風病○精滑　脾滑　牙疼　口渴四者禁用

麻雖潤而偏致口燥

楷

淡寒點痣燒灰去惡肉

配豆腐治鹽哮

花

甘寒潤大腸身上生肉丁擦之卽愈

配苦參治瘡疥

油

甘微寒入手陽明經解天行熱毒凉血潤燥生肌止痛

得皮硝少許治小兒便秘　合白蜜治難產兼下死胎

生榨者良宜生用若煎服與火無異○多服困脾損聲

精滑者禁用

亞麻名鼈虱胡麻

甘微温入陽明經散風熱解濕毒

畏茯苓牡蠣白微

大麻仁 一名火麻

甘平滑利入足太陰兼手陽明經血分理女子經脈治汗多胃燥除裡結後重去皮膚頑痹能催生下乳

合蘇子研汁煮粥治虛風便秘

同紫菀杏仁煎服治大便不利肺氣潤便自利

以葱椒鹽豉入麻仁粥食之治風水腹大腰臍重痛

去殼研用○多食滑精痿陽發帶疾

怪症腸頭出寸許痛苦非常乾則自落又出又落名截腸宜於初起麻油浸之飲大麻仁汁數升而愈

小麥　畏漢椒蘿蔔

味甘微寒入手少陰足太陰經氣分養心補脾助五臟厚腸胃除煩渴咽燥止吐血漏血利小便收虛汗治心熱不眠陰虛骨蒸敷癰腫損傷

得通草治五淋　調海藻消癭瘤

麪炒研細以京墨汁或藕節汁調服止內損吐血

新麥性熱陳麥和平産北地者佳去皮即溫補虛養氣連皮用除煩熱炒研治瀉痢○新者勿用壅氣助濕熱也

浮小麥

甘涼除骨蒸虛熱止虛汗盜汗

水淘浮起者焙用

麩皮

甘涼入手陽明經除熱調中消穀止痢止痛散血落鬼胎

得牡蠣止產後虛汗

和醋炒熱熨走氣作痛並罯跌撲損傷

小粉

甘涼入手少陰經和五臟調經絡

得米醋熬膏攤紙中剪一孔貼癰腫未破者神效粉九炒黃色後入醋熬

最易滯膈宜合通氣藥用

隔年小粉愈久者愈佳

麥苗

辛寒入手少陰太陽經氣分解時疾除煩悶退膈熱去酒疸

麥奴

辛寒入手少陰經治陽毒溫毒熱渴狂煩及溫瘧

麥穗將熟上有黑黴者爲麥奴

大麥

石蜜爲之使

鹹平凉入足陽明經調中益氣凉血實胃滑肌膚除煩渴

配薑汁蜂蜜治卒患淋痛

開胃炒用

蕎麥

甘寒入足太陰陽明經降氣寬腸下沉積敷爛痘除瀉痢止帶濁

佐大黃通積血　佐小茴香治疝氣

調沙糖水治噤口痢疾　調雞子清治白濁帶下

同淡菜食治瘰癧

炒用○多食動風　脾胃虛寒者禁用　和豆腐雞猪羊肉黃魚食即患熱風落鬚眉

糯米

甘温入手足太陰經補脾胃固肺氣堅大便縮小便收自汗發痘瘡解芫青斑蝥毒

得石菖蒲牡蠣粉治小便太多或淋濁如脂膏

得黃蓍川芎治胎動不安下黃水　配蓮子墨汁治勞心吐血　配山藥調服治瀉痢　入猪肚煮食治虚勞　清水研服治吐逆不休　炒熟入藥不滯煮粥食解瘡毒○多食昏五藏緩筋骨發風氣生濕熱　素有痰熱風病及脾病不能轉輸食之最能發病成積　病人及小兒最宜忌之

米泔

甘涼止煩渴霍亂解毒食鴨肉不化者頓飲即消

粳米

甘平得天地中和之氣同造化生育之功和五臟通血脈壯筋骨長肌肉晚收色白者得金氣多性涼入肺清熱除煩解渴涼血利便

早米粉撲小兒初生無皮　粳米粉撲自汗不止

頻嚼白米臥時塗小兒甜瘡

粳有早中晚三收北粳涼南粳溫赤粳熱白粳涼新粳熱陳粳涼凡人嗜生米久成米瘕治之以雞屎白

○不可和蒼耳食令人卒心痛急燒倉米灰和蜜漿服之不爾即死

陳米　即陳倉米

甘淡寬中調胃消食止瀉利溲去濕熱解口渴

配麥芽黃連治暑月吐瀉

配赤石脂乾薑煮熟取汁治魚腦痢

陳倉米三升水一斗煮汁澄清飲治霍亂大渴重症

秫米　即糯米蒸黃者

甘酸微溫入手太陰經氣分治肺瘧及陽盛陰虛夜不得眠及食鵝鴨成瘕妊娠下黃汁去寒熱利大腸

拌沙糖治久痢　煮鯽魚治赤痢加葱更好

杉木水調米粉敷漆瘡

炒用入藥不滯○氣滯者禁用

高粱 即蜀黍一名蘆粟

甘澁溫調中益氣澁腸胃止霍亂

根

煮汁服利小便止喘滿燒灰酒服治產難有效

薏苡仁 俗呼米仁

甘淡微寒入足陽明手太陰經氣分除筋骨中邪氣不仁筋受寒則急熱則縮濕則弛寒熱皆因於濕也利腸胃消水腫合郁李仁更效治肺

痿肺癰開心氣拌治脚氣筋急拘攣（陽明主潤宗筋宗筋主束骨而利機關陽明虛則宗筋縱弛）利小便熱淋殺蚘墮胎

配附子治周痺　配桔梗治牙齒䘌痛

配麻黃杏仁甘草治風濕周痺

佐敗醬化膿爲水　蘸熟猪肺治肺損咯血

微炒用治疝氣引藥下行鹽水煮或用壁土炒治瀉痢

糯米拌炒治肺癰利二便生用○腎水不足　脾陰不足　氣虛下陷○　妊婦四者禁用

御米　即罌子粟

甘平治瀉痢逐邪熱潤燥解毒療反胃噎食祛胸中痰滯

多食利二便動膀胱氣

殼即罌粟殼　得醋烏梅橘皮良

酸濇微寒入足少陰經止久嗽久痢固脫肛濇遺精止心腹筋骨諸痛

得烏梅爲末治久嗽自汗　得大棗烏梅治水瀉不止

得陳皮烏梅治熱痢便血　配厚樸治久痢不止忌生冷

配檳榔爲末治小兒赤白痢赤痢蜜服白痢沙糖服忌口

去筋膜蜜炙醋炒俱可用加烏梅合用乃爲得法○濕熱瀉痢痰嗽凡初起者禁用

阿芙蓉 一名阿片 俗呼鴉片 忌醋

酸濇溫微毒入足少陰經濇精固腸

配香連丸治久痢不止

即罌粟花津液其結青苞時午後以針刺外面青皮勿損裡面硬皮或三五處次早津出竹刀刮取陰乾用

穀部 豆類七種

黑大豆 得前胡杏仁牡蠣烏喙諸膽汁石蜜良惡五參

龍膽忌萆麻子厚樸並忌食豬肉

甘寒入足少陰經補腎鎮心調中下氣去風活血治水

消脹治陰毒腸腸疼痛如打搗敷一切腫毒解百毒

得甘草解百毒

配赤小豆綠豆末醋調塗痘後毒

佐花粉治腎渴　煮黃酒治便血

拌牛胆療目暗

生平炒食熱煎食寒作豉冷去皮炒熱酒沃之飲其汁

活血炒炭酒淋服○氣不順者禁用

小者名馬料豆鹽水煮清水下尤能補腎

大豆黄卷　得前胡杏仁牡蠣天雄鼠屎石蜜諸胆汁良

惡海藻龍膽五參

甘平入足少陰經氣分除胃熱療濕痺

配大黄橘皮青葱治水腫喘急

壬癸日以井華水浸黑大豆候生芽五寸陰乾用

黑殼

研末調香油數皮瘡

赤小豆

甘酸入手少陰太陽經行水散血消腫排膿通乳汁下胞衣

得鯉魚治脚氣　得通草下心氣

得杏仁泄肉裡濕熱　配雞子白敷瘡後癰毒

配苧根末治癰疽神效　佐桑皮去水腫

合黃蠟治水穀積痢

○多服洩津液令人枯燥

綠豆　反榧子殼忌同鯉魚鮓食

甘寒入手少陰足陽明經氣分解熱毒除煩渴利小便

厚腸胃，消腫脹，散風火，能調和五藏，行十二經脈，解一切藥草、牛馬、金石諸毒。

得大麻仁，治血痢。配赤小豆，解瘡毒。

連皮用。

粉

敷癰腫，消丹毒。

配乳香三分之一，燈心研勻，生甘草湯常下一錢，治瘡毒內攻。

撲爛瘡，治損傷。炒紫色，水調敷。

芽

甘平解酒毒利三焦花解酒毒更效

皮

甘寒解熱毒退目翳

配甘菊穀精粟泔柿餅煮乾單食柿餅每日三服治痘後目翳半月而愈

豇豆

甘平入足太陰少陰經氣分調營衛療虛瀉

得鹽少許補腎氣

脾氣虛者炒用○氣滯便結者禁用

白藊豆

甘淡入足太陰經氣分調和脾胃通利三焦化清降濁消暑除濕治霍亂療嘔逆止泄瀉解消渴

配花粉治消渴飲水　配龍芽療腸風下血

配香薷治寒熱吐瀉　合綠豆解熱毒痢

炒研用恐氣滯同陳皮炒治吐瀉醋製止濕火吐血炒炭

單食多食壅氣傷脾

花

米飲調末治赤白帶下

入鹽少許療血崩不止

葉

搗汁治霍亂吐瀉轉筋罨蛇咬毒

刀豆

甘平溫中下氣利腸胃治呃逆燒炭止吐血

穀部造釀類十三種

淡豆豉　得醋良

苦寒入手太陰經調中下氣發汗解肌治傷寒溫瘧時行熱病寒熱頭痛煩躁滿悶發斑嘔逆懊憹不眠及血痢腹痛

得薤白治痢疾　配葱白煎發汗肘後用代麻黃湯

配生梔子探吐煩悶　佐杏仁開膈氣

○傷寒時症宜下不宜汗者禁用

怪症肉出如錐痛痒非常不能飲食此血壅也不速治潰膿不已服豆豉湯則愈外用赤葱皮燒灰淋洗

蒸餅

甘平消食化滯益氣養脾和血止汗利三焦通水道

得御米殼白蜜共炒爲末蜜丸治下痢腹痛

炒用

小麥麴

甘平調中下氣消食開胃通膈氣消痰逆除煩破結下

鬼胎

炒用

六神麯

甘辛溫入足陽明經調中和胃化水穀消積滯治痰逆

霍亂腹痛泄痢脹滿癥結及産後回乳

得吳萸治暴泄不止

○孕婦忌用

造麯法五月五日或六月六日或三伏日以白麪百觔青蒿蒼耳野蓼各取自然汁三升杏仁搗泥赤小豆爲末各三升以配白虎青龍朱雀元武勾陳螣蛇六神通和作餅麻葉或楮葉包罯如造醬黃法待生黃衣曬收之陳久者良炒黃研用

紅麯

甘溫入足陽明太陰經血分消食活血治赤白痢
配香附乳香末治心腹痛　入六一散治濕熱痢
煎黃酒服治血氣痛　煎童便服治怒傷吐血

穀芽

甘溫入足陽明太陰經快脾開胃消食下氣溫中化積
爲健脾溫中之聖藥

麥芽

鹹溫入足陽明經除痰飲化癥結消一切米麥果積治
婦人乳秘成癰

得川椒乾薑治穀勞嗜卧

炒黑用〇多服傷腎氣　孕婦禁用

飴糖

甘溫入足太陰經補中益氣健脾化痰潤肺止嗽治咽痛止吐血解附子草烏頭毒

〇中滿吐逆牙疳及腎病者忌用

醋　一名苦酒　制四黃丹砂胆礬常山

酸苦溫入足厥陰經散水下氣散瘀解毒塗消癰腫療心腹痛

磨青木香治卒心痛　磨南星敷癰瘻
調生大黄塗腫毒　調釜底墨敷舌腫脹
調雄黄塗蛇嚙　漬川黄柏含漱口瘡
○感冒外邪及脾病　手足屈伸不便者禁用　服茯
苓丹參者忌之
怪症渾身虱出數升血肉俱壞痛癢異常但吃冷水號
哭不止身齒皆黑舌尖流血不已此濕熱傷於脾腎也
用鹽醋常服之自除
酒　即米酒　畏枳椇葛花赤豆花綠豆粉忌諸甜物及乳

同食

辛甘大熱行十二經絡通血脈利筋骨溫腸胃潤皮膚引藥勢上行少飲則和血行氣壯神禦寒辟邪逐穢過飲則傷神耗血損胃爍精

配生地汁治産後血秘

怪症飲酒不醉片刻不飲即叫號不已弗與飲食取辣酒一罎就病人口邊打開酒罎使酒氣冲入病人口中病者欲飲切不可與須臾吐出一物直下罎底用紙封好火煨酒乾一半開視之如豬肝四面有孔棄之江中

燒酒

辛甘大熱開鬱消積通膈除痰祛寒截瘧殺蟲敺瘴辟邪逐穢治水泄止冷痛滴耳中積垢結塊半時辰即可鉗出

得飛鹽治冷氣心痛

和井水治吐逆不止

和猪脂香油蜂蜜治寒痰咳嗽

〇同薑蒜食生痔綠豆粉可解其毒

黃酒燒酒俱可治病但最能發濕中之熱若貪飲太過相火上炎肺因火而痰嗽脾因火而困怠胃因火而嘔吐心因火而昏狂肝因火而善怒胆因火而發黃腎因

火而精枯大腸因火而濕痢甚則失明消渴嘔血痰喘肺痿癆瘵反胃噎隔鼓脹痞癖癰疽痔漏流禍不小可不慎歟

老酒糟

甘辛溫中消食除冷殺腥罨跌傷行瘀血敷蛇咬諸毒

米皮糠 卽米粃

甘平入手足陽明經蜜丸服通腸開胃下氣磨積

菜部 葷辛類十四種

韭菜

辛溫入足厥陰經血中行氣入足少陰經壯陽助腎能散瘀血逐停痰寬胸膈治反胃開中風失音消中惡腹脹止遺精白濁除胸腹痃癖

得桔梗治血留胃脘作痛（右脈濇關脈沉）

得鼠糞爲引解至陰燥熱　得鹽少許搗罨蛇犬傷

配半夏治胃痺刺痛　和五苓散治腎氣攻心

和薑汁治產怒嘔綠水　和童便止經脈逆行

佐猳鼠治陰陽易病

生行血熱補中根汁下瘀血治噎膈用鹽醋拌治下痢

葉煮鯽魚食○同牛肉食生寸白蟲　同蜜食殺人
病後食多困　酒後食昏神　久食多食兩目不明
怪症發熱有光以手近之如猛火燒灸用韭汁一搽杯
和酒下連進數服吐如蛇狀即愈

韭黃
未出土者多滯氣以其抑鬱不伸也食之傷人心氣
治牙蟲燒烟熏

韭子　伏乳香石鍾乳
辛溫入足厥陰經補肝及命門除鬼交止洩精溺血及

遺尿帶濁筋攣膝冷

得龍骨桑螵蛸治漏精

配破故紙治強中玉莖強硬不痿精流不住時時如針刺捏之則痛病名強中

揀淨蒸熟曬乾去黑皮炒用治帶濁醋炒酒下○腎火盛而遺精者禁

葱莖白　忌食蜜

辛平温入手太陰足陽明經氣分通陽氣而達表行經絡而散寒治面目浮腫心腹急痛其根發汗無微不達

得紫蘇通血壅　得鬱金治溺血

得川芎治胎漏鎗心下血　得乳香搗塗陰囊腫痛

配大棗治霍亂煩躁

配淡豆豉生薑鹽擫臍治大小便閉

合鉛粉止蚘蟲心痛　入粳米粥治赤白痢疾

和蜜搗敷疔瘡惡腫　煎生薑飲治妊人傷寒

葱管吹鹽入玉莖內治小便不通及轉脬危急

青熱白冷連鬚用脚氣賁豚連鬚煎服脫陽厥逆炒熨

臍間跌撲金瘡炒熱搗爛乘熱塗之冷即再易瘡疥水

腫煎葉頻洗○虛氣上升者禁用　服地黃常山人忌

食葱

怪症面上及遍體生瘡光彩如貓眼絶無膿血痛癢非常飲食減少名曰寒瘡多將葱韭犿雞魚肉食之自愈

薤

辛苦温滑入手陽明經調中助陽散血生肌泄大腸氣滯消風寒水腫

配瓜蔞治胸痺作痛加白酒更好

配當歸治胎動冷痛　佐川柏治赤痢不止

和羊腎灺治産後諸痢

○與牛肉同食成瘕

葫　一名大蒜

辛溫有毒入足太陰陽明經通五藏達諸竅破冷氣去風濕除邪惡化癥瘕消水腫制陰毒

得川連治腸風下血（煨熟搗丸）　配平胃散治噎氣

配淡豆豉蒸餅搗丸治小兒氣淋

合黃丹治瘧痢（煨熟搗丸）　合乳香治腹痛（煨熟搗丸）

蘸鯽魚食治膈氣　搗田蠃貼臍治水腫

搗膏貼足心能引熱下行治乾濕霍亂吐血衄血腦漏

鼻淵泄瀉暴痢脚肚轉筋

獨頭者尤佳中暑和地漿搗服灸瘡切片上加艾灸之消癰和麻油調敷○多食傷脾肺耗肝血損目昏神內有痰火　服補藥者禁用　同蜜食殺人

怪症眉毛動搖目不能交睫喚之不應但能飲食經日不愈用蒜三兩取汁酒下

蕓薹 一名油菜　伏蓬砂

辛溫入手太陰經破血散結治游風丹腫產後血風乳吹乳癰

配蔓青根雞子清貼風熱腫毒
和蜜治血痢腹痛
搗汁調大黃芒消生鐵衣塗天火熱瘡初起似痲漸如水泡似火燒瘡赤色急速能殺人
酒拌蒸治風醋拌蒸治血○陽氣虛腰脚痼疾者禁用

子

辛溫行血破氣消腫散結止夢泄治鬼疰及一切赤丹熱腫血痔金瘡産難產後心腹諸疾

配當歸桂心赤芍藥等分酒服治產後心腹諸痛
配炙甘草治藏毒子生用
配生地薑酒童便治產後血逆
治產難歌黃金花結粟米實細研酒下十五粒靈丹功
效妙如神難產之時能救急
或童便煮或酒蒸或炒用○血虛者禁用

芥菜

辛溫入手太陰經利膈開胃通肺豁痰能除腎經邪氣
○多食昏眼發瘡　同鯽魚食發水腫

子

辛熱入手太陰經利九竅通經絡溫中散寒下氣豁痰

治嘔吐欬嗽麻痺癰腫及婦人經閉

研末水調塗頂顖止衄血　調豬膽塗癰毒腫痛

搗汁曬濃擦小兒唇緊　搗生薑塗撲損瘀血

炒用○多食動火昏目泄氣傷精　陰虛火盛　氣虛

久嗽者禁用

怪症手足指甲忽生倒肉刺痛不可忍此濕氣結於脾

土也煮芥菜常食之

白芥子

辛温入手太陰經氣分通經絡散水飲除瘧癖治喘嗽痰在脇下皮裏膜外非此不達

炒研蒸餅丸治腹中冷氣

生研水調貼足心引毒歸下令痘疹不入目

○肺氣虛 胃中熱者禁用

蘿蔔 即萊菔根 伏硇砂

辛甘冷入手足太陰陽明少陽經祛邪熱寬胸膈制酒麵毒消豆腐積治喉痺口瘡偏正頭痛肺痿失音咳嗽

吐衄痰癖食積噤口痢疾大腸脫肛小便淋濁及湯泡火灼跌撲損傷

搗取自然汁或和薑汁或和白蜜服或生搗敷署○氣陷血少者禁用　服何首烏地黃諸補藥者忌之

子卽萊菔子

辛甘平生升熟降升則吐痰涎散風寒發瘡疹降則化食除脹下氣消痰有推墻倒壁之功利二便除氣痛

配牙皂煎服吐中風口噤　配杏仁治久嗽

和水生研汁服吐風痰　和醋研敷腫毒

○虛弱者禁用 服補藥者忌之

生薑 秦椒爲之使惡黄芩黄連天鼠糞殺半夏南星莨菪毒

辛溫入手太陰足陽明經氣分祛寒發表解鬱調中開寒痰止嘔噦（薑爲嘔家聖藥）去穢惡通神明

得梓皮泄肌表濕熱 配大棗和營衛

佐杏仁下胸膈冷氣 佐半夏治心痞嘔噦

和梨汁竹瀝能橫行散結 和雨茶治下痢

入二陳四君止嘔吐水瀉 合葱白發表邪

搗汁和童便治五中卒暴乾霍亂五中者中風中氣中暑中毒中惡

生薑葱頭萊菔子共研炒熱絹包罨胸脹處分兩包冷則輪換罨治虛人結胷汗出而愈

生用發散熟用和中搗汁通竅開隔豁痰救卒暴治水腫用皮止嘔瀉煨用血症炒炭○多食令人寒熱

怪症毛竅出血不止皮脹如鼓須臾目鼻口被氣脹合此名脈溢急飲生薑汁幷水各二栝自愈不愈再服

又產時用力太過育膜受傷出有肉線一條長數尺痛苦欲絕先服失笑散用生薑三觔搗碎拌麻油二觔炒

至油盡用熟絹五尺摺作數疊將線輕輕盛起屈曲一團納入水道再用絹袋兜薑縛在肉綫下熏之薑冷熨斗熨熱使受薑氣如薑氣已過再用前法再熨治之四五日內線必然收入若肉線一斷無可救藥矣

乾生薑

辛溫入手太陰經氣分治嗽溫中治脹滿霍亂腹痛冷痢血閉病人虛而冷宜加之

乾薑　畏惡反使與生薑同

辛熱入手少陰足太陰經氣分生則逐寒邪而發散熟

則除胃冷而守中，開臟腑，通肢節，逐沉寒，散結氣，治停痰宿食，嘔吐瀉痢，霍亂轉筋，寒濕諸痛，痞滿癥積，陰寒諸毒，撲損瘀血。

得北味，攝膀胱之氣。配良薑，溫脾以袪瘧。佐人參，助陽以復陰。合附子，回腎中之陽。

母薑去皮曬乾者爲乾薑，白淨結實者良。均薑凡入藥並宜炮用。入止瀉藥煨用，入溫中藥泡用，入止血藥炒炭用。○孕婦服之，令胎內消。氣虛者服之，傷元。陰虛內熱多汗者禁用。

服乾薑以治中者必僭上宜大棗補之甘草緩之

炮薑 即乾薑水淨炙黃者

辛苦熱入足太陰經血分守而不走燥脾胃之寒濕除臍腹之寒痞煖心氣溫肝經 心本熱肝本溫虛則寒冷 能去惡生新使陽生陰長故吐衂下血有陰無陽者宜之

佐當歸治血痢 中氣溫血自歸經 入四物治產熱 木土得養而熱退

止血炒炭　忌用同乾薑

痢亦有因熱而下血者產後多因血虛而生熱者若概用炮薑治之益增內熱而血不止愈爍其陰而熱更甚

急宜涼補養其血以去其熱炮薑非所治也

蒿菜

辛溫入足陽明經利腸胃通血脈除膈中臭氣

○泄瀉者禁用

水芹

甘平去熱除煩養精保血退急黃利二便女子赤白帶下男子尿血淋痛

芹有赤白二種赤芹害人不可食

蛇喜嗜芹春夏之交遺精於此恐誤食中毒

茴香俗呼八角茴香

辛甘溫入手足少陰太陽經氣分補命門煖丹田開胃下食調中止嘔治膀胱冷氣㿗疝陰疼胸腹冷痛霍亂脹悶乾濕脚氣

得枳殼麩炒研末鹽酒調服治脇下刺痛

得杏仁葱白治疝氣　配荔枝核治小腸氣墜

配川楝子等分爲末酒服治腎消飲水小便如膏油

鹽水炒或酒炒○多食損目發瘡

小茴香

辛平入足少陰經運脾開胃理氣消食治霍亂嘔逆腹冷氣脹悶挫腰疼

炒研用○肺胃有熱及熱毒盛者禁用

菜部柔滑類十三種

菠菜即菠薐　制砒汞伏雌黃硫黃

甘冷滑入手太陽陽明經通腸胃利藏府行血脈解酒毒下氣調中止渴潤燥

得雞內金治消渴

○多食令人脚軟　腹冷者禁食

菾菜　一名莙薘菜

甘苦大寒滑通心膈利五藏解時熱毒痢

薺菜

甘涼入足厥陰經利肝益胃和中明目

治痢燒炭用

根

配葶藶等分爲末蜜丸陳皮湯下治腫滿腹大

蘩縷　一名鵞腸菜

甘微鹹破血下乳治積年瘡痔

燒焦搗和蚯蚓糞敷陰瘡潰爛痛不可忍禁酒麵五辛熱食

五月五日採陰乾用

莧菜

甘冷痢入手太陽陽明經除熱通竅滑胎逐瘀

配粳米治產後痢紫者利氣更好　煎湯洗漆瘡

紅者入血分紫者入氣分

子

甘寒入足厥陰經治肝風客熱療翳目黑花利二便殺

蚘蟲

馬齒莧

酸寒入手太陽陽明經散血解毒去風殺蟲利大便退寒熱治疳痢㾬虛汗

得五加皮蒼术治筋骨痛

汁和雞子白煎服治赤白帶下

搗汁能利惡物搗敷火丹惡瘡和石灰三分之二搗敷疔瘡○脾胃不實　血虛氣浮者禁用

蒲公英一名黃花地丁

辛苦微寒入足太陰陽明經解食毒散滯氣化熱毒消

疔腫治淋通乳敷諸瘡塗狐刺諸蟲精汁遺諸物上乾久有毒人手觸之成疾名狐尿刺慘痛不眠取厚汁塗之即愈

同忍冬藤煎湯入少酒服治乳癰

擣汁和酒服

芋艿

辛平滑寬腸胃充肌膚破宿血去死肌

薯蕷一名山藥

紫芝爲之使惡甘遂

甘平入手足太陰經血分兼入足少陰經氣分補脾陰

調肺氣治虛熱乾欬遺精泄瀉遊風眼眩驚悸健忘生

者搗傳瘡毒能消癰硬合蓖麻子更效

得兔絲子止遺泄　配人參補肺氣

佐羊肉補脾陰　佐熟地固腎水

合米仁治泄瀉

入補脾藥微炒入補肺藥乳拌蒸治陰火生肺恐氣滯

佐以陳皮力薄須倍用

陰虛火動者久必脾氣衰敗泄瀉不止用白朮米仁以燥土腎水益致乾涸惟此同芡實蓮子以實之則補土不妨於水乃爲善治

零餘子　即山藥藤上所結之子

甘平入足少陰經補虛損強腰脊益腎水

百合

甘苦平入手太陰兼手少陰經潤肺寧心清熱止嗽利二便除浮腫療虛痞退寒熱定驚悸止涕淚治傷寒百合病　行住坐臥不定如有鬼神狀

得川貝母降肺氣　配款冬花治痰血

白花者入藥鮮者可煎可煮乾者作粉食最益人○腸滑者禁用　多服傷脾氣　中氣寒則下陷

白菜

利二便止熱嗽敷丹腫

竹筍

甘寒入手陽明經利膈下氣消熱痰通二便

煎湯煮藥○脾胃弱者不宜食　同羊肝食令人目盲

菜部蓏菜類四種

茄

甘寒散血消腫

老裂者燒灰敷乳頭裂　醋摩敷腫毒

經霜者連蒂燒存性爲末酒服治腸風下血

糟茄或醬茄細嚼咽汁療喉痺腫痛

隔年糟茄燒灰擦牙齒痛

蒂

燒灰治口瘡

鮮蒂蘸硫黃末擦癜風白癜用白茄蒂紫癜用紫茄蒂

冬瓜

甘微寒入手太陽陽明經除心胸滿去頭面熱利大小

便壓丹石毒貼癰腫摩痱子
用赤小豆塡滿瓜中糯穀糠煨乾爲末糊丸冬瓜湯下
每日三服可治水腫
○久病陰虛者忌用　九月不可食令人反胃

子

甘平入足厥陰經除煩明目治腸癰去皮風
○中寒者禁用

越瓜　一名稍瓜

甘寒解酒毒去煩熱利小水止消渴

○能發冷痢小兒禁食

絲瓜

甘平冷入手太陰經凉血解毒化痰消腫治腸風療崩漏通藏府脉絡利大小腸閉

得燈心葱白治小兒浮腫　得槐花燒研治下血危篤

配椶櫚炭治血崩不止　配五倍子搽玉莖瘡痛

入凉血藥治吐衄不止

經霜雪者煅炭存性治痘後毒氣能治吐血不止

子

通經絡解熱毒搗汁入穀道導大便不通捷如響應
佐蘆根桃仁治癰腫肺癰
○脾虛者禁用恐致泄瀉

藤根
解熱毒止久痢治腦漏殺三蟲
配川椒燈心煎湯漱口治牙宣露痛
經霜雪者更良

菜部　水菜類五種

菰　即茭白

解熱除煩利小便清胃熱取汁飲燒炭調雞子清敷腫毒

紫菜

甘寒消痰軟堅治咽喉熱氣煩塞

多食腹痛吐沫飲熱醋少許即消

石花菜

甘鹹大寒性滑去上焦浮熱

煎汁凝服○多食發下部虛寒

鹿角菜

甘大寒性滑治骨蒸勞熱解麵熱

洗去泥砂○多食久食發瘡疾損腰腎

海粉

鹹寒行肝腎二經散癭瘤解熱毒

菜部　芝栭類四種

木耳

甘平有小毒

得髮灰治崩中　得木賊治冷淚

炒見烟爲度

香蕈

甘平醒脾益氣破血去風

蘑菰蕈

甘寒益腸胃化痰理氣

地耳

甘寒明目益氣久服令人有子

中華醫藏

第三編

叢書卷

盤珠集

2

(清)嚴潔 施雯 洪煒 纂撰

《中華醫藏》編委會 編
江凌圳 主編

國家圖書館出版社

第二册目録

（清）嚴潔 施雯 洪煒 纂輯

盤珠集十八卷（二）

清嘉慶九年（1804）小眉山館木活字本

盤珠集得配本草卷之六

濟寧施雯文澍
姚江西亭嚴潔青蓮仝纂著
輯菴洪煒霞城

果部五果類十六種

李根白皮

甘大寒。止消渴，心煩，解暴熱丹毒，治奔豚氣，療赤白痢。

杏仁　得火良。畏蘘草。惡黃芩、黃蓍、葛根。

甘苦溫入手太陰經氣分瀉肺降氣行痰散結潤燥解肌消食積通大便解錫毒殺狗毒逐奔豚殺蟲蚘

得陳皮治便閉　配天冬潤心肺

佐柹餅治咯血　合紫菀利小便（開水中之氣以解結）

湯浸去皮尖炒黃或麩炒研用發散連皮尖研用

雙仁者有毒不可用○肺虛而咳　虛火炎肺二者禁用

怪症舌尖穿斷血出不止先以米醋刷斷處其血立止仍用蒲黃杏仁再加月石少許爲末蜜調含化

巴旦杏仁

甘平溫止咳下氣消心腹逆悶

○虛嗽者禁用

白梅 名鹽梅霜梅

酸鹹平治瀉痢煩渴療霍亂嘔吐

配輕粉香油塗癰疽

配生礬末爲丸含嚥治喉痺乳蛾

同皂角燒炭敷發背 發熱茶清調 不發熱醋調

取大青梅以鹽汁漬之日曬夜漬十日成矣久乃上

霜　大青梅以鹽汁漬之日曬夜漬十日成矣久乃上霜

梅葉　皂角燒灰敷發背　不發熱醋調　發熱茶清調

酸平治休息痢及霍亂煎濃汁飲之夏衣生黴點煎湯洗之即去　油垢蓬蓆宜

配櫻櫚炭治月水不止　療霍亂嘔吐

梅花　各鹽梅霜梅

甘酸平發痘解毒

烏梅　平忌豬肉　不氣消心脹逆悶

酸濇溫入手足太陰經氣分兼入足厥陰經血分斂肺

澀腸生津止渴治久嗽瀉痢反胃噎膈虛勞骨蒸霍亂勞瘧蚘厥吐利止血涌痰醒酒殺蟲去黑痣蝕惡肉解魚毒硫黃毒

得川連治赤痢腸痛　配建茶乾薑治休息痢

佐麥冬治產後痢渴　入補脾藥止久洩虛脫

湯浸去核搗丸如棗大納入穀道導大便不通

去核煅炭敷瘡蝕惡肉立效其核中仁能清婦人子藏風氣積滯○病宜發散　瘧痢初起者禁用

怪症下頦忽落用烏梅口啣一枚外用南星末薑汁調

塗兩頰一夜即上

桃梟 即桃實着樹經冬不落者又名桃奴

苦微溫有小毒殺鬼精療中惡破伏梁止邪瘧

炒炭米飲下治吐血

酒拌蒸去核焙乾用

桃仁 香附爲之使

甘苦平入手足厥陰經血分去滯生新緩肝潤燥治血結畜血瘀血癥瘕血滯風痹血痢經閉熱入血室產後血病心腹諸痛辟鬼疰殺三蟲潤大便止瘧疾

配元胡川楝子治肝厥胃痛
入小柴胡湯治熱入血室
行血連皮尖生用潤燥活血浸去皮尖炒用或麩皮同
炒研用　雙仁者有毒不可用○一切血虛致經閉便
閉等症俱禁用

桃花

苦平入足陽明經散滯血破石淋逐痰飲療積痛殺三
蟲化痘毒痘出二三日焦紫及丹者此可治之
得溫酒治痰飲宿水及脚氣腫痛

和麵服下燥糞　搗猪脂數臟瘻

清晨帶露摘取飯上蒸熟焙乾用或揀淨以絹袋盛懸簷下令乾用　千葉者令人鼻衂不止不可用○多用則瀉

桃膠

苦平和血益氣治下痢止痛

配通草石膏治血淋作痛

配沉香蒲黃治產後下痢亦治血痢腹痛

和水熬成膏酒化服治痘靨發搐

樹汁溢出成膠以桑灰湯浸過曬乾用如服食當依法修鍊

桃葉

苦辛一切瘡蟲尸蟲諸蟲入耳蟲蝕陰戶裹葉塞之自除

采嫩者名桃心入藥尤勝

桃枝

酒煎飲治卒心痛煮湯浴不染天行疫癘

桃蠹 即樹中蛀蟲

殺鬼惡

桃樹根白皮

治齒䘌

栗子

鹹溫入足太陰少陰經氣分厚腸胃健腰足生嚼塗筋骨斷碎腫痛及金刃傷小兒口瘡

或風乾或火煨用○多食滯脾戀膈　風濕病者禁用

栗楔

鹹平入足少陰經氣分大有補腎之功治筋骨風痛占

血尤效
一毬三顆其中扁者栗楔也
毛毬即栗外刺包
煮汁洗火丹毒腫燒灰敷亦效
黑殼
煮汁飲止反胃消渴並止瀉血
大棗
忌與葱同食
甘温入足太陰經血分補中益氣生津液和百藥益五藏潤心肺調營衛殺烏頭附子天雄毒

得生薑和營衛

佐小麥、炙甘草治臟躁悲泣

治卒心痛訣云：一個烏梅二個棗，七枚杏仁一處搗，男酒女醋送下之，不害心疼直到老

入藥須用青州及晉地曬乾大棗爲良，亦有用膠棗之肥大者，蒸熟者爲膠棗，去核蒸熟治脾虛作脹。○多服生蟲，損齒，壅脾作脹。生者更不宜食。齒病、疳病、蟲病、風疾、痰熱、中滿，皆禁用。

紅棗

功用與大棗相倣差不及爾

果部 山果類二十五種

梨

甘微酸寒潤心肺利二便治煩渴除痰嗽祛賊風解酒毒

配母丁香治反胃 將丁香入梨内紙包煨熟去丁香食之

配小黑豆治痰喘　和白蜜薑汁治痰嗽

和氷搗取汁入粳米煮粥治小兒心臟風熱昏躁

取汁以綿裹黃連浸汁頻點熱眼

生用消六腑之熱熟用滋五之陰實火生用虛火蒸熟用湯火傷搗爛敷之　梨與萊菔相間收藏則不爛

○乳婦血虛脾虛泄瀉二者禁用

棠梨枝葉

酸甘濇寒治霍亂吐瀉轉筋腹痛同木瓜煎汁細呷之

海棠子

酸甘平止瀉痢

木瓜

酸濇溫入手足太陰兼足厥陰經血分和胃理脾伐肝

歛肺喘治筋病能療暑濕血為熱迫筋轉而痛氣為濕滯筋緩而軟木瓜凉血收脫故可並治

得桑葉治霍亂腹痛　配檳榔治脚氣衝心

配杜仲酒治久痢木瓜醒筋骨之濕杜仲合筋骨之離用以收之痢疾自止

佐生地加乳没治頸強筋急肝腎受邪也

和青鹽甘菊艾葺治腎臟虚冷氣攻腹脇脹滿疼痛

調鱓魚涎貼反花痔瘡

宣州陳久者良勿犯鐵器以銅刀切片

○多食損齒及骨病癃閉　血虚脚軟者禁用

枝葉

酸濇温治熱痢

山楂一名棠梂子一名山裏果

酸甘微温入足太陰陽明經消積散瘀破氣化痰理瘡瘍除兒枕瘵疝氣發痘疹

得紫草煎酒調服發痘疹　得茴香治偏墜疝氣

配鹿茸治老人腰痛　入艾湯調服治腸風下血

去核用核能化食磨積治疝催生研碎化瘀勿研消食

童便浸薑汁炒炭去積血甚效○氣虚便溏脾虚不

食二者禁用　服人參者忌之

烘柹即紅柹

甘濇寒入手足太陰經血分止口乾壓胃熱通耳鼻肺腎

二藏之火上炎則外竅閉而不通火氣下降外竅自清

○忌與酒同食　又忌蟹恐致腹痛　多食引痰飲上升

柹乾

甘濇平入手足太陰經血分潤肺寧嗽療肺痿去腸風

得粳米豆豉治耳聾鼻塞　得青黛竹茹治痰血

燒炭治下血同飯蒸食治反胃柿餅一個煮汁熱飲治
産後欬逆

柿霜

甘涼入手太陰經生津止渴化痰寧嗽清心肺鬱熱治
咽喉口瘡止勞傷吐血
配柿蒂炭敷臁瘡

柿蒂

煮汁服治呃逆加丁香生薑開痰散鬱其功甚疾
丁香柿蒂湯治呃逆也而不知有病後氣虛之呃脾胃

傷氣未挾相火直冲清道而呃邪火遏抑誤服參术閉於中焦而呃虛人陰乏陽氣暴逆於下至上焦而不能出則呃若概以柿蒂湯投之其呃未有不甚者也

石榴皮

酸澁溫治痢攝精療崩中帶下止腸風下血袪筋骨風痛除目流冷淚洗脚瘡濕爛

得茄梗治腸血（血在糞前者效）　配檳榔殺蟲

勿犯鐵或煎用或焙用或燒炭存性用

千葉石榴花

酸濇平治心熱吐血

得蜀葵燒炭吹鼻治衄血　同石灰敷金瘡

橘子

生痰聚氣病人不可食若皮赤而味甘者食之可化痰

除熱

橘核

苦平入足厥陰經治癩疝

得杜仲炒研末鹽湯下治腰脇痛

配荔枝川楝山楂茴香諸核治下焦積痛以核治核也

去殼炒用

橘葉

苦平入足厥陰經行肝氣導胸膈逆氣消腫散毒乳癰脇痛用之引經

搗汁飲治肺癰吐出膿血即愈　搗爛敷乳癰

怪症喉間生肉層層疊起不痛不痒臭氣從竅而出飲食日減肌肉日瘦煎橘葉湯連服之愈

陳皮　即黃橘皮一名紅皮年久者曰陳皮產廣中者曰廣皮尤良

辛苦溫入手足太陰經氣分導滯消痰調中快膈運胃

氣利水穀止嘔逆通五淋除膀胱留熱去寸白蟲蠱解

魚腥蕁

得川連猪膽治小兒疳瘦　得麝香治乳癰研末酒下

配乾薑治寒呃　配竹茹治熱呃

配白朮補脾　配人參補肺

配花粉治咳嗽　配炙甘草鹽治痰氣

配藿香治霍亂　配檳榔治氣脹

佐桃仁治大腸血秘　佐杏仁治大腸氣秘

合生薑半夏治嘔噦厥冷

去白名橘紅消痰下氣發表邪理肺經血分之鬱留白和中氣理脾胃氣分之滯治痰薑汁炒下氣童便炒理下焦鹽水炒虛人氣滯生甘草烏梅汁煮炒○汗家血家瘡疹灑漿時俱禁用

青皮

辛苦溫入足厥陰少陽經氣分破堅癖散滯氣消積食除疝瘕柴胡疏上焦肝氣青皮理下焦肝氣

配厚樸檳榔達膜原之邪　配枳殼肉桂治脇痛

佐人參鼈甲消瘧母　和酒服治乳肉結核

橘未黃而青色者醋炒黑用能入血分○最能發汗皮能達表辛能發散氣虛及有汗者禁用

枸櫞一名佛手柑

辛酸溫除心頭痰水治心下氣痛煮酒飲治痰氣咳嗽

金橘皮一名金柑

酸甘溫下氣快膈止渴解酲辟臭

枸橘一名臭橘

辛溫治下痢膿血後重同萆薢炒存性研茶調服又治

喉瘻消腫導毒

煎湯洗病後脚腫

怪症咽喉生瘡層層如疊不痛日久有竅出臭氣廢飲

食臭橘葉煎湯連服必愈

枳實

辛苦微寒入足太陰陽明經氣分破結氣消堅積泄下

焦濕熱除中脘火邪止上氣喘咳治結胸痞滿痰癖癥

結水腫脇脹胸腹閉痛嘔逆濕痢

配芍藥治腹痛　　配黄蓍治腸風下血

佐蔞仁消痞結　佐大黃推邪積
麩炒炭用○大損眞元非邪實者不可誤用　孕婦及
氣血虛者禁用

枳殼

苦酸微寒入手太陰陽明經氣分破氣勝濕化痰消食
泄肺氣除胷痞止嘔逆消腫脹寬腸胃治瀉痢療痔腫
散風疹
得桂枝薑棗治脇骨疼痛　得木香治呃噫
得黃連木香治赤白痢　得檳榔黃連治痞滿

得甘草治小兒二便秘澁　佐川連槐蕋滅諸痔腫痛

佐石膏蔞仁袪時疫熱邪　入貞蓄煎湯浸産後腸出

商州陳久者良去穰核以麩炒焦去麩用柑柚皮性寒

不宜入藥○脾虛脹之氣滯作脹　氣血弱者禁用

先儒常云去風莫如活血血行風亦從之而去然氣閉

於內風邪無由外出葢血隨氣行氣滯血不能流血滯

風亦不散又曰內風無不從積氣以化氣散而風自不

生活血之劑宜加枳殼佐之醫方云枳殼散肌膚之麻

痒殊有神效所謂氣行風自滅也

枇杷

甘酸平止渴下氣利肺氣止吐逆除上焦熱潤五臟

○多食發痰熱傷脾同炙肉及熱麵食令人患熱黃疾

葉

苦平入手太陰足陽明經氣分清肺和胃降氣清火消痰止嗽及嘔噦口渴下氣之功

得茅根治溫病發噦　得梔子治赤鼻面瘡

配人參丁香治反胃嘔噦　焙焦研末茶服止衄血

刷去毛潔淨毛射入肺令欬不已胃病薑汁塗炙肺病

蜂蜜塗炙○虛寒嘔吐風寒咳嗽者禁用

楊梅

酸甘溫生津止渴能滌腸胃除煩憒惡氣燒灰服斷下痢甚驗其核仁治脚氣取仁法以柹漆拌核暴之則自出裂也○多食發熱衄血損齒及筋忌生葱同食發瘡致痰

銀杏一名白果

甘苦濇有小毒入手太陰經熟用益肺氣定喘嗽縮小便止帶濁生用降痰消毒殺蟲

配百藥煎治腸風　配麻黄甘草治哮喘

○多食壅氣動風發驚暴厥白蘇湯可解

胡桃一名羌桃一名核桃　制銅毒

甘澁肉潤皮濇入足少陰經補命門利三焦溫肺潤腸

治虛寒喘嗽腰脚重痛心腹疝痛止血痢發痘瘡

得全蝎燒研酒服治便毒　得溫酒治損傷

得生薑治痰嗽並治食物醋心　得杏仁治喘嗽

配破故紙杜仲萆薢爲丸溫酒鹽湯任下強筋壯骨

潤燥去皮用飲澁連皮用食酸齒齼細嚼胡桃肉即解

○肺有痰熱命門火盛泄瀉不已者禁用

果部夷果類八種

荔枝

甘酸溫入足厥陰經散無形質之滯氣治瘤癥赤腫發

小兒痘瘡燒炭治呃逆不止擦風牙疼痛

配白梅貼疔腫

鮮者多食即發熱煩渴齦腫衂血發痘瘡以殼浸水飲之或飲蜜水一杯便解病齒䘌及火病人尤忌之

殼

煎湯發痘　燒烟辟痘穢

核

甘澀溫入足厥陰少陰經散滯氣辟寒邪治癩疝療心痛

得醋治脾痛不止

配青皮茴香酒下治腎腫如斗 和木香治胃脘寒疼

調香附米飲治血氣攻痛

煅炭存性研末用

花并根

煎湯含嚥治喉痺立愈

龍眼 一名圓眼

甘平潤入手少陰足太陰經血分益脾胃葆心血潤五藏治怔忡

蒸熟細嚼生津○膈滿者禁用　過食潤腸不助脾

核

研末敷金瘡出血同胡椒研末汗出時擦之治狐臭

橄欖 一名青果

甘酸澁溫入手太陰足陽明經下氣生津消食開胃解酒止瀉治咽喉痛及骨哽解諸毒止下血 燒研米飲下血自止

配兒茶麻油調敷下疳

配荔枝核山楂核橄欖核等分燒存性研末茴香湯下

治陰腎癩腫

小兒落地時用橄欖一個烑研砞砂末和勻嚼生脂麻一口吐唾和末絹包與兒吮咂一時辰須解痘毒

解魚毒煮汁服魚骨鯁嚼汁嚥核烑研末調豬脂塗唇裂燒研油調塗凍瘡○多服聚火氣於胃（去兩頭不熱）

榧實

甘濇平入手太陰經氣分助筋骨行營衛潤肺氣助陽

道去蟲蠱消穀食

配蘗荑杏仁肉桂蜜丸含嚥治口咽痛痒

去殼衣蒸用生嚼亦可〇多食引火入肺大腸受傷

忌同鵝肉食生斷節風

松子仁即海松子一名羅松子

甘溫潤心肺益陰氣

配胡桃肉蜜治肺燥咳嗽　配百部杏仁治寒嗽

配柏子仁麻仁治虛秘

檳榔

苦辛溫。入手足陽明經氣分。泄胃中至高之氣，墜諸藥至於下極，達膜原而散瘧邪，治瀉痢，破滯氣，攻堅積，止諸痛，消痰癖，殺三蟲，除水脹，療瘴瘧。

得童便，治腳氣上衝。或入薑汁。得橘皮，治金瘡嘔惡。

配良薑，治心脾作痛。配麥冬，治大便秘及血淋。

配枳實、黃連，治傷寒痞滿。

雞心狀正穩，心不虛、破之作錦紋者爲佳。勿見火。煎湯洗毛髮生虱。○瘧非瘴氣，氣虛下陷，似痢非痢者，禁用。

大腹皮　卽大腹檳榔皮

辛微溫入手足太陰經氣分降逆氣以除脹利腸胃以去滯一切膜原冷熱之氣致陰陽不能升降鼓脹浮腫等症此爲良劑

檳榔泄有形之積滯腹皮散無形之氣滯

水洗去黑水用酒再洗更以大豆汁洗淨曬乾用或入火煨用○氣虛者禁用

枳椇子　一名雞距子　反烏頭

甘平止渴除煩利二便解酒毒　葛根解酒而發散　枳椇解酒則不散

○多食發蚘蟲　脾胃虚寒者禁用

果部　味果類五種

蜀椒　得鹽、良、杏仁爲之使。畏款冬花、防風、附子、雄黄、冷水、麻仁漿。

辛，熱，有毒。入手足太陰經，兼入命門氣分。通上焦君火之陽，達下焦命門之氣。開腠理，行血脈，散寒濕，化癥癖，止泄瀉，殺蚘蟲，療溫瘧，去痰飲。

得醋煎熟，入白礬稍許，服治傷寒嘔衄。

得生地自然汁煎稠，和丸，治元臟傷憊

配烏梅伐肝氣　配益智仁縮小便

配茯苓蜜丸補益心腎　配茴香棗肉丸治久瀉

配蒼术醋丸治飧瀉不化

炒熱布裹椒包陰囊腫大疼悶欲死

服藥嘔吐加川椒蚘見此自服

去核微炒出汗搗去裏面黃殼取紅用酒蒸或鹽水炒

隨症製之炒熱熨冷濕諸痛○多用傷氣失明　肺

脾有熱　陰虛火盛者禁用　閉口者殺人

子名椒目

苦寒散行水道治水蠱定痰喘

得猪上唇治盗汗

或生用或微炒用

葉

和葱艾醋搗罨內外腎弔及霍亂轉筋

胡椒

辛熱有毒入足陽明經氣分除寒濕下膈氣治一切風冷積滯痰飲瀉痢諸痛殺一切魚肉鼈蕈諸毒

得木香蜘稍治背膜寒癖

配綠豆爲末治冷熱下痢一歲各一粒　入麝香治傷寒呃逆
使芒消治大小便秘
○多用動血傷氣發瘡昏目　因熱致病者禁用

畢澄茄

辛微溫入足太陽經氣分散膀胱冷氣祛脾胃寒邪風寒在肺
得豆仁治噎食寒氣去也　配荆芥薄荷治鼻塞
佐良薑治寒呃
去柄及皺皮用酒浸蒸曬乾或酒拌炒用○虛熱者禁用

吳茱萸　蔘實爲之使畏紫石英惡丹參消石白堊

辛苦熱有毒入足厥陰經血分兼足太陰少陰經氣分疏肝燥脾溫中下氣開鬱化滯除陰濕逐風寒治一切厥氣上逆厥陰頭痛嘔逆吞酸痞滿咽塞喉舌生瘡腸風濕痢脚氣水腫疝氣陰毒心腹諸痛蟲䘌鬼疰及產後餘血

得硫黃大蒜研勻塗腹治小兒腎縮初生受寒所致仍以蛇床子燒烟熏之　　得茯苓治痰飲

得鹽水煖膀胱治脾泄他藥雖熱不能分解清濁

得乾薑治乾嘔及吞酸因火而酸勿用

配橘皮附子治腎氣上噦　配川連治痢疾水泄

醋調貼足心治喉舌生瘡性雖熱而能引熱下行

陳久者良閉口者有毒揀淨併去梗泡去苦汁曬乾炒用止嘔以黃連水炒治疝鹽水炒治血醋炒散寒酒炒

生嚼數粒擦瘖瘡口噤○多用傷神損元氣動火昏目發瘡咽痛病非寒滯有濕者勿用即有寒濕者亦宜酌量少用　下氣最速陽虛者禁用

怪症寒熱不止數日四肢堅如石擊之似鐘磬聲而

形體日漸瘦削此肝氣結也合木香等分疎其肝氣自愈

吳茱萸得東方震氣直入厥陰招其垂絶不升之陽以達上焦仲景於少陰症手足厥冷煩躁欲死者用吳茱萸湯重固元陽於厥陰之中艮有以也王又原曰少陰厥陰俱有煩躁少陰之躁在水由龍火不歸薑附得以回陽厥陰之躁在木乃雷火上逆用薑附則重其震烈矣吳萸薑附性俱大熱而主治不同錯用之反傷元氣元陽即旋消散更何藥之可救

茗 一名茶

甘苦寒入手足厥陰經降火消痰除煩止渴去油膩清頭目解酒食毒

得甘菊治頭痛　配乾薑療霍亂

配白礬研冷水下解諸毒　入紫沙糖通經秘

合生薑治赤白痢

調蔥涎爲丸治產後秘塞 如用大黃利藥利者百無一生

房中燒烟熏解瘟瘴作痒

嫩芽味甘者良苦者濃煎恣飲取吐治痰厥頭痛○虛

寒血弱酒後不寐皆忌之　空腹者尤忌　服威靈仙

土茯苓者忌飲茶

怪症腦中聲響狀如蟲蛀名曰大白蟻用茗子研末吹

入鼻中至愈而止

果部蓏果類八種

甜瓜

苦寒入手太陰足陽明經除煩止渴通三焦利小便

○多食發病作脹食鹽花飲酒水服射香即化　胃虛者忌食　瓜

沉水者勿食　兩鼻兩蒂者殺人

甜瓜蒂 一名瓜丁 一名苦丁香

苦寒有毒入足陽明經吐膈上風熱痰涎除周身濕熱蠱毒

得麝香雄黄末塞鼻治瘜肉 一方用白礬末 一方用丁香末

配井華水治發狂欲走　配香豉赤小豆吐膈邪

配丁香同煅研末吹鼻治陰黄 片時黄水流出隔日一用搓乃止

俗呼冷飯瓜其蒂尤佳去瓜皮用蒂約半寸許曬極乾研用　凡取吐須天氣清明巳午以前行之令病人隔夜勿食卒病者不拘如吐多人困甚卽以麝香泡湯飲

之即止〇上焦無實邪者禁用

西瓜 一名寒瓜

甘淡寒除煩止渴解暑熱酒毒療喉痺口瘡利小便治血痢 性寒解熱有天生白虎湯之號

〇多食寒中助濕 傷瓜者即以其皮煎服

瓜子仁

甘涼清肺潤腸和中止渴炒食補中

葡萄 一名蒲桃

甘平酸濇入手太陽經治胎上冲心療筋骨濕痺除腸

氷發痘瘡

配生藕生地搗汁和白蜜治熱淋澁痛

○多服令人煩悶目暗

根藤葉

甘平濇治嘔噦利小腸消腫滿及霍亂後惡心

獼猴桃 一名藤梨

酸甘寒入足少陰陽明經止暴渴解煩熱調中下氣有實熱者宜之

○多食冷脾胃動泄澼

甘蔗 一名竿蔗

甘寒入足太陰經潤燥生津和中助脾除熱止渴解酒

消痰止嘔噦利二便

配生地麥冬治春溫液涸　和生薑汁治反胃乾嘔

和蘆根汁藕汁人乳童便竹瀝治胃脘乾枯

沙餹 又呼紫沙餹

甘溫入足太陰經和中助脾緩肝和血潤心肺治痰嗽

得烏梅治噤口痢　得新汲水治痘不落痂

得薑汁煎服治逆喘嗽

酒煎飲活血○多食助熱損齒生蟲　同筍食成瘕

石蜜一名白沙餹又呼氷餹

甘寒入足太陰經潤心肺治痰嗽解酒和中助脾陰緩肝氣

配棗肉巨勝子助臟生津

果部　水果類十三種

藕

忌鐵器

甘平入足太陰經血分去瘀血解熱毒除酒積止瀉痢敷金瘡解蟹毒

得薑汁治霍亂煩渴
得生地汁童便治傷寒口渴產後悶亂
和梨汁治痰熱　和蜜飲治煩渴
擣汁飲治蟹毒受其毒必痢　調髮炭治血淋

藕節　伏硫黃

濇平消瘀血解熱毒止一切血病
得芎藭為末治鼻淵腦漏　擣爛熱酒服治蟹毒下痢

藕皮

散血

蓮肉　得茯苓山藥白朮枸杞子

甘濇溫入足太陰手少陰經氣分交心腎厚腸胃固精氣強筋骨補虛損利耳目除寒濕止脾泄久痢白濁夢遺及女人崩帶一切血病

得茯苓丁香治產後嘔逆　得乳香治白濁

得浮萍生薑治小兒熱渴　得甘草治赤濁

配龍骨益智仁等分爲末治遺精白濁一方配白茯苓

配肉果治胃虛嘔吐　佐參連治噤口痢疾

米飲調服治產後血竭　豬肚爲丸益脾肺虛損

止痢炒用補脾蒸用清心生用攝腎不去皮其皮又補
脾陰○多服令人氣滯　大便燥結者勿用
蓮薏 卽蓮子內綠心
苦寒清心熱滋血渴
得糯米止勞心吐血　得辰砂治小便遺精
蓮蕊鬚　忌地黃葱蒜
甘濇溫入手足少陰經交搆水火會合木金固精止瀉
療崩帶清心氣
得川柏治慾火夢遺

蓮花　忌地黃蔥蒜

苦甘温破血酒調末服治跌撲損傷嘔血不止乾荷花為末酒服神效

蓮房　一名蓮蓬殼

苦澀温入足厥陰經血分消瘀散血治血脹腹痛及胞衣不下止血崩下血溺血

得香附炭治產後血崩　配荆芥炭止血崩

入肝經藥治便血

燒存性研末入麝香少許米飲下治小便血淋

調井底泥塗天泡瘡

陳久者良下胞酒煎止血燒灰

荷葉 畏桐油伏白銀硫黃

苦平生發元氣 足少陽甲膽之氣與手少陽三焦元氣同爲生發之氣 裨助脾胃

消水穀發痘瘡澁精濁除水腫散瘀血留好血下胞衣

治吐衄及崩淋損傷產後一切血症

得升麻蒼术治雷頭風證 得白殭蠶治痘瘡倒靨

得藁本治脚膝浮腫 得童便治產後心痛

得蚌粉保傷寒胎孕 卷荷更好蜜調服併塗腹上

配紅花薑黄童便調服治傷寒產後血運
配蒲黄止吐衄崩中
活血生用止血炒焦用
荷葉蒂 一名荷鼻
苦平除惡血留新血初產者必需
燒研治下痢 赤痢沙餹調 白痢白蜜調 燒研末糯米泔調服安胎
石蓮子 得茯苓山藥枸杞子白术良
苦寒清火歛熱實脾胃止瀉痢及淋濁諸症
九月霜降後采黑堅如石而沉水者爲石蓮子今藥肆

中石蓮產廣東樹上大苦大寒不堪入藥

菱 即芰實

甘寒安中消暑止渴解酒

芡實 一名雞頭

甘平濇入足少陰太陰經補脾助氣固腎澁精治遺濁

·滯下小便不禁

得金櫻子攝精

配秋石蓮肉大棗為丸鹽湯下治便數精滑

佐生地止血

合兎絲子實大便

葧臍即烏芋又名地栗

甘微寒滑入足陽明經消堅積止消渴療黃疸除胃中實熱及五膈膈疾誤吞銅物

得燒酒浸封貯治赤白痢　配海蜇煮食治痞塊蟲積入雄猪肚瓦器煮食治腹脹

搗汁和酒溫服治便血　燒研酒服治婦人血崩辟蠱曬乾研末服治脹去皮食作粉可點目翳○有冷氣　孕婦禁食

[illegible]

盤珠集得配本草卷之七

澹寧施雯文澍
姚江西亭嚴潔青蓮仝纂著
輯菴洪煒霞城

木部香木類二十五種

柏子仁

辛平。徹涼。入手少陰、足厥陰經氣分。安五藏，寧神志，去鬼交，定驚悸，利虛秘，治驚癇。

得遠志，少許升腎氣交心。配松子、麻仁，治老人虛秘。

去衣炒研再將末鋪紙上加重紙覆之以熨斗文火熨之三易其紙俟紙無油痕入藥煎　黄精汁煮炒用亦妙○痰多　肺氣上浮　大便滑泄　胃虚欲吐四者禁用

側柏葉

苦濇微温入手太陰經血分養陰清肺止血和陽生肌殺蟲瀉嘔逆火塗湯火傷

得川連治尿血　佐槐花治下血

得榴花研末吹鼻治鼻衄不止

得乾薑阿膠馬通汁治吐血不止

配白芍治月水不斷

生用涼炙用温

松脂

甘苦溫入手太陰足陽明經去風勝濕除邪下氣煎膏

生肌止痛排膿抽風

配生銅脊摻金瘡出血

炒黑罨刀傷止血○血虛者禁用

松節

苦溫燥血中之濕除骨節間之風
得乳香木瓜治轉筋攣急

松花
甘溫潤心肺除風止血
配石羔蒲黄治產後壯熱
入乳拌蒸潤肺○多食則上焦發熱

杉木
辛溫治風毒奔豚除心腹脹滿脚氣衝心

肉桂 畏生葱石脂

甘辛熱有小毒入足少陰經兼入足厥陰血分補命門之相火通上下之陰結升陽氣以交中焦開諸竅而出陰濁從少陽納氣歸肝平肝邪扶益脾土一切虛寒致病並宜治之（崇溫營分之裏與驅殼經絡之病無涉）

得人參甘草麥門冬大黃黃芩調中益氣

得柴胡紫石英乾地黃療吐逆

蘸雄雞肝治遺水

入陽藥即汗散

入血藥即溫行

入泄藥即滲利

入氣藥即透表

去皮勿見火研末吞若入藥煎服必待諸藥煎好投入煎五六沸即傾出取服○痰嗽咽痛　血虛內燥　孕婦　產後血熱四者禁用

附子救陰中之陽肉桂救陽中之陽以桂性輕揚能横行達表走竄百脈也

桂枝

辛甘微熱入足太陽兼手太陰經氣分通血脈達營衛去風寒發邪汗爲內熱外寒之聖劑治肩臂諸藥之導引

得茯苓禦水氣之上犯以保心

得龍骨使腎由經脈以出表

配黃芩轉少陽之樞　佐人參發陰經之陽

佐乾薑開陽明之結　使石羔和表邪之鬱

勿經鐵器甘草汁浸焙乾用○陰血虛乏　素有血症

外無寒邪　陽氣內盛四者禁用傷寒論曰桂枝下咽陽盛則斃

辛夷

芎藭爲之使畏菖蒲黃連蒲黃石羔黃環惡五石脂

辛溫入手太陰足陽明經氣分通九竅利關節行頭腦

而散上焦之風熱

佐薄荷石羔治鼻流清涕　佐川柏牡蠣治鼻淵如膿

去心及皮毛甘草湯浸炒或芭蕉水浸焙乾用○氣虛

火盛二者禁用

沉香　切要忌火

辛苦溫入腎與命門療下寒上熱消風水腫毒辟鬼疰

散鬱結下痰氣治吐瀉通經絡祛寒濕

得木香治胞轉不通　佐菟絲治大腸虛秘

佐熟地能納氣歸腎

或入湯或磨汁用〇中氣虛及陰血衰　水虛火炎者

禁用

丁香　畏鬱金　忌火

辛熱入足陽明經氣分泄肺邪溫胃氣殺酒毒除冷瀉

得五味子治奔豚　配甘蔗薑汁治乾嘔

〇氣血盛　火盛嘔　口氣盛三者禁用　脾有鬱火溢入肺中失其

清和之氣而穢濁之氣上衍則發爲口氣

肉桂溫能發表丁香溫能和胃

檀香　忌火

辛温入手太陰經氣分辟邪去惡除心痛止霍亂散冷積解結氣夏月囊香可辟臭氣

○癰潰陰虛俱禁用

白旃檀調衛利膈紫檀和營消腫

降眞香

辛溫入足厥陰經入血分而降氣治怒氣而止血殺鬼辟邪療金瘡生肌肉消腫毒治肋痛

取紅者研用

烏藥

苦辛溫入手太陰兼足少陰經氣分治膀胱冲背之冷氣消風濕侵胃之寒痺瘰濕痢止腹痛磨水灌下能治貓犬百病

得木香治腹冷氣痛　得川芎治氣厥頭痛

配小青皮去五積切痛　佐益智仁治小便頻數

酒浸一宿去心用炒研用亦可○氣虛及內熱者禁用

楓香脂一名雲香

辛苦平入脾肺二經主風熱之疹勝肉裏之濕揸齒齦止吐痢活血生肌排膿止痛

配蛤粉薑汁治吐衂

○內服多不宜

乳香

辛苦溫入手少陰經氣分去風伸筋活血除痢並療痘

後餘毒幷治跌打損傷

得胆礬燒研敷甲疽努肉　得鹿血眞茶治心腹氣痛

配菉豆硃砂研調水服托裏護心毒氣外出不致內侵

佐棗仁治膽虛不眠　佐只殼令胎滑易産

箬上烘去油同燈心研則細

沒藥

苦平微寒入十二經血分乳香功專活血而定痛沒藥功專散血而消腫○得虎脛骨治歷節風痛　配血竭童便去產後惡血　箬上烘去油同燈心研則細○癰疽已潰　血虛腹痛　孕婦三者禁用

氣血疼痛瘡毒壅腫皆用乳沒治之蓋血滯則氣瘀氣瘀則經絡滿故痛而且腫得乳沒以通其氣血腫痛自除然氣血之瘀滯亦有氣虛不行血虛不動者有邪氣

入於肌肉致氣血凝滯者宜審其虛實或補或散以乳沒爲佐勿專恃散血活血之劑以爲功也

血竭

甘鹹平入諸陰經血分止痛生肌爲和血之聖藥

配乳香治慢驚瘛瘲配沒藥消腹中血塊

麒麟木之脂敲斷有光彩磨指甲紅透者佳須另研若同衆藥研則作塵飛○瘡家多用引膿不止

安息香

辛苦平入手少陰經驅邪逐惡下鬼胎消蠱毒禁夢魘

瘵傳尸

蘇合香

甘溫入足太陰經性燰氣竄通經達竅和氣血通神明殺鬼物去三蟲禁夢魘消蠱毒

龍腦香

辛苦微熱入手太陰經氣分開氣閉使風邪内散通關隔引熱氣外宣殺諸蟲瘵驚癇退乳蛾治舌腫皆其辛散之力

得射香内入骨髓外走經絡

配川柏麥冬治夢漏口瘡經絡中火邪一去夢漏恍惚等症自除

配豬豬血宣發痘毒

梅花片者爲最○氣虛者禁用

怪症舌出五六寸藥不能療用冰片末摻於舌上即收

蓋此症因陽盛極而然也

樟腦即樟樹脂

辛熱通關利滯除濕殺蟲禀龍火之氣能於水中發火

配硃砂擦牙疼

阿魏

辛溫入足太陰陽明經辟臭氣破痞瘕殺小蟲消蠱毒
逐鬼邪滅傳尸消肉積下惡氣
得硃砂爲丸截鬼瘧　　配蔓仁治痢疾
配五靈脂狗膽汁治噎膈痞積
阿虞木內之汁置銅器一宿沾處白如銀汞者眞研細
熱酒器上熰過入藥用○虛氣作痞者禁用
蘆薈
苦寒入足厥陰經最捷於引經入肝消風熱殺三蟲散
瘰癧治驚癇鎮心明目利水除腫

得硃砂治風秘　配甘草敷瘡瘻

佐使君子治脾疳　入鹽湯漱齒䘌和甘草研敷亦可

○脾胃虛寒作瀉者禁用

胡桐淚

鹹苦大寒瀉熱殺風蟲療齒䘌消瘰癧除結核清咽喉

止熱痛

配黃丹摻走馬疳　佐地骨皮漱牙宣𧏾

治喉磨水掃之取涎而愈

○多服令人吐

木部　喬木類二十七種

川黃蘗　伏硫黃惡乾漆

苦寒入足少陰經血分瀉下焦隱伏之火除藏府至陰之濕溲便癃閉水瀉血痢由濕熱致者宜此治之

得肉桂治咽痛（桂乃命門之匙賴以開之）　佐蒼术治濕痿（柏可直入）

配知母降肺火

使細辛瀉膀火（辛用二三分）

治上酒製治中蜜炙治下鹽水製止崩帶炒炭塗瘡乳調○脾胃虛瀉　尺脈細弱二者禁用

川柏補水以其能清自下泛上之陰火火清則水得堅凝不補而補也蓋陰中邪火本非命門之眞火不妨用苦寒者除之若腎中之眞水不足水中之眞火虛浮於上宜用二地以滋之水足火自歸藏也如誤投知柏水愈燥而火愈炎反成孤陽飛越莫可救矣

又曰命門之火安其位爲生生之少火出其位卽爲燥陰食氣之壯火是畏火也非急除之不可川柏丹皮在所必需然少火出位失水之源用川柏之苦燥不若丹皮之辛潤爲無傷於眞陰也

厚樸　乾薑爲之使惡澤瀉消石寒水石忌豆

苦辛溫入足太陰陽明經氣分除腸胃之濁邪滌膜原之穢積破鬱血去結水消宿食散沉寒

得炒薑治腸風下血（邪去血自歸經）　配杏仁治氣逆急喘（寒邪去也）

配黃連治滯下（濕熱消也）

佐白茯苓治尿渾（邪氣消也）

佐解表藥却衛氣之有餘（寒邪乘之則有餘）

佐分理藥清大腸之多阻

去粗皮薑汁炒或醋炒用○暴瀉如水（腸胃虛忌辛散）　胃虛

嘔惡　脾陰不足　孕婦服之損胎元　四者禁用

杜仲

辛甘淡氣温入足少陰經氣分除陰下之濕合筋骨之離補肝氣而利於用助腎氣而胎自安凡因濕而腰膝酸疼内寒而便多餘瀝須此治之

得羊腎治腰痛　配牡蠣治虚汗

配兎絲五味治腎虚泄瀉　配糯米山藥治胎動不安

佐當歸補肝火　入滋補藥益筋骨之氣血

入祛邪藥除筋骨之風寒

去皮用治瀉痢酥炙除寒濕酒炙潤肝腎蜜炙補腰腎鹽水炒治瘦疼薑汁炒○內熱　精血燥二者禁用

腎中之氣不足因之寒濕交侵而腰足疼痛用杜仲溫其氣燥其濕而痛自止故合破故胡桃爲蟠桃果治腰膝瘦疼之勝藥若精水不足內多虛熱者用此治之水益燥火益盛其痛更甚如暑用錢許爲熟地之使則又能理氣而使之不滯

椿白皮

苦濇微溫入手足陽明經血分治血崩赤帶利肺胃積

痰縮小便止遺精去疳䘌療久痢
得訶子丁香治休息痢　配蒼朮枳殼治脾毒腸風
配乾薑川柏治濕熱帶下
去粗皮醋炙或蜜炙隨症製之○滯氣未盡　脾氣虛
寒　眞陰不足者禁用
香者爲椿臭者爲樗椿皮入血而濇樗皮入氣而利俱
宜丸散不入煎藥
莢 名鳳眼草
淸血內髓中之濕熱

樗白皮

洗疥瘡風疽去疳蟲蛔痛

配參朮米飲下治挾熱痢

乾漆　半夏爲之使畏雞子紫蘓杉木漆姑草蟹忌猪脂

辛溫有毒性急飛竄能破關節凝結之瘀血

得牛膝治婦女經閉加生地更好

得蕪荑治小兒蟲病

炒烟盡不宜存性用鐵漿甘豆湯可解其毒○血枯經閉者投之立斃

梓白皮

苦寒解熱毒去三蟲能引邪下泄温病復感寒邪變爲胃啘者煮汁飲之

配連翹赤小豆治溫熱發黄

海桐皮

苦平入血分行經絡達病所去風濕殺諸蟲

得蛇床子擦癬蟲

○血少火熾者禁用

川楝子即金鈴子

苦寒有小毒入足厥陰經導小腸膀胱濕熱引心胞相火下行除傷寒大熱發狂止上下熱厥暴痛

得吳萸療氣痛囊腫　得破故茴香除偏墜

配延胡止熱厥心痛　合芎藭豬膽治五痔

清火生用治疝煨用氣痛酒蒸用用肉去皮核用核槌碎漿水浸煮熟去肉用○脾胃虛寒者禁用

土楝子

微苦寒泄陽明厥陰之邪熱專主中焦乳病

配猳鼠糞露蜂房治巳潰之乳巖

配紅棗煮汁常飲治未潰之乳巖

根白皮

苦寒微毒主殺蟲利大便

槐蘂 景天爲之使

苦涼入手陽明足厥陰經血分除五内之邪火袪皮膚之風熱除痢殺蟲

得鬱金解熱結溲血　配桃仁治疔瘡腫痛

配梔子治酒毒下血　佐荆穗除風熱便血

治喉痹炒嚼治舌血炒研摻入湯藥微炒催生酒服

皮

治中風拘攣齒痛疳䘌消癰解毒止痛長肉

子

苦寒入足厥陰經氣分脾胃濕熱生痰肉蟲隱見莫測子藏血熱致痛肝氣結乳爲瘕非此不能消散

配枳殼當歸治腸風入牛膽陰乾明眼目

牛乳拌蒸○脾氣不足者禁用

葉

苦平入足厥陰陽明經除牙齒諸風及疥癬疔毒凡小

兒驚癇壯熱入藥煎服無不見效

配桑葉甘草治霍亂煩悶

膠

苦寒入足厥陰經治毒風筋急瘰四肢頑痺兼除身若蟲行腰背強硬破傷風多有此症

煨熱綿裹塞耳治風熱聾閉

湯散丸煎俱可○血虛　氣滯二者禁用

檽即木耳

苦辛平祛風破血燒研水服除蟲心痛止腸痔血療婦

入陰瘡

配赤石脂治月水不斷

酒可拌炒

○久服有衰精冷腎之害

秦皮　苦瓠防葵大戟爲之使惡吴茱萸

苦寒濇入足厥陰少陰經治下痢崩帶瘰風寒濕痺祛肝熱點白膜煎汁澄清頻點自效○木不鬱則諸症悉除秦皮能達木鬱

配滑石川連洗赤眼生翳　配川連竹葉治眼暴赤

怪症田夫忽然發癩遍身潰爛號呼欲絶此天蛇毒也

用秦皮煮汁一斗二三次服之

合歡皮即夜合

甘平入手足太陰經安五藏治肺癰又能補心脾之陰

得阿膠治肺痿吐血

配白蠟煎膏長肌肉續筋骨

配白芥子內服外敷治跌打折骨

去粗皮炒用

皂角莢如豬牙名牙皂 柏實爲之使畏人參苦參空青惡麥門

冬伏丹砂粉霜硫黃硇炒

辛鹹澀燥有小毒入足厥陰陽明經氣分開竅通關達三焦之氣宣膀胱之滯搜風逐痰辟邪化穀

配蛤蜊殼消乳癰　佐白礬吐風涎

佐海石去膈上橫結之痰　佐鐵花墜痰穢上逆之氣

使羊肉治腸風　合半夏末取鼻嚏

去粗皮弦子酥炙或蜜炙或取汁或燒炭用通大腸入蜜熬膏○陰虛痰盛　熱極生風者禁用

子

疏五藏風熱通大便秘結

煮熟去黃皮煅存性用

刺

辛溫性銳去風殺蟲能引諸藥至癰疽潰處

攻毒速尖不使瘡破去尖

肥皂莢 柏實爲之使畏人參苦參空青惡麥門冬伏丹

砂粉霜硫黃硇砂

辛溫入足厥陰經除風濕破堅癥通關節療腫毒

得蒺藜子治一切痰氣

去筋膜酥炙燒炭酒炒絞汁依方法製

核

甘温腥除風熱治瘰癧

得枳殼治裏急厚重　得槐實治腸風下血

煮熟去皮用

沒石子

苦温入足少陰經治腸虛冷痢陰瘡陰汗攝精固齒烏

鬚髮生肌肉

配甘草摻口瘡

去蟲食者炒研或泡或用漿水於沙盆中研末焙乾用

訶黎勒 一名訶子

苦酸澁入手太陰陽明經歛肺降火止胎漏療崩帶治腎氣奔豚止痰嗽喘急收瀉血脫肛去心腹脹滿

得橘皮厚樸泄氣　配烏梅五味子歛血

佐肉果止水瀉　佐白术厚腸胃

六路紋者良或多或少便是他種酒蒸去核取肉用清金行氣生用温胃固腸煨用○元氣虛陷者當避其苦降之性　嗽痢初起　肺與大腸實熱俱禁用

皮

消腹中之惡物

水楊枝葉

苦平行氣血搗汁治久痢赤白

根

生搗貼乳癰

檽 即木耳

苦辛平入足陽明經去風破血調中理氣除痰涎止反胃燒研水下治蟲心痛療腸痔血

○胃虛弱者禁用

柳枝

苦寒入足陽明厥陰經去風熱除濕痺

治黃疸煮服熨腫痛酒煮

葉

苦寒治天行熱病瘵傳尸骨蒸下水氣除白濁煎湯洗

諸惡瘡

陰乾爲末入薑汁於鐵器中調摩治眉毛脫落

赤檉柳枝葉即西河柳

甘鹹溫入足陽明手太陰經解溫疫之躁亂開肌肉之

邪結一切風火厲氣非此不能達表

榆白皮

甘平滑利入手足太陽經利諸竅通二便下有形留着之物治淋腫喘咳不眠火氣下降則寐配蹄身治墮胎下血火清血止調雞子清治五色丹毒初生莢仁作羹食令人多睡○胃氣虛寒者禁用

蕪荑

辛苦溫入手足太陰經氣分除皮膚骨節中邪氣淫淫如蟲行袪五內風濕止大腸冷滑殺蟲化食在所必需

虫因濕而生，食因寒而滯。

得檳榔殺諸蟲。配乾漆治蟲痛。

配訶子豆蔻治小兒疳瀉冷痢。

配川連治疳熱生蟲。加豬膽汁、射香更效。

配川連末、豬膽汁丸，療驚疳。風熱去也。

配暖胃益血理中等藥，治蟹𤵜。大如蟹，小如錢，上侵咽，下蝕肛。

君豬脂塗熱瘡。拌蜂蜜擦濕癬。

去殼炒殺蟲，和麵炒。○脾肺燥熱者禁用。

蕪方木

甘辛鹹入足三陰經血分達下焦泄大便破死血散癰腫排膿止痛

得人參療產後氣喘　配乳香治血風口噤

使防風發表裏風氣

剉碎酒煮濃汁入藥治跌撲血瘀作痛

少用和血多用破血○血虛內痛勿得亂投

椶櫚

苦濇平治瀉痢腸風止崩中帶下

得髮炭治吐衄　配烏賊骨治血淋

和枯礬末治血崩　和蜜茶治腸血合栝蔞炭亦可

合側柏卷柏炭飯丸止遠年下血不止

簡花子皆可用均宜燒炭調服不入湯煎汁○痢初起者禁用

烏桕根白皮

苦涼利水通腸功勝大戟

配木通檳榔治水腫　和麵作餅治鹽齁痰喘

慢火炙黃亦可搗用○切勿多用久用

巴豆一名剛子　得火良芫花爲之使畏大黃藜蘆黃連

蘆筍醬豉豆汁冷水惡蓑草牽牛

辛熱有毒剛猛之性走氣潰堅蕩滌腸胃之積滯驅除

藏府之陰霾片刻間靡不奏效

得乳沒黄占治積痢

得硼砂杏仁牙皂水丸服治痰哮

燃燈吹滅以烟熏鼻治中風痰厥

不去膜傷胃不去心傷腎炒熱令烟盡至黑色去油極

盡用○用之不當藏府潰爛　中其毒菉豆汁解之

大楓子

辛熱有毒行水破血取油治瘡疥有殺蟲刼毒之功得苦參治風癩去殼日久油黃勿用○最傷血分內服害目失明不可不慎

木部灌木類二十五種

桑根白皮即桑根皮　桂心續斷麻子爲之使忌鐵

甘辛寒入手太陰經氣分瀉肺火降肺氣利二便敺痰嗽散瘀血殺寸蟲又皮主走表治皮裏膜外之水腫除皮膚風熱之燥癢

得糯米治嗽血　配茯苓利小便
踈散清熱生用入補肺藥蜜水拌炒○肺虛小便利者
禁用　根出土生者有毒殺人

桑椹
甘凉入足少陰經血分補水生津和血脈利五藏通關
竅解酒毒
入糯米釀酒治水腫脹滿　得生熟地治陰虛火動
清小腸之熱生用通關節酒蒸曬補腎陰熟地汁拌蒸
曬○胃寒　大便滑二者禁用

桑葉

甘寒入手足陽明經清西方之燥瀉東方之實去風熱利關節疏肝止汗

得生地麥冬治勞熱　配生地阿膠治嗽血

陰乾芝麻研碎拌蒸用○肝燥者禁用

桑枝

甘苦平入手太陰經治風濕通關節除肺咳利小便散寒消食

得桂枝治肩背痺痛　配益母煎膏治紫白癜風

切碎炒香治風濕酒蒸消食煅炭○氣虛者禁用

桑霜 即桑樹炭

辛寒治噎食積塊外用能鑽筋透骨爲抽疔拔毒之品

配川連洗目赤腫

配猪膽汁塗熱毒 中留一孔以出毒氣

取東引桑根帶皮煅炭亦可用○出土生者殺人

楮實子 一名穀實

甘平入足太陰經氣分益顏色充肌膚利陰氣通九竅

逐水明目

得茯苓治水臌　　得大腹皮除水腫

調井水治喉痹

水浸浮者去之酒拌蒸焙乾用○久服多服成骨軟痿

症　脾胃陰虚　腎水不足　口舌乾燥俱禁用

樹汁

甘平治天行病後脹滿塗癬及蝎螫犬咬傷

樹皮

逐水

樹葉

煎湯洗惡瘡瘾疹煎汁如錫空腹一日三服治水腫

山梔

苦寒入手太陰經血分主屈曲下行瀉三焦之鬱火導痞塊中之伏邪最清胃脘之血熱心煩懊憹顛倒不眠臍下血滯小便不利皆此治之

得滑石治血淋溺閉　得良薑治寒熱腹痛

得柏皮治身熱發黃

配連翹治心經留熱心熱則赤淋

佐柴胡白芍治肝膽鬱火　使生地丹皮治吐衄不止

微炒去皮水煎二十枚治吃飯不化直出上焦中焦連殼下焦去殼洗去黄漿炒用瀉火生用止血炒黑内熱用仁表熱用皮淋症童便炒退虚火鹽水炒劫心胃火痛薑汁炒熱痛烏藥拌炒清胃血蒲黄炒

○邪在表　虚火上升二者禁用

山梔丹皮白芍龍膽皆瀉肝家之火其中却自有别益肝喜散遏之則勁宜用梔子以清其氣氣清火亦清肝得辛爲補丹皮之辛從其性以醒之是即爲補肝愛補氣展而火亦平肝氣過散宜白芍制之平其性即所以

瀉其火使之不得目逞火盛肝氣必實龍膽苦以泄其氣寒以制其火故非實胆草勿用如不審其究竟而混投之是伐其生生之氣即使火氣悉除而人巳憊矣

酸棗仁　惡防巳

酸平入足厥陰兼入手少陰經血分收肝脾之液以滋養營氣歛心胆之氣以止消渴補君火以生胃土強筋骨以除酸痛

得人參茯苓治盜汗無火可用

得生地五味子歛自汗心火盛不用

配辰砂乳香治膽虛不寐有火勿用

配地黃粳米治骨蒸不眠棗仁止用一錢

去殼治不眠炒用治胆熱不眠生用止煩渴虛汗醋炒醒脾臨時炒用恐助火配二冬用〇肝旺煩躁 肝強不眠服之肝氣斂火益盛 心陰不足致驚悸者血本不足斂之益增煩躁 俱禁用

世醫皆知棗仁止汗能治不眠豈知心火盛汗溢不止胆氣熱虛煩不眠陰虛癆瘵症有汗出上焦而終夜不寐者用此治之寤不安而汗更不止

蕤仁

甘微寒入手少陰足太陰厥陰經破心氣下結痰治鼻衄療目疾凡心肝脾血分病由風熱者所需

水浸去皮尖研用治好眠生用治不眠熟用用通草少加芒硝水煮一伏時研膏入藥

川連蕤仁等分研勻取無蚛乾棗二枚割去下頭取出核以二物填入於中仍以割去者合定用薄綿裹之盛茶椀置銀器中文武火煎用雞子清浸一伏時再以綿濾之收點眼疾無不神效

山茱萸　蓼實爲之使惡桔梗防風防巳

酸溫入足厥陰少陰經血分收少陽之火滋厥陰之液

補腎溫肝固精秘氣煖腰膝縮小便斂內風濇陰汗除

面皰止遺溲

去核酒蒸帶核則滑精○命門火盛服之助火精遺　陰虛血

熱　肝強脾弱木尅土則瀉　小便不利四者禁用

金櫻子

甘濇微酸性溫入足少陰經血分固精秘氣止血生津

治虛痢收虛汗斂虛火平虛嗽定虛喘療怔忡

得人參熟地治精從便出　配芡實蓮子治陰虛作瀉

霜熟時採用不及時反令人瀉去毛刺用○不當澁而澁之令人減食隧道不能通暢也

郁李仁　忌麵及牛馬肉

辛苦甘酸入足太陰經氣分開幽門下結氣導大腸之結利周身之水

得酒煮飲醉治目不開此因悸病也目系内連肝膽膽受驚氣而然

去殼研用去驚風酒炒○大便不實者禁用

邪氣結於胃府用下藥而不下此幽門未開也惟李仁

開之邪氣自流而下再者驚恐後寒熱如瘧治瘧之劑不效此驚氣結於膽下膽因氣積橫而不垂惟郁李去膽下之驚氣以散其結則寒熱自除是李仁之用不僅如麻仁之爲潤劑也

女貞子

甘苦涼入足少陰經養陰氣平陰火一切煩熱骨蒸虛汗便血目淚虛風因火而致者得此治之自無不效其能黑鬚髮善行水乃補腎補脾之力也

配補脾藥不致腹痛作瀉

洗去衣皮酒拌蒸曬乾用淡鹽水拌炒亦可○脾胃虛寒　腎陽不足　津液不足　內無虛熱四者禁用

葉

微苦除風散血消腫定痛

搗汁含浸舌腫脹出

衛矛即鬼箭羽

苦寒破血殺蟲去鬼魅之蠱疰消風毒之腫

得歸尾延胡治兒枕硬痛　配川山甲治鬼瘧日發

去赤毛酥炙

南燭子即烏米飯

酸甘平微涼入足少陰經血分強筋骨攝精氣

得桑椹助腎陰　配生地治陰火

潤腸蜜水拌蒸去風火酒拌蒸補腎鹽水拌蒸○脾胃

虛寒者禁用亦有用之而不洩者以酸斂故也

根葉

止熱除盜汗益氣力

燒研熱水調服一錢下誤吞銅鐵

五加皮　遠志爲之使畏元參蛇皮

辛苦温入足厥陰少陰經氣分去風濕之在骨節逐瘀血之在皮膚除寒痛止遺瀝殺陰蟲療疝氣

得牛膝木瓜治脚痹拘攣

配丹皮當歸赤芍治婦人血風勞

飲酒生痰火者酒浸啜之○肺氣虛　水不足二者禁用

枸杞子

味甘微温而潤入足少陰兼厥陰經血分補肝經之陰益腎水之陽退虛熱壯神魂解消渴去濕風強筋骨利

二便下胸脇氣癖痘風眼止陰虛臍痛癖肝虛目暗

得麥冬治乾咳　得北五味生心液

配椒鹽理腎而除氣痛　佐朮苓補陰而不滑泄

甘草湯浸或好酒浸蒸恐濇熱童便拌蒸○大便滑泄

腎陽盛而遺泄二者禁用

怪怔脇破腸出臭穢異常急用香油摸腸送入煎杞子

加人參服之再吃羊腎粥十日而效

苗葉名天精草　伏硇砂

甘苦涼清上焦心肺客熱代茶止渴

地骨皮 即杞子根皮　制硏黄丹砂

味淡性寒入足少陰手太陰經血分降肺中伏火瀉腎虛熱上除風熱頭風中平胃脇肝痛 肝火熄痛自止 下利大小腸閉 熱清便自行 除無定之虛邪退有汗之骨蒸

得生地甘菊益肝腎陰血　配靑蒿退虛熱

得麥冬小麥治骨節虛煩

配紅花硏末敷足趾雞眼作痛作瘡

君生地治帶下 濕熱去也

鮮者同鮮小薊煎汁洗治下疳

鮮者搗碎煎濃湯淋洗惡瘡膿血不止更以細白礬貼之郎愈

去骨熱甘草湯浸一宿焙乾用刮去粗皮取細白礬可貼瘡○中寒者禁用

黃荊根郎牡荊　防巳爲之使畏石膏

苦微辛入手少陰經治心風頭風肢體諸風解肌發汗

用葉併嫩頭搗爛罨毒蛇螫傷洪腫發泡擣取汁頻塗亦效

配荊芥蓽撥煎水漱風牙痛

荊瀝

辛甘入手少陰經除風熱開經絡導痰涎行血氣止消渴解熱痢治心悶發熱頭風旋運目眩心頭瀁瀁欲吐中風失音痰迷心竅小兒心熱驚癇

配竹瀝薑汁治風熱風痰（氣虛不能食者用淡竹瀝，氣實能食者用黃荊瀝）

取瀝法用新采黃荊莖截尺餘長架於兩磚上中間燒火炙之兩頭以器承取熱服或入藥中

○令人不睡　氣虛食少者忌用

蔓荊子　惡烏頭石羔

辛苦微溫入足太陽厥陰經氣分搜肝風祛寒溼除頭

痛止睛疼利九竅殺白蟲治濕痺拘攣瘰腦鳴齒痛

配馬藺治喉痺口噤　配蒺藜治皮痺不仁

去膜拷碎酒蒸用或酒拌炒用○胃虛服之恐致痰疾　血虛

頭痛二者禁用

紫荆皮

苦寒入足厥陰經血分活血行氣消腫解毒治經水凝

濇療小便不通

配老酒治產後諸淋

酒拌炒用

木槿根皮

甘滑微寒入手陽明太陽經潤燥活血治赤白帶下痢腸風久痢除濕熱利小便擦頑癬殺瘡蟲

擦癬肥皂水浸或浸汁磨雄黃尤妙

花

甘平滑治症與根皮同

配糯米治反胃吐食

芙蓉花

微辛平清肺涼血散熱解毒消腫排膿止痛

得生赤小豆末和蜜搗塗一切瘡毒留頭頻換

配蓮房炭治經血不止

或鮮搗或陰乾研末用

根葉皮

治症與花同

山茶花

苦濇微辛入血分治腸風下血吐咯血衄

研末調麻油塗湯火傷

入童便薑汁及酒調服可代鬱金

取紅者陰乾用

密蒙花

甘平微寒入足厥陰經去肝家之燥熱消風眼之赤脈青盲及疳氣攻目亦可施治

配川柏根治障翳

酒浸取出日乾蜜蒸用

木部寓木類九種

白茯苓 得甘草防風芍藥麥門冬紫石英療五臟馬藺爲之使畏地榆秦艽牡蒙龜甲雄黃惡白斂忌米醋酸

物

甘淡平入手足少陰太陰太陽經氣分性上行而下降通心氣以交腎開湊理益脾胃除嘔逆止泄瀉消水腫利小便除心下結痛煩滿口乾去胞中積熱腰膝痺痛及遺精淋濁遺溺帶下概可治之以其能利三陰之樞紐故治無不宜

得人參通胃陽　得白术逐脾水

得艾葉止心汗　得半夏治痰飲

得木香治泄痢不止　配黃蠟治濁遺帶下

君川連花粉治上盛下虛之消渴

加硃砂鎮心驚（能利心經之熱故可治驚）去皮補陰人乳拌蒸利水生用補脾炒用研細入水浮者是其筋膜誤服之損目○上熱陽虛（虛陽上浮故熱）氣虛下陷　心腎虛寒　汗多血虛　水涸口乾　陰虛下陷　痘疹貫漿俱禁用

怪症手十指節斷壞惟有筋連無節肉出蟲如燈心長數寸遍身綠毛卷名曰血餘以茯苓胡黃連煎湯飲之愈

皮

喘行水治水腫膚脹腫而煩渴屬陽水宜五皮飲若渴而不渴屬陰水宜實脾不應利水

配椒目治水腫尿澁

赤茯苓

甘淡平入手少陰太陽經氣分專利濕熱

茯神抱松根生者　得使畏惡忌與白茯苓同

主治與茯苓同但茯神入心之用多治心虚健忘療風眩安魂魄較茯苓之淡滲稍瘥然總屬滲泄之物心無火而口乾者不宜輕用

得燈草退心火　　　　配金銀鎮驚悸

配竹茹利驚痰　佐沉香消陰氣

使遠志逐心邪　使菖蒲散心氣

去皮木用恐燥人乳拌蒸

黃松節即茯神中木

苦溫治骨風療健忘止指節痛除血中濕

配乳香木瓜治筋攣疼痛

好酒浸透用○血虛者禁用

琥珀

甘平入手少陰足厥陰經氣分達命門利水道散瘀破

堅寧神定魄

得硃砂治胎驚　　配硃砂全蝎治胎癇

佐大黃鱉甲下惡血　　和鹿葱治淋瀝

拭久吸得芥子起者眞研粉滾水泡候冷凝如石花冲

藥用○腎虛溲不利者禁用

猪苓

淡苦入足少陰太陽經去心中水濕之懊憹分瘴疾陰

陽之交併能於陽中降陰

○目昏無濕而渴二者禁用瀉水故也

王損菴治痔每加猪苓於湯藥中以陰陽上下交爭遂致寒熱更作用升柴升陰中之陽用知苓降陽中之陰外加猪苓一味理上焦而開腠理使邪氣外達也

雷丸　厚樸芫花蓄根荔實爲之使惡葛根

苦寒有小毒入手足陽明經燥脾除熱消積殺蟲濕熱除虫之巢穴自剏

甘草汁浸酒拌蒸或泡用色赤者殺人

怪症皮肉生蟲行如蟹走聲如孩啼此筋肉之化用雷丸合雄黃各一兩爲末摻猪肉上炙熟食之

又腹中作聲隨人言語此名應聲蟲用板藍汁一碗分五次服之再服雷丸必效

桑上寄生　忌火

苦平入足厥陰經去風濕益血脈主崩漏散瘡瘍安胎下乳兼治胎產餘疾

配阿膠治胎動腹痛　配芎防治下痢膿血

桑上節間生出纏附桑枝者名寄生折斷有深黃色者眞○雜樹上生者多害人

柳上寄生

苦平擣汁服治膈氣刺痛

竹部六種

淡竹葉　畏皂刺油麻

甘淡微凉入手太陰少陰足陽明經清咳氣上衝除風邪煩熱止吐血利小水

得芍藥清肝膽之火　得橘皮治上氣發熱

佐小麥石羔治時行發黄

苦竹不入藥

淡竹茹　畏皂刺油麻

甘微寒入足少陽陽明經清上焦之火消虚熱之痰療驚悸止胎動嘔啘噎膈吐血崩中因内火致者非此不治

得雞子治飲酒頭痛

配蔓仁治婦女勞復如中風狀

肉薄節間起白霜者刮去青皮用第二層

淡竹瀝　薑汁爲之使畏皂刺油麻

甘寒治狂悶利九竅療破傷中風止因觸胎動養血明目凡痰在經絡四肢胃膈及皮裏膜外非此不達不行

和薑汁治中風熱鬱之痰　合地黃治時症陰虛之熱

○腸胃寒濕者禁用

天竹黃　伏粉霜

甘涼入手少陰經涼心熱鎮肝風利關竅辟邪惡除督

昧譫妄病後痰鬱

生南海鏞竹中此竹極大又名天竹其內有黃結成如

竹節片者眞其氣味功用與竹瀝同而無寒滑之害

竹根

苦寒能下五藏熱毒氣

○氣虚者禁用

竹衣

清肺火通肺氣虚火傷金失音不出者用此治之

竹内白衣如紙者

服帛部七種

故錦

治血症敷口瘡臍毒

配茶清治上氣喘急

燒炭研末

緜錦

治吐衄崩中赤白帶下及金瘡出血不止

燒炭研末

黃絹

補脬損洗頭瘡潰爛

配欔櫚京墨炭治婦人血崩

配丹皮白芨末治產婦脬破服之不可作聲

止血燒炭用　蠶吐黃絲所織非染色也

白布

甘溫主血崩金瘡

棉花子油

辛熱微毒主惡瘡疥癬燃燈損目

青布

解諸物毒治天行熱煩

配醋煮擦治轉筋入腹　配薑汁治霍亂

褌襠

陰陽易病可燒灰服之并所交女人衣裳覆之

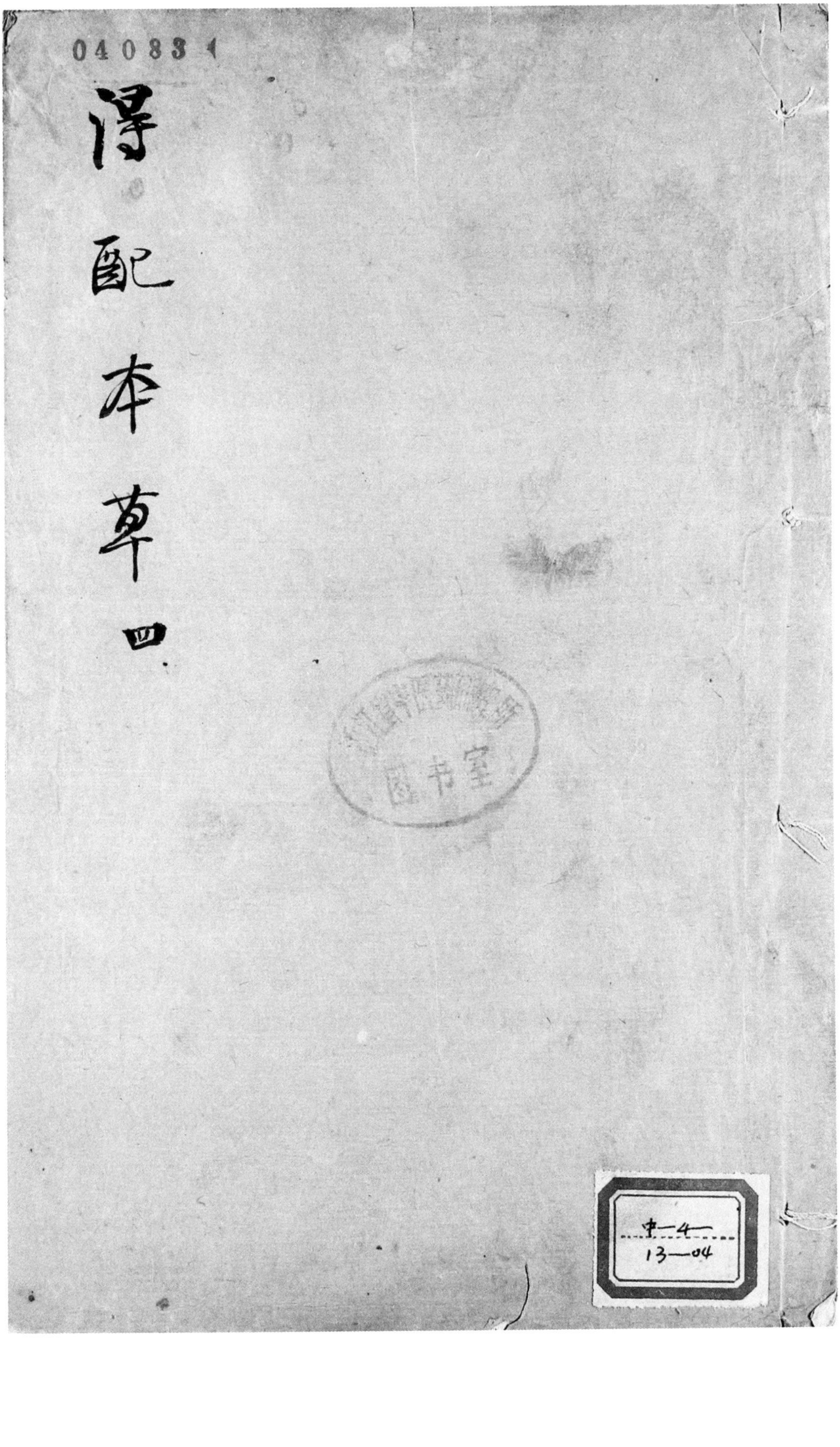
04083
得配本草四
图书室
中—4—
13—04

盤珠集得配本草卷之八

澹寧施雯文澍
姚江西亭嚴潔青蓮仝纂著
輯菴洪煒霞城

蟲部　卵生類二十種

蜂蜜　忌與生葱同食

甘平。入手足太陰經。潤燥生津，除心煩，通便閉，能緩燥急之火，并解諸般之毒。

得薑汁治初痢。和生地汁治心腹刺痛。

拌薤白塗湯火傷

入牙皂通便結將蜜煎膏入牙皂末少許作鋌塞糞門便自下

每觔入水四兩桑柴火熬掠去浮沫至滴水成珠用

黃蠟 惡芫花齊蛤忌與生葱同食

微溫味濇入足陽明經止痛生肌療下痢續絕傷凡滌

滌下焦之藥裹丸吞之免傷上部

配川連阿膠治下痢腹痛

烊化入水十餘次色變爲白亦名白蠟調陽氣安胎漏

○暴痢者禁用

露蜂房　惡乾薑丹參黃芩芍藥牡蠣

甘平有毒入足陽明經驅肝風毒犯於胃治外癧毒根

於藏兼使痘粒分窠能療驚癇瘈瘲

得蛇退髮炭酒下消疔腫

塡鼠粘子煅炭酒下治乳癰

燒炭和酒敷重舌　入鹽煅炭擦蟲牙

懸於樹上受風露者佳草蜂房大如拳可用山蜂房大

有尺餘至一二丈大有毒不宜用○賊風感者用之無

效　癰疽潰後禁用

蟲白蠟即白占

甘溫生肌止痛止血接骨

得鯽魚治腸紅　配合歡皮爲膏長肌肉

入凉血滋腎藥療尿血　入丸散殺療蟲

五倍子

鹹酸寒濇入大腸經氣分斂肺止血收痰止汗除瀉斂瘡

得蟺梅治小便尿血　得烏梅療赤痢不止

配五味子止黃昏欬嗽　配蔓荆子治風毒攻眼

配鰂魚治藏毒　配白礬治腸風下血

和蕎麥麵治寐中盜汗　合全蝎摻聤耳

合黃丹敷風眼赤爛

合臘茶葉末搽陰囊濕瘡加膩粉少許更好

或炒或生用

百藥煎即倍子釀過者

酸鹹微甘清肺化痰能聚周身頑痰於一處

得槐花治酒毒血痢　佐荆炭治大便下血

合生白礬末油調搽小兒煉眉瘡癬因母孕時食酸辣邪物所致

桑螵蛸　畏旋覆花、戴椹

鹹、甘，平。入足少陰、厥陰經。益精氣，固腎陰，通五淋，止遺濁。

得黄芩，治小便不通。　配人參、龍骨，療虚汗遺濁。

佐馬勃、犀角，治喉痛。

酒炒研，白湯下，治胎産遺溺，并療血閉不通。

熱漿浸一夜，炙黄用。若生用，令人瀉。○陰火盛者用之，

反助火洩精。

白殭蠶　惡桔梗、茯苓、茯神、萆薢、桑螵蛸。

鹹辛微温有小毒入手太陰足厥陰經平相火逆結之毒痰治風熱乘肝之惡瘡祛皮膚風若蟲行療風温痰結口噤治小兒驚癎止婦人崩帶

得生礬枯礬薑汁治喉風　得薑汁治一切風痰

得葱茶治頭風　得冰硼治喉痺加牙硝更好

配烏梅治腸風下血　合蛇退浴小兒膚如鱗甲

浸白馬尿治腹内生𪓟　調皂角水擦牙蟲

取殭直者爲雄蠶折斷腹内黑而光亮者眞糯米泔浸去涎漉起焙乾拭淨黄白毛口甲炒研用酒淨炒亦可

〇無風邪者禁用

蠶繭已出蠶蛾者

甘温燒灰酒服出癰疽頭療二便血

煮汁服除蚘蟲療反胃

蠶退紙

甘平療疽疹祛目翳入射香蜜和敷疔毒口瘡療熱淋

如血酒水調服治邪祟止崩帶除痢疾祛腸風

灺炭存性

雄蠶蛾

鹹、溫。有小毒。氣熱。固精強陽，止尿血，散諸瘡。
去頭足翅，製法同殭蠶。○陰火盛者禁用。

蠶沙　制硇砂、焰消、粉霜。

甘、辛、溫。去風濕。熨癱緩。
得醇酒，熨風痹。酒三斗，蠶沙五斗，蒸熟，鋪薦上，令患者就臥，厚覆之，取汗，令頭面露出，以防昏悶。如不愈，間日再如法，治之，至愈而止。合獨活，治支節不遂。
調麻油，敷爛弦風眼。
淘淨曬乾用。去風濕，酒拌炒用。

斑蝥　馬蘭為之使。畏巴豆、丹參、空青。惡甘草、豆花。

辛寒有毒專走下竅直至精溺處引藥氣下行取其以毒攻毒也惟瘰癧癲犬傷者可暫用餘皆禁用

得糯米一勺拌炒斑蝥七枚研末或加六一散四錢白湯下不利再服治癲犬咬（頂心必有紅髮二三根宜拔去）

配薄荷共為末雞子清調敷能消瘰癧

八月豆葉上收取陰乾去頭足翅酒浸洗和糯米炒焦黃去米研用

如法製度服之毒行小便澁痛不可當以木通滑石燈心輩導之利後腹急痛急用冷水靛汁黃連汁及黑豆

葱茶冷飲解之。

亦有單用冰取氣不取質者○愈後忌一切熱物並忌聞鑼鼓聲。復發則不可治。

蜘蛛　畏蔓菁、雄黄。

微寒。有小毒。治蛇傷。療温瘧。止嘔逆霍亂。療腹大丁奚。消下焦結氣。定幽暗淫風。

配肉桂，治狐疝。　配銅綠，擦走馬疳。加射香少許

蜘蛛咬傷腹大如孕。飲羊乳解之。以靛汁入麝香、雄黄點咬處。

壁錢

治喉痺乳蛾已死者復活用壁上壁錢七個內要活蟢二個燃作一處以白礬七分研末以壁錢惹礬燒存性出火毒爲末竹管吹入立愈當即忌食熱肉硬物配入中白等分燒研搽牙疳腐臭立止

窠幕 即白蟢窠

煎汁呷之治產後咳逆 燒研吹喉痺乳蛾

全蠍 尾謂之蠍稍

辛熱有毒入足厥陰經一切風木致病耳聾掉眩痰瘧

驚癇無乎不癒且引風藥達病所以掃其根入降藥煖腎氣以止其痛

配白附殭蠶治搐掣症

配天麻蜂實治破傷風蜂實即之蜂窠帶如無蜂實蜂窠亦可

酒洗淡去足焙用稍力尤緊○類中風慢脾驚風禁用

五穀蟲

性寒療熱病解毒痢消疳積進飲食腐結糞

漂淨曬乾炒用

蒼蠅

治拳毛倒睫以臘月蟄蠅乾研爲末鼻頻嗜之卽愈

狗蠅

治痘瘡倒靨每用七枚研末酒下冬月棲於狗耳內可取用

蟲部化生類十一種

蠐螬　蜚蠊爲之使惡附子

微溫有毒治折傷惡血瘀在脇下堅滿

蒼耳蠹蟲卽蒼耳梗內虫

能治一切疔腫惡瘡及無名腫毒燒存性研末油調塗或以麻油浸死收貯每用一二枚搗敷卽時毒散大有

神效

得白梅肉搗貼惡瘡

配白殭蠶江茶等分爲末蜜調塗腫毒

入砒少許搗敷疔毒刺瘡令破敷之少頃以手撮出疔根卽愈

青蒿蠹蟲卽青蒿節間虫

治急慢驚風用蟲搗和硃砂輕粉各五分丸一歲一丸入乳化下

蟬蛻

鹹寒入手太陰經除風熱發痘疹下胞胎通乳汁殺疳

蟲治癮疹

得硃砂止小兒夜啼　　配薄荷治風熱癢

調葱涎塗破傷風　　入羊肝治痘後目翳

入寒藥直達肺經解熱止渴

洗淨去翅足漿水煮日乾用入藏府經絡用身○多服

泄元氣

蟯蜋

畏石膏羊角羊肉

鹹寒有毒入足厥陰經治驚癇散風熱療下痢破畜血

敷疔毒消重舌

配巴豆炒數箭頭入骨待痒極拔之
五月五日取蒸炒去足翅用勿置水中以使人吐○共
性猛急最易傷脾勿輕用
俗呼推車客以土包糞能轉而成丸山上頗多

螻蛄一名土狗
鹹寒有毒治水腫石淋取箭簇入肉杵汁滴三五度自出
得蟯蝒通二便　得川甲共研末塞耳聾
去翅足炒熟用下截勿用上截宜取雄者有力善鳴而飛者爲雄○虛人禁用

螢火

辛微温主明目療青盲辟鬼疰通精神

蠹魚

鹹温入手足太陽經主中風項強治驚癇天弔除淋閉尿血納二十枚於婦人陰戸尿血自愈納一枚莖中治小便轉胞燒炭敷重舌

鼠婦一名地虱

酸温入足厥陰經治氣癃療寒熱小兒撮口痘瘡倒靨葛洪又用以截瘧見太平御覽

配巴豆胡椒飯丸治風牙疼痛綿裹一丸咬之良久涎出吐去立效

䗪蟲即地鼈虫　畏皂莢菖蒲屋遊

鹹寒有毒破宿血積聚敷重舌木舌

配乳香沒藥自然銅龍骨等分加麝香少許每服三分

酒下治折傷接骨

去足或炒或酒醉死用○如無瘀血不宜用

䖟蟲即蜚䖟

苦微寒有毒入足厥陰經血分遍行經絡能攻眞氣運

行不到之血治兩目赤痛及眥傷淚出

酏丹皮治撲墜瘀血宿血在骨者二味治之

蟲部濕生類十一種

蟾蜍

辛涼微毒入足陽明經散熱解毒行濕氣殺蟲蠶除疳病消堅積

取汁和井水治溫疫發斑　犬咬鼠瘻末可敷

洞瀉下痢炙研水服　跌撲損傷酒搗爛罯

疳蝕成癖作膾食　和猪脂燒敷風淫生癬

陰乾酒浸三日焙乾用

形大。背多痱。行遲。不跳。不鳴者。爲蟾蜍。若小而能跳。舉動極急者。名蝦蟇。不入藥。

蟾酥

辛。熱。有毒。疔瘡發背。外用能拔。內用能攻。

配硃砂、白麵成錠。葱湯下。治惡瘡。汗出即愈。

配硃砂、射香。人乳滴鼻中。治腦疳。

配廣膠、米醋溶化。圍腫毒。以散爲度。

疔毒甚者。合他藥服二三釐。取以毒攻毒也。○瘡毒已潰。欲生肌肉。用之作痛異常。誤服。頭目張大而死。

酥能爛人肌肉不可輕用

蟾酥入目則腫盲用紫草汁洗點即消

蟾肝

耑治蛇螫人牙入肉中痛不可忍敷之立出

蟾膽

汁點舌療小兒臍風失音

田雞

甘寒消水腫治疳瘦搗爛加射香貼臍治毒痢噤口

青鼃 同蛙

汁解熱毒利水氣治蝦蟇瘟

煅炭蜜調敷癌瘡

蠹骨性熱食之小便苦淋臍下酸痛有至死者擂車前水飲之可解

蝌斗 即蝦蟇兒

治火飈熱瘡及疥瘡並擣傅之

配黑桑椹各半斛瓶蜜封懸屋東百日化泥取染鬚髮永黑如漆

蜈蚣　畏蛞蝓蜘蛛白鹽雞屎桑白皮

辛。溫。有毒。入足厥陰經。能截暴風。消除瘀血。

入雞子白煮。治腹大如箕。

入酒煮。炙。治腹內蛇瘕。（常饑食物即吐。此其症也。）

去頭足。用荷葉包煨。或柳蚰末於新瓦上同炒。俟蚰黑爲度。或酒炙。隨病法製。

百足蟲頭上有白肉嘴尖。誤服之。腥氣入頂而死。中其毒者。桑樹汁鹽蒜塗之。烏雞糞蜒蚰可敷。蚯蚓桑皮亦能解其毒。

蚯蚓　畏葱鹽。

鹹寒。能引諸藥直達病所。解時行熱毒。除風濕痰結。利小便。療黃疸。除脚氣。治跌撲。祛蟲瘕。破血結。

絞汁治勞復。或卵腫或縮入腹中絞痛。身重頭不能舉。小腹急熱拘急欲死。

得麵粉炒研吞。治癡癲。配枯礬末。搽齒血。加射香更妙。

調荆芥汁。治熱狂。再加白蜜更好。加乳香末。治驚風。

白頸者佳。水浸一日。酒浸一日。焙乾用。搗汁井水調下。治大熱。或入鹽化水。或燒炭。或川椒糯米拌炒。隨方法製。

蚯蚓咬人。形如大風。眉鬚皆落。每夕蚯蚓鳴於體中。以

石灰水浸之或以鹽湯浸之并飲乃愈

糞

甘寒瀉熱解毒治赤白久痢敷陰囊熱腫顛腫丹毒

配綠豆粉塗外腎生瘡　入輕粉清油調傅臁瘡下

蝸牛即負殼蜒蚰　畏鹽

鹹寒有小毒主消渴脫肛筋急驚癇入嬰兒藥大有解

熱消毒之功

得蟾酥射香藤黃塗消癰毒

入麝香化水塗痔瘡腫痛　和麵搗敷痄顋腫痛

和白梅肉生礬枯礬治喉塞口噤
加麝香搗貼臍下治小便不通

蛞蝓即蜒蚰螺　畏鹽

鹹寒主治賊風喎僻軼筋及脫肛驚癇攣縮消痰核
生搗塗蜈蚣咬傷　得京墨研塗痔瘡腫痛

鱗部　龍類五種

龍骨　得人參牛黃良畏石膏鐵器忌魚

甘平濇入足少陰厥陰經收浮越之正氣濇有形之精
液鎮驚定魄止腸紅生肌肉療崩帶愈溺血斂瘡口袪

腸毒。能引治毒之藥粘滯於腸以治患也

得白石脂治泄瀉不止　得韭菜子治睡卽洩精

配桑螵蛸治遺尿　合牡蠣粉撲陰汗濕癢

酒浸一宿焙乾水飛三度用或酒煮焙乾水飛用或黑豆蒸曬乾或火煅水飛用不製着於腸胃晚年發熱

龍骨、龍齒。舐之粘舌者良黑色者勿用。

龍齒　得人參、牛黃、黑豆良。畏石膏。鐵器。忌魚。

甘濇涼。入手少陰足厥陰經。鎮心神。安魂魄。療煩熱。逐鬼魅。

法製與龍骨同

止瀉痢莫若龍骨攝遊魂不如龍齒

怪症兩足跟齊出一蟲上行至頂一到腰膝旋即分散

大小蟲行不計其數後復下行於屈經年累月不可得

療此緣驚氣所積也重滋眞水加龍齒鎭之一月而愈

鯪鯉即穿山甲

鹹微寒有毒入厥陰陽明經竄走經絡迅達病所消癰

疽除痰瘧破血結療痺痿去驚邪逐鬼魅

得肉豆蔻治氣痔膿血　配猪苓醋炒酒下治便毒

入五積散治渾身強直

調木通生自然銅末酒下治吹乳

尾脚嘴甲力更勝或油或醋或酒或土或乳或童便或

蛤粉拌炒各隨病製○性猛不可過用 肝氣虚者禁

用

守宫 即蝘蜓

鹹寒有小毒入手少陰經血分治中風驚癇癘風瘰癧

配蠶沙麥麵炒研柏葉湯下治風癩

童便酒鹽隨方法製

蛤蚧

鹹·平·溫。有小毒。入手太陰足少陰經血分。助陽益精。定喘止嗽。逐傳尸。辟鬼邪。

配參蠟糯米。治虛寒喘嗽。　配人參熟地。補陽虛瘦弱。

功用在尾。其毒在眼。去眼或去頭足。洗去鱗鬣內不淨。以酥炙。或以蜜炙。或以酒浸。透隔紙緩焙熟。令黃色。研用。口含少許。奔走不喘息者。爲眞。宜先散中用。○陰虛火動。風邪喘嗽二者。禁用。

鱗部蛇類五種

蛇蜕 得火良畏慈石及酒

鹹平甘有毒除風痺祛翳膜治鬼魅殺三蟲療瘡疥止
嘔逆愈腸痔定驚癇
燒存性研末治耳忽大痛如有虫在內奔走痛不可忍以鵝翎吹之立愈
配當歸治纏喉風　配花粉羊肝治痘後目翳
調人乳治小兒欬吐血　調豬頰車髓塗小兒解顱
青黃色者不入藥白色者佳皂莢水洗淨纏竹上或酒
或醋或蜜浸炙黃用或鹽泥固煅或燒炭存性隨症製
用○產婦禁用

蚺蛇膽 一名南蛇

甘苦寒有小毒入足厥陰經明目涼血除疳殺蟲療諸風症止心蠹痛又能護杖使血不凝滯於內

置水旋行極速者眞

白花蛇 一名蘄蛇 得酒良

甘鹹溫有毒入足厥陰手太陰經治風濕末疾（四肢為末）透骨搜風截驚定搐其性善竄能內走臟腑外徹皮膚引諸藥直至於有風疾處凡癩麻鶴膝雞距並宜治之

得丁香治痘瘡黑陷（炙白花蛇三錢大丁香七枚為末每服五分水和淡酒下神效）

出蘄州頭尾有大毒尾有爪甲去頭尾各一尺酒浸五日每日換酒去酒埋於地下一宿盡去皮骨炙用○服之切忌見風○虛弱者禁用○

烏稍蛇 得酒良

甘平有小毒入手太陰經治皮膚不仁瘰風淫熱毒功用與白花蛇同但白花蛇主肺風爲白癜風之要藥烏稍蛇主腎風爲紫雲風之耑藥

配麝香荆芥治小兒撮口

蘄州烏蛇頭上有逆毛二寸腹下有白帶子一條長一

寸者是雄可入藥去頭皮骨酒浸一宿酥炙埋地下一宿用大者力減○誤用反能引風入骨

膽

敷癘風木舌腫脹

公蠣蛇即水蛇

甘鹹寒治消渴煩熱毒痢

皮

燒研治小兒骨疽

鱗部魚類四種

鯉魚 蜀漆爲之使。忌天門冬、硃砂。

甘平。消水腫，治黄疸，止腸澼，散血滯。

配阿膠、糯米，治胎動下血。魚宜煨炭。

入礬腹内，紙包泥固，煨食，治水腫。

○多食發風動火。天行病後、下痢、宿癥，禁用。

胆

祛赤腫青盲，滴耳聾，塗瘡毒。

鰌魚

膾汁滴鏡上，陰乾，竹刀刮下用。

甘平開胃利五藏令人肥健與百藥無忌

石首魚鮝

甘平入足太陰治瀉痢消食開胃

酒炙或煮湯

鰾 即膠

煖少陰之精又能消瘀解毒

首中石

治石淋燒研末摻聤耳出膿

鯽魚

忌麥冬少糖

甘。平。入足陽明經。和胃實腸。通陰利水。諸魚屬火，惟此屬土。

得茴香末蘸服，治疝氣。配山藥搗敷，便毒。

入赤小豆煮食，消水腫。填葱於腹，煨研，治膈氣。

利水取汁煎藥。○多食動火。

鱗部　無鱗魚類八種

烏鯉魚　頭有七星

能導橫流之勢，以遂敦阜之性，能除陰僻之風，以扶痿弱之體。故虛人、老人、孕婦有風濕水腫者宜之。

膽

治目與鯉魚胆同若治喉痺惟此更勝

諸魚胆苦惟此膽甘臘月收取陰乾

鰻

忌銀杏

甘平去風殺蟲治傳尸疰氣虛損勞瘵

○孕婦忌食　腹下黑點背上白點毒甚不可食

鱓

甘溫補中益血通經脈除風濕凡耳聾鼻衄痘後目翳

均以血滴之自愈

血和葱汁塗赤遊風　血和麝香塗口眼喎邪

〇病後禁用　黑者有毒不可食

頭

止痢除瘖

海螵蛸 即烏賊骨　惡白芨白斂附子伏硇砂

鹹微温入足厥陰少陰經通血脈去寒濕治血痢除痰瘧並治赤白帶下陰蝕腫痛驚氣入腹腹痛環臍

得鹿茸阿膠治崩中帶下　配辰砂黄蠟治赤翳攀睛

配生地黄治血淋不休　配乾薑煎服治血瘕

配炒蒲黄敷舌血如泉　配雞子黄塗重舌鵝舌

研銅綠治血風赤眼　調白蜜點浮翳目淚亦除

拌槐花吹鼻止衂血　加射香吹聤耳

炙黃用

鰕

甘溫有小毒壯陽道下乳汁托痘瘡治鼈瘕

生搗敷赤白遊風　配黃丹生搗貼血風臁瘡

入薑葱醬煮探吐風痰　和糯米搗膏敷蟲疽

鮑魚 即乾魚

辛臭溫治跌打損傷及女子血閉

海蟄

鹹寒主婦人生產勞損血凝小兒火熛丹毒

配荸薺煎汁治肝氣鬱結小腹疼痛一切痞塊蟲積

漂去石灰礬性用

海參

甘溫補腎益精壯陽療痿

介部 龜鼈類四種

龜甲

畏狗膽惡沙參蜚蠊

甘平微鹹入足少陰經血分通血脈療蒸熱治腰脚血

結及瘧邪成痞

得婦人頭髮芎歸治難產　得枳殼開產門

配杜仲止瀉痢　　配鱉版燒研治人咬傷瘡

酒醋豬脂隨症炙用○陰虛燥熱者禁用

血虛滯於經絡得此可解其結邪氣鬱於隧道得此可

通其塞開骨節闢陰竅是其所能如謂滋陰補血則未

之有得

肉

温止寒嗽療血痢除筋骨痛

龜膠

甘平入足少陰經鎮腎中之火收孤陽之汗安欲脫之陰伏衝任之氣

得丹皮地膚止淋瀝　佐北參元參止燥咳

止嗽牡蠣粉炒養血酒蒸化○脾胃虛寒　眞精冷滑二者禁用

鼈甲　杜惡礬石理石忌薄荷

鹹平入足厥陰經血分治勞瘧除脇堅袪腰痛療斑痘

凡暑邪中於陰分出併於陽而熱入併於陰而寒者得

此治之自無不愈

得青蒿治骨蒸　配牡蠣消積瘕

佐桃仁三稜治奔豚氣痛　調雞白斅陰瘡

消積醋炙治骨蒸勞熱童便炙治熱邪酒炙宜煎服不

宜入丸如誤服甲末久則成鼈瘕○冷勞癥瘕人不宜

服　其性燥血燥者禁用

肉

涼血補陰亦治瘧痢不用鹽醬加生姜砂糖名鼈糖湯作羮食之痢自止

○同雞子食殺人　同莧菜食成血鼈

頭

治婦人陰墜小兒脫肛

螃蟹

鹹寒有小毒能解鱓魚毒治筋骨折傷帶黃去殼搗爛微炒罯之

黄塗漆瘡即愈蟹能化漆成水　殼治兒枕作痛

爪破宿血下死胎

○妊婦忌食食之臨盆恐橫產

介部蚌蛤類十一種

牡蠣

得甘草、牛膝、遠志、蛇床子良。貝母爲之使。惡麻黄、吳茱萸、辛夷、伏硇砂。

鹹，平，微寒。入足少陰經血分。主泄精帶下，逐虛痰宿血，除鬼交，治溫瘧，止遺溺，散喉痺，收往來潮熱，消胃膈脹滿。凡肝虛魂升於頂者，得此降之，而魂自歸也。

得杜仲，止盜汗。加麻黄根更好。得元參，治男女瘰癧。

得柴胡，治腸癖。配大黄，消癰腫。

配鼈甲，消脇積。和貝母，消痰結。

合花粉，消癭癖，並治傷寒百合變渴。

同乾薑末，水調，塗陰囊水腫。熱如火，若乾燥再塗之，小便利自愈。

煅研○久服寒中

蚌　制石亭脂硫黄

甘鹹冷止渴除熱解酒毒去赤眼

○多食發風動氣

殼粉　制石亭脂硫黄

鹹寒清熱行濕

得青黛蘿菜水治痰飲咳嗽

配米醋調塗癰疽赤腫

蜆

甘鹹冷去熱利便除濕開胃

生搗汁塗疔瘡○多食發嗽且使冷氣消腎

殼

鹹溫治陰瘡止痢疾療失精化痰飲止嘔吐除吞酸

眞珠

鹹寒入足厥陰經安魂定魄聰耳明目療遺精解痘毒

取新珠未經鑽綴者以人乳浸三日煮搗研用

石决明

鹹平入足厥陰經血分能生至陰之水以制陽光淸肝

肺之風熱以療内障除骨蒸通五淋

得龍骨止泄精　　得穀精草治痘後目翳

得杞子甘菊治頭痛目暗

地榆汁同煮研水飛用煆童便淬研水飛用麵裹煨熟

水飛用

蛤蜊殼

鹹寒入足陽明少陰經血分利濕化痰去浮腫散癭瘤

治疝氣白濁療陰痿心痛

得大蒜治水腫　配芒硝治傷寒血結

配川柏治白濁遺精

煆研粉用○丹石人食之令腹結痛

肉

鹹冷潤五藏止消渴解酒毒除血積

魁蛤即瓦壟子

甘鹹消血塊散痰積治血氣冷痛

連肉燒存性研傅小兒走馬牙疳

配醋丸治一切氣血癥瘕先煆醋淬三次醋丸服

貝子

鹹平有毒解肌以散結熱利水以消浮腫點赤翳除瘡蝕吐乳者下咽即止

淡菜

甘温補五藏益陽事除腸澼治帶下産後脊瘦食之而肥

煮汁煎藥亦可

田嬴

甘大寒煮汁療熱醒酒利濕熱除黄疸脚氣上衝小腹急硬俱此治之

連肉燒存性研末香油調搽瘰癧潰破
入冰片化水治痔痛疔腫
入川連末艮久取汁點目止痛及大腸脫肛
搗大蒜車前子罨臍下治水氣浮腫
搗爛入麝香貼臍使熱氣下降亦治噤口痢
水缸養久者更佳

殼

澁遺精治心痛燒研水服

蝸蠃即螺螄

甘寒止渴解毒利二便消黃疸治水腫瘰癧疾脫肛痔瘻亦皆可愈

入白酒煮食治五淋白濁　入鹽少許搗貼白遊風腫

殼一名鬼眼睛

甘寒治痰飲胃痛瘰癧毒火傷

配倒挂塵油塗小兒軟癤　配辰砂片腦搽楊梅瘡

泥中及墻壁上年久者良煅用

盤珠集得配本草卷之九

澹寧施雯文澍
姚江西亭嚴潔青蓮仝纂著
輯菴洪煒霞城

禽部 水禽類二種

鴨 尾𦝫𩌏肉

甘冷入手太陰足少陰經血分滋陰補虛除熱止嗽利藏府消熱痢定驚癇消水腫

青頭雄鴨利小便烏嘴烏骨白鴨補虛勞或酒或童便

煮服○腸風下血者禁用　純黑者勿用　目白者殺人

野鴨　忌與胡桃木耳豆豉同食

甘涼消食積退水腫除瘡癤敺風熱

禽部原禽類十種

烏骨雞

甘平微温入足厥陰少陰經血分益肝腎之陰除陰虛之熱祛心腹惡氣治折傷癰疽胎前崩漏產後蓐勞得此自愈

佐白果蓮肉治帶下　使豆蔻草果治脾泄

純酒煑○久服動肝經風火　吐血者不宜食以其能動血也

宜之故產後　烏雞白首者六指四距雞死不伸者並不可

食害人

雞屬木烏骨者得水木之氣故虛熱者宜之

怪症口鼻流水腥臭難狀以碗盛之有鐵色魚鰕如米

粒大者走躍不住以手捉之卽化爲水此肉敗也任意

食雞肉而愈

血

鹹平塗心下治鬼擊而死塗中風口眼喎邪冠血尤佳

配酒漿發痘

肝

甘苦温補腎虛安胎漏療風虛目暗

得白芙蓉花治瘖眼　得硃砂治驚風

腸

止遺溺

鸂鶒

破血消腫解蛇蟲風毒

雞內金 肶內黃皮

甘平。入大腸、膀胱。健脾開胃，祛腸風，治洩痢，消水穀，除酒積。

得花粉，治膈消飲水。配枯礬，敷牙疳口瘡。清熱之功

拌人乳，治小兒瘧疾。同鬱金，貼赤顱瘡蝕。

燒存性研

雞子 即雞卵

甘平。益氣補血，白解熱毒，治下痢，安胎利產，定驚止嗽，

清咽開音。黃救厥陰之陰以安胃氣，補離中之氣以定

心神

配阿膠交心腎　煨研釀黄丹治妊痢

入亂髮熬煎汁療小兒驚熱下痢

凡治俱生用治黄疸醋浸服調赤小豆末塗毒○小兒

痘疹　氣滞者禁用　卵有八字紋者不可食

抱出卵殼

治痘陷便血惡症磨障翳敷下疳殼中白衣治久咳

炒研末用

雞矢白

微寒下氣消積利二便治臌脹 翔雞乾糞炒黃酒煮三分之一去渣服腹轉脹自消

除脹酒漬消積利便炒黃水煎

怪症脚肚或遍身肉窠處生瘡毒漸即內肉翻出但紅亮而無膿血飲食不進疼痛欲絕名翻花石榴用爛溏膿時時抹之自愈

白鵓鴿

鹹平調精益氣患惡瘡疥癬風瘡白癜癧瘍服之立愈

解諸藥毒

卵

小兒食之預解痘毒

屎名左盤龍

辛温徵毒可敷諸瘡風毒

雀并卵

甘鹹性熱並入命門益氣壯陽治陰痿帶下除疝瘕利

小便

雀宜冬三月食之卵宜五月取之○陽氣旺者禁用

服白术者忌之

頭血

點雀盲

腦

治耳聾塗凍瘡

白丁香 即雄雀糞

苦温微毒療目疾消積塊决癰疽治痘瘡倒靨通咽塞

口嗉

白湯化下治急黃欲死　和人乳點胬肉翳膜

熱酒服治破傷風瘡 作白痂無血者殺人最急

和沙糖爲丸綿裹含咽愈喉痹乳蛾
和桂心乾薑艾葉爲丸治痃癖諸塊
入麝香少許米飲下治痘瘡倒靨
兩頭尖挺直者是雄雀屎臘月采得去兩畔附着者研
細以甘草水浸一宿去水焙乾用

燕窩 一名燕蔬

甘淡平補陰潤肺生津養胃化痰止嗽能使金水相生
腎氣上滋於肺而胃氣自安調理虛損之品惟此爲最
化痰潤肺淡煎滋陰養胃和米煎粥或冰糖煎

燕糞

辛平有毒治久瘧臨發日攪酒熏鼻卽止

配獨蒜用燕糞三合炒研爲丸清湯送下除蠱毒殺鬼

疰破五癃利小水

天鼠肉卽伏翼

逐五淋去目翳

拭去毛腸并爪酒浸一宿黄精汁塗炙用

天鼠糞卽夜明砂　惡白歛白微

辛寒入足厥陰經血分活血消積散肉外結氣療肝經

血分諸病

和硃砂麝香末治五瘧　猪膽丸米飲下治雀盲糞炒

摻豬肝治翳障　酒送末下死胎

淘淨曬乾焙用

五靈脂即寒號虫屎　惡人參損人

甘溫入足厥陰經血分治痰涎挾血成窠去胃腹血結

疼痛愈瘻痢療目翳驅腸風

得半夏治痰血凝結　得蒲黃治心腹疼痛

佐胡桃柏子仁治咳嗽肺脹

合木香烏藥理周身血氣刺痛

酒調治蛇咬昏憒

酒飛去沙石曬乾用

怪症目中白珠墨黑視物如常毛髮直如鐵絲能食而不能語昏昏如醉名曰血潰服五靈脂末二錢卽愈

禽部 林禽類四種

斑鳩

甘平入足少陰經助陰益陽明目止噎

伯勞毛

平有毒主治小兒繼病取毛帶之繼病者母有妊乳兒兒病如瘧痢相繼腹大或瘥或發他人有娠相近亦能相繼也北人不識此病

烏鴉

酸濇平主治暗風癇疾咳嗽骨蒸

配瓜蔞穰白礬煮熟食之治勞傷

逐魂鳥

黃坭封煅存性研服酒下治噎食

獸部畜類五十種

猪肉

甘鹹濇。入足太陰經。補脾氣。潤腸胃。

○多食動風痰。助濕熱。人食豬肉而肥白者內有風痰也

若老人燥痰。不忌。

怪症人常臥床。能食不能動。好言吃食。謂之失物望病。治之當云你吃豬肉一頓。病人聞之郎喜。遂置肉床前。令其見不使其食。此乃失其望也。睡去涎出數碗。郎愈。

豬脊髓

甘寒。塡髓補骨。

配童便、烏梅。治勞傷骨蒸。

猪肺

甘微寒補肺麻油炒熟同粥食治肺虚勞欬

猪脾

澁平治脾傷除熱消積

猪肚

甘微温入胃健脾利水通血脈

配北五味煮食養胎氣　配胡蒜丸治水瀉不止

猪肝

微寒補肝入補血藥明目納陰戸引蟲引藥入血所而

治血

配麻油炒熟煮粥療肝虛咳嗽

加杏仁童便同煮治休息痢

蘸米仁末食治肝虛嗽血

豬臨殺驚氣歸心絕氣歸肝不可多食不但肝不可多

食凡豬一身內除肚膏外餘皆發病可暫食不可久食

可少食不宜多食

豬腎即腰子

鹹冷理腎氣通膀胱治腰痛耳聾

配甘遂煨熟去藥服之治卒腫

加破故紙煮食止久泄

○腎氣虛寒　冬月禁用

猪心　忌吳茱萸

甘鹹治虛悸可爲補心藥之向導

得人參治心虛自汗

○多食耗心氣

豬心血　獖猪者良

治驚癇及卒中惡死痘瘡倒靨用一匙入冰片少許新汲水服

配硃砂靛花除心病邪熱

猪腸

甘微寒入大腸治腸風下痢

猪膽

苦寒入心瀉肝胆之火治傷寒熱渴殺疳蟲通大腸以汁炒藥能入胆

入牙皂末以葦筒納入肛門揑注大腸能使熱結下行

豬卵　名猪石子牡猪外腎也

治癲癇鬼疰寒熱賁豚

熱酒吞二枚治陰陽易病少腹急痛

猪胞 即膀胱

甘鹹寒治遺溺疝氣可作引經

豬脂膏 反梅子烏梅

甘寒涼血行水利腸殺蟲

配酒治赤白帶下滑胎　和白蜜煉服治暴瘖

猪胰 名腎脂生在兩腎中間

甘寒滌腎藏邪毒垢膩療肺氣喘脹咳血

得延胡索治膜內氣塊

同棗肉浸酒治痃癖羸瘦 並治二十年嗽忌鹽
○多食薄大腸
猪蹄 母猪者良
甘鹹小寒益陽明經之氣血同通草通乳汁洗敗瘡
猪懸蹄甲 蹄之懸起不着地者 母豬者良
鹹寒治寒熱痰喘痘瘡入目五痔腸癰
猪血
鹹平祛血風眩暈奔豚暴氣
○服地黄何首烏諸補藥者忌之

猪外膚

甘寒潤肺腎解虛熱

猪尾血　𤠺猪者良

和冰片治痘瘡倒靨

猪乳

甘鹹寒生精血除天吊猪癇及小兒臍風胎驚同硃砂牛乳少許抹口中甚效

狗

畏杏仁反商陸忌大蒜

鹹酸性熱入右腎命門壯元陽補胃氣除膝冷煖五藏

黄者補脾黑者補腎白狗一隻餓數日飼以米粟其糞洗淨取粟米曬乾爲末二兩加抱出雞子殼炒一錢滚湯下二錢治隔食○陰虛　懷孕食之生子無聲　内熱者禁食

丹溪先生曰人之癆怯多是陰虛若陽果虛之而成癆瘵者其死甚速抑且辛熱之品投之元氣愈散反使焦燥狗肉烏足以救其萬一也且陰虛者食之則陰火益亢病更難療藥更無益世之人何竟不察其原而妄食之

狗寶

甘鹹平有小毒治反胃噎食瘰癧疽瘡瘍

得龍腦蟾酥麝香酒丸用葱酒嚥下治赤疔

治反胃噎食以其常降冷痰積結

氣血枯槁者服之何殊負薪救火

生癩狗腹中狀如白石帶青色其理層疊亦難得之物

也

羊肉 反半夏菖蒲忌銅器煮

甘溫入脾肺二經血分滋益虛羸肌肉之氣眷戀在下

欲脫之陽
配生地當歸治崩中欲死　同歸芎甘草治產後厥痛
合當歸生薑治腎虛寒疝
可煮汁煎藥○孕婦水腫及骨蒸瘧疾禁用　中羊毒
者甘草湯解之

羊脊骨
甘熱補腎通督脈治腰痛下痢

羊頭蹄
甘平治腎虛精竭五勞骨蒸熱病後宜食冷病勿食

○水腫者切忌

羊腎 即腰子

甘溫補腎氣益精髓縮小便止盜汗

得杜仲治內腎結硬

羊肚 一名羊膍胵

甘溫治胃反止虛汗補虛羸止便數

配白术治脇下水氣

羊肝 忌銅鐵

苦寒治肝風虛熱目赤暗痛熱病後失明

配川連爲丸治翳膜　配决明子治目暗

羊脂

甘熱止痨痢潤肌膚療産後腹中絞痛

得阿膠黄蠟黍米煮粥治下痢腹痛

合白蜜生地汁薑汁煎如飴糖治産後虚羸

羊血

制諸丹石

鹹平補血凉血主治女人血虚風熱（宜新血熱服）

刺血熱飲治妊娠胎死不下

蘸醋食治大便下血解丹石胡蔓草莽草毒

○服地黃何首烏諸補藥者忌之

怪症凡猪羊血久食則鼻中出毛晝夜長五寸漸如繩痛不可忍摘去復生惟用乳石硇砂等分爲末飯丸如桐子大臨臥水下十九自落也

羊肺

甘溫上通肺氣下利膀胱

羊屎

和鹽豉杵數傷寒熱毒攻手足腫痛欲斷

羊乳

甘温治大人乾嘔及反胃小兒噦晼及舌腫補寒冷虛乏解蜘蛛咬毒

丹溪先生云反胃人宜時時飲之取其潤胃脘大腸之燥也

牛肉

甘溫養脾胃止涎唾

牛病死及獨肝者有大毒食之生疔殺人

牛骨髓

甘温通十二經脈塡骨髓平三焦止洩痢

配地黄汁治羸瘦

和羊脂白蜜薑汁煎膏治勞損風濕

牛乳　制秦艽不灰木

甘微寒養心肺潤腸胃解熱毒補虚癆通二便止吐衄

佐薑汁治熱噦　使蓽茇治氣痢

拌硫黄治腳痹　和薑汁韭汁治噎膈

每碗入酒半盞文火調和結如嫩蛋服之〇胃虚噁心

大便滑泄二者勿用

怪症項中生瘡五色如櫻桃狀破則自項分裂連皮剝

脘至足名曰肉人常飲牛乳自消

白水牛喉

去兩頭除脂膜醋炙燥燒存性每服一錢米飲下治反胃噎膈及小兒呷氣

牛角鰓 即角尖中堅骨

苦澀入足厥陰少陰經血分治血痢崩中赤白帶下淡青鹽水送末一錢服二三枚種子神效

久在糞土中爛白者亦佳燒存性用

牛胆

苦大寒除熱渴止下痢

拌苦參胆草蜜丸治穀疸

入槐角於內風乾丸服治痔漏

胆星

苦凉入足厥陰少陽經豁結氣除肝熱肝胆驚熱之風

以此爲調和之神劑上焦壅閉之痰惟此爲消降之聖

藥

九製者佳清膽府療驚氣較竹茹有力

牛黄　得牡丹菖蒲利耳目人參爲之使畏牛膝乾漆惡

龍骨龍胆地黄常山蜚蠊
苦凉入手少陰足厥陰經淸心火通關竅入肝藏引風
外出透胞絡合於神明化胎毒治驚癇
硃砂一分牛黄二釐蜜浸胭脂取汁調二味末塗痘瘡
黑陷
得天竹黄發聲音　　得犀角末治諸驚
得竹瀝治口噤熱驚
磨指透甲者眞癰疽研敷○風中血脈及府者用之引
風入骨脾胃虛寒者易於作瀉並禁用

霞天膏

甘温治諸痰由腸胃出透肌膚能搜剔一切虚結

煎膏法用肥嫩雄黄牛肉三四十觔洗净煮爛去滓熬

膏

黄明膠 即牛皮膠

甘平去風濕活血止痛潤燥補血利大小腸功用相近

阿膠如無眞阿膠不若以黄明膠代之

白馬懸蹄

攤膏貼瘰癧潰爛

甘平破瘀血療腸癰治癲癇止崩帶

調雞子清塗腸癰兩耳輪甲錯腹痛或遶臍有瘡如粟下膿血此其候也

調生油塗赤禿頭瘡　入鹽掺走馬疳

調猪脂綿裹入肛門治䘌蝕

煨切片研末用

白馬溺

可殺蟲破癥瘕

屎煎汁治卒死并攪腸痧危症

怪症誤食髮成瘕咽中如有蟲上下者是也飲馬屎數

碗飽下

白馬脛骨

甘寒降陰火可代芩連

煆用

白馬頭骨

微寒有小毒合乳香炒棗仁治膽虛不眠

驢溺

辛寒有小毒治反胃殺諸蟲冲滋陰之劑治噎膈

得人中白乾地龍滴耳聾

阿膠　得火良。薯蕷爲之使。畏大黃。

甘平微溫。入手太陰、足少陰厥陰經血分。壯生水之源，補坎中之液，潤燥降痰，歛虛汗，利小便，定喘嗽，固胎漏，止諸血，治帶濁。一切血虛致疾，服無不效。

得人參，正瞳人。得滑石，利前陰。佐川連，治血痢。君生地，治大衄吐血。膠能降火歸元

光如鑒漆，夏月不軟者眞。利血，酒蒸。止血，蒲黃炒。止嗽，蛤粉炒。清火，童便化。○肺氣下陷，食積嘔吐，脾胃

虚弱三者禁用

獸部　獸類三十三種

虎骨

辛微熱入足少陰經血分追骨間毒風辟鬼疰邪氣欬

犬咬除骨哽

左脛骨尤雄或酒或醋或酥炙入藥

脛骨羊油塗炙搗末米飲或酒下治痢久不止

頭骨酒炙研桃腦湯下治溫瘧嘔吐

○肝腎虚敗腰腿疼痛如風者禁用

虎肚
煅存性和平胃散治食膈餘皆不效

虎皮
止鬼瘧餘瘧無益

虎睛
寒鎮心安神明目去翳
睛入羊血浸一宿焙乾研末用

虎骨膠
祛風尤良佐補血藥以治老人虛風不同草木之燥

象牙

甘凉出諸物刺入肉中取諸毒久結漏管一切痰熱邪魅並宜生研入藥

配白梅塗骨刺入肉　燒炭服治小便過多

象皮

甘寒治疳燒炭和油敷之又治金瘡不合

象膽

去目中臖膜塗瘡腫治口臭

須先搗成粉後入衆藥

犀牛角　松脂升麻爲之使惡雷丸雚菌烏頭烏喙忌鹽

苦酸鹹寒入手少陰足陽明經散心經之火瀉肝木之邪清胃中之熱傷寒時疫煩嘔發斑畜血譫語發狂發黃及吐血衄血驚癇心煩痘疹血熱鬼魅癰疽概無不治

得升麻散陽明結熱（通利陽明血結）

配連翹治熱邪入絡（磨尖入藥發汗甚速）

佐地黃解營中伏火　合地榆治血痢不止

黑角尖磨汁冲服鎊水煎亦可○娠婦服之消胎氣

血虛燥熱 痘瘡初起服之寒伏不出 無大熱者禁用

熊胆 惡防已地黄

苦寒入手少陰厥陰經凉心平肝爲眼障疳蟲之要藥

並治黄疸驚癇

得片腦拌猪胆汁塗十年腸風痔瘻并搽風蟲牙痛

拌使君子蒸研爲丸治諸疳羸瘦

點水運轉如飛者良研用或蒸熟溶化用

鸝羊 即羚羊角

苦鹹微寒入足厥陰經氣分治風毒之伏於骨間散時氣之熱在肌膚如因火而目不明因風而筋不舒及驚癇噎塞血痢血衝煩悶狂越腫毒等症得此悉治

得鉤藤鉤息肝風　調雞子白塗赤丹

磨東流水治產後煩悶汗出不識人

燒存性研末童便調下治敗血冲心

明亮尖不黑者良或鎊碎或磨用如研不極細刮腸致害煎服無妨○寒能伐生生之氣無大熱者禁用

山羊血

鹹寒散血和傷頗稱神藥

羖羊角　兔絲子爲之使

苦鹹微寒入足厥陰經療百節結氣除頭風疼痛治青

盲止　瘺殺疥蟲

燒存性研末酒服治産後寒熱心悶極脹

鹿茸　麻勃爲之使

甘溫純陽入足少陰經血分通督脈之氣舍達奇經之

陽道生精補髓養血益陽止鬼交療崩帶破瘀血散癰

腫治石淋止遺尿一切陽虚以致耳聾目暗眩運虚痢

等症得此自治

配菟絲麝香治酒泄骨立　配參蓍提痘漿

配狗脊白歛艾治冷帶不止

狀如紅玉破之中有椵木者佳去毛骨用或羊脂塗炙

或好酒浸炙或黄精汁煮或老酒浸蒸隨症法製○陰

火盛者禁用

茸中有小白蟲鼻嗅之入顙藥不能療

鹿角　杜仲爲之使

鹹溫入手少陽足少陰經血分助相火通督脈生用行

血消腫辟邪祟熱用強陽活血除鬼交

得人參生薑治産後喜嘔　得髮炭治小兒滯下

配地丁消虚人乳癰　用酒下治跌打折傷

塗腫毒醋磨行瘀血煅用○命門火熾　瘡毒宜凉者

並禁用

鹿角霜

將角截斷入瓦器中泥裹入火燒一日狀如玉粉其名

爲霜治與角同

鹿角膠　得火良畏大黄

甘鹹溫入足少陰經血分補陰中之陽道通督脈之血舍壯筋骨療崩帶婦人虛冷胎寒腹痛此爲要藥

得龍骨治盜汗遺精　得茯苓治小便頻數

水浸七日刮淨桑柴煮七日入醋少許取角搗成霜其汁加無灰酒熬膠折傷酒送○眞陰虛服之火炎水愈

涸　痰熱血症俱禁用

鹿腎

甘平煮粥食之補中安五藏壯元陽

麝香　忌大蒜

苦辛溫入足太陰經利骨髓之伏痰搜至陰之積熱通
關竅開經絡透肌骨安心神辟惡氣尸疰除驚癇客忤
殺蟲解毒祛風止痛消食積解酒渴療一切癥瘕瘡癬
當門子尤妙微研用
○孕婦禁佩　風在肌肉者用之反引邪入骨　陰盛
陽虛有升無降者禁用
麝香不可近鼻有白蟲入腦患癩久帶其香透關令人
成異疾
怪症口內吐出肉毬有根如線長五六寸不能食物捻

之痛入於心用麝香末一錢水調下三日自消

貓頭骨　黑者良

甘溫無毒治痰齁發喘走馬牙疳對口惡瘡燒存性研末酒服併敷之

配蝙蝠一個俱撒上黑豆同燒存性爲末摻之乾則油調塗治多年瘰癧不愈內服五香連翹湯

臘月死貓頭煅研水服一錢治貓鬼野道病歌哭不自由

貓睛

耑治瘰癧瘋瘻燒存性研末井華水服

猫胞衣

嵩治反胃吐食煆研入砒砂末少許壓舌下甚效

猫毛

治乳癰潰爛見内者取腹下毛以泥固煆存性研入輕粉少許油調封之

猫屎

治瘰癧潰爛鬼舐頭秃及蜒蚰鼠咬以屎煆末敷之

臘月采乾者泥固煆存性收用

兔頭骨

平木邪㾬頭眩
○孕婦禁用兎子從口出也
望月砂即兎屎
治目翳㾬瘡瘡
○產婦禁用
兎毫敗筆
微㶸水調灰服治小便不通淋瀝陰腫酒調服治婦人難產漿水調服治咽喉腫痛調藕汁亦可催生
配馬藺治石淋熱淋

燒存性研用

筆不用新而用敗者取其沾濡膠墨也膠墨能利小便

胎産故耳

水獺肝

甘溫主鬼疰鎮肝魂療傳尸勞怯之熱殺隱見變幻之

蟲治腸痔消水脹

海狗腎　即膃肭臍

鹹大熱入足少陰經補精益腎助陽氣暖腰膝破癥結

辟鬼氣通宿血除積冷

以漢椒樟腦同收則不壞

酒浸煎熱用或酒浸紙裹炙用

豭鼠肉　即老鼠

治兒疳鼠瘻

豭鼠膽

明目治聾

豭鼠脂膏

療瘡瘍湯火傷

豭鼠糞

甘鹹微寒入足厥陰經能引諸藥入至陰之處通除舒陽而解其熱凡陰陽勞復者此可治之

得梔子枳殼葱白豆豉治傷寒勞復

配亂髮等分燒灰治疔瘡惡腫刺破瘡頭納入甚效

配韭根治男子陰易　配大黄黍粥塗乳癰

兩頭尖者是雄鼠糞

鼴鼠肚

甘寒主咽喉痺痛一切熱氣含嚥即效

猬皮　得酒良畏桔梗麥門冬

苦平治腸風瘰反胃破畜血止鼻衄以末吹鼻

煆末塗乳頭飲兒治小兒驚啼狀如物刺

配磁石桂心治脫肛　和髮炭治犬傷

合穿山甲同燒入肉果治五痔下血

猬肉

剉細炒黑用

炙食肥下焦理胃氣

猬脂　制五金八石　伏雄黃

滴耳治聾

猬膽

點痘後風眼

盤珠集得配本草卷之十

施雯文澍澹寧
姚江西亭嚴潔青蓮仝纂著
輯菴洪煒霞城

人部十一種

血餘

苦微溫入手少陰足厥陰經血分消瘀（能去竅血）生新補陰甚捷通關格療驚癇除咳嗽止諸血托癰疽長肌肉介賓先生云壯腎益肺陰中有陽靜中有動爲精氣中最

要之藥

得雞冠花、柏葉末，治便血。配爪甲灰，治無故遺血。佐雞子黃，治驚熱。調茅根汁，治諸血。合蓮房、敗櫻燒炭，止竅血。入猪膏煎化，治陰吹。香油煎化，入雞子煮服，治廣瘡并瘰癧、膿窠積年不愈。亂髮、頭髮撩結口中，治胎衣不下。

二十來歲無疾病男子頂心頭髮，用皂角水洗淨，苦參水浸一宿，去水，築入磁罐，黃坭將罐裹貯，文火煆，候開視成炭者佳。若未成炭，或已成灰，俱不入藥用。

指甲 名爪甲

散乳癰去障翳及飛絲入目 以本賊擦取末置目中

刮細末嗜鼻衂立止

人牙

治痘瘡倒靨

配豶猪血調下治黑陷

當中曰齒兩旁曰牙煅酒淬再煅韭汁淬用一二釐而

止○痘瘡氣虛色白痒塌及熱痱紫泡禁用

糞清 名黃龍湯

苦寒消食積降陰火大解五藏實熱

臘月截淡竹去青皮浸滲取汁名糞青治天行熱病中毒以竹筒入甘草末於内用木塞緊冬月浸糞缸中立春取出懸風處陰乾破竹取甘草曬乾名人中黄治同

糞清

童便

鹹寒消瘀血止吐衄下胞胎療血運且能引肺火下行從膀胱而出反本還原仍歸舊路也

和酒飲治跌撲損傷瓶盛熱浸人咬傷

調竹瀝治脇脹作痛
加猪胆汁入薑附湯治傷寒少陰症厥逆無脈下利不
止乾嘔欲飲水者
行瘀入韭汁目赤痛乘熱抹之癗瘡和白蜜攪去沫服
同甘草治久嗽○產後過飲生冷病　怯病自服溺水
無異毒藥病者小便多蘊熱腥穢故也
人中白即溺白垽
鹹微涼入足厥陰太陽經降火使肝膽腎膀胱火從小便出清痰消瘀
止衄療痘瘡倒靨肌膚汗血

得炒地龍末羊胆汁㗜鼻治偏正頭痛

配雞矢治蜘蛛毒　配麻仁阿膠治血便秘

和桔礬摻口舌瘡　合銅綠麝香治走馬疳

以風日久乾者良新瓦煅研用

秋石

鹹溫入足少陰經治勞咳止遺精軟堅塊潤三焦爲滋陰降火之聖藥亦還元返本之神丹

得白茯苓兔絲子治遺濁　配人乳粉固元湯

入芡實蓮子治腎虚洩數

○多服誤服生燥渴味鹹而性温也

用淨糞桶二隻淨磚頭數十塊置磚桶內令數十童子便於磚上俟尿上磚再加磚一層再便之如此層層加法至滿而止再將磚漸置别桶如前法加至滿桶而止四五轉易磚内童便自透將磚置陰暗地上磚外發出白霜以翎毛刷下貯磁瓶候用

又法取童便數桶每桶入石羔一兩桑條攪之澄定傾去清液如是者二三次入秋露一桶攪和澄清如前法數次滓穢滌淨鹹味減除以重紙鋪灰上曬乾輕清在

上者爲秋石重濁在下者刮去不用

入乳

甘平入三陰經血分潤五藏利關格

和竹瀝治失音　冲梨汁治燥痰

入葱白汁治初生不尿　入美酒治卒不得語

浸桐油塗臁瘡　浸川連點眼熱赤腫

○脾胃多濕　大便滑泄二者禁用

取粉法用銀瓢如碗大傾乳汁少許浮滚水上以手急

轉其瓢如傚粉皮法一般再浮冷水候乾刮取粉用鐵

瓢亦可

婦人月水

鹹溫入足厥陰少陰經血分治熱病勞復女勞黃疸解

藥箭毒初經屬純陽有回生再造之功

室女月經納瓦上燒存性研末麻油調敷男子陰瘡

紫河車　卽人胞

甘鹹熱入足厥陰少陰經血分大補氣血尤治癲癇

破其血線流水洗淨酒蒸焙乾用或童便煮熟爛焙乾

用○陰虛火動者禁用

紫河車爲人外胞衣較胎骨天靈蓋自屬不同然亦必不得已而始用之若用胎骨天靈蓋則是以人食人爲崔氏所切戒此集故弗採焉

臍帶 一名命蒂 又名坎氣

療虚寒解胎毒稀痘瘡免驚風除虚瘧

洗淨焙乾研末用

盤珠集得配本草

奇經藥考

茴香　入奇經　　秋葵子　入奇經

巴戟　入衝脈　　馬鞭草　入奇經

香附　入衝脈　　川芎　行衝脈

實苓　行衝脈　　鼈甲　行衝脈

木香　主衝脈爲病逆氣裡急

當歸　主衝脈爲病逆氣裹急帶脈爲病腹滿腰溶溶

如坐水中　　黄柏　主衝脈逆氣

白术　主衝脈爲病逆氣裏急臍腹痛
蘆薈　主衝脈爲病逆氣裏急
檳榔　主衝脈逆氣裏急　蒼术
吳茱萸　主衝脈逆氣裏急
蒼耳子　走督脈
細辛　主督脈爲病脊強而厥
附子　主督脈脊強而厥　羊脊骨　通督脈
白果　通督脈　鹿角霜　通督脈之氣舍
鹿茸　通督脈之精室　鹿角膠　溫督脈之血

龜版　通任脈　　藁本　主督脈脊強而厥

鹿啣　補溢衝督之精血　杞子　補衝督之精血

黃耆　主陽維爲病苦寒熱督脈爲病逆氣裏急

白芍　主陽維寒熱帶脈腹痛

桂枝　走陽維　　防己　入陽蹻

肉桂　通陰蹻督脈　穿山甲　入陰陽二蹻

虎骨　入陰陽二蹻　川斷　主帶爲病

艾　治帶脈病腹滿腰溶溶如坐水中

龍骨　治帶脈爲病　王不留行　通衝任二脈

澤蘭　調病傷八脈　升麻　緩帶脈之縮急

甘草　和衝脈之逆緩帶脈之急

丹參　益衝任

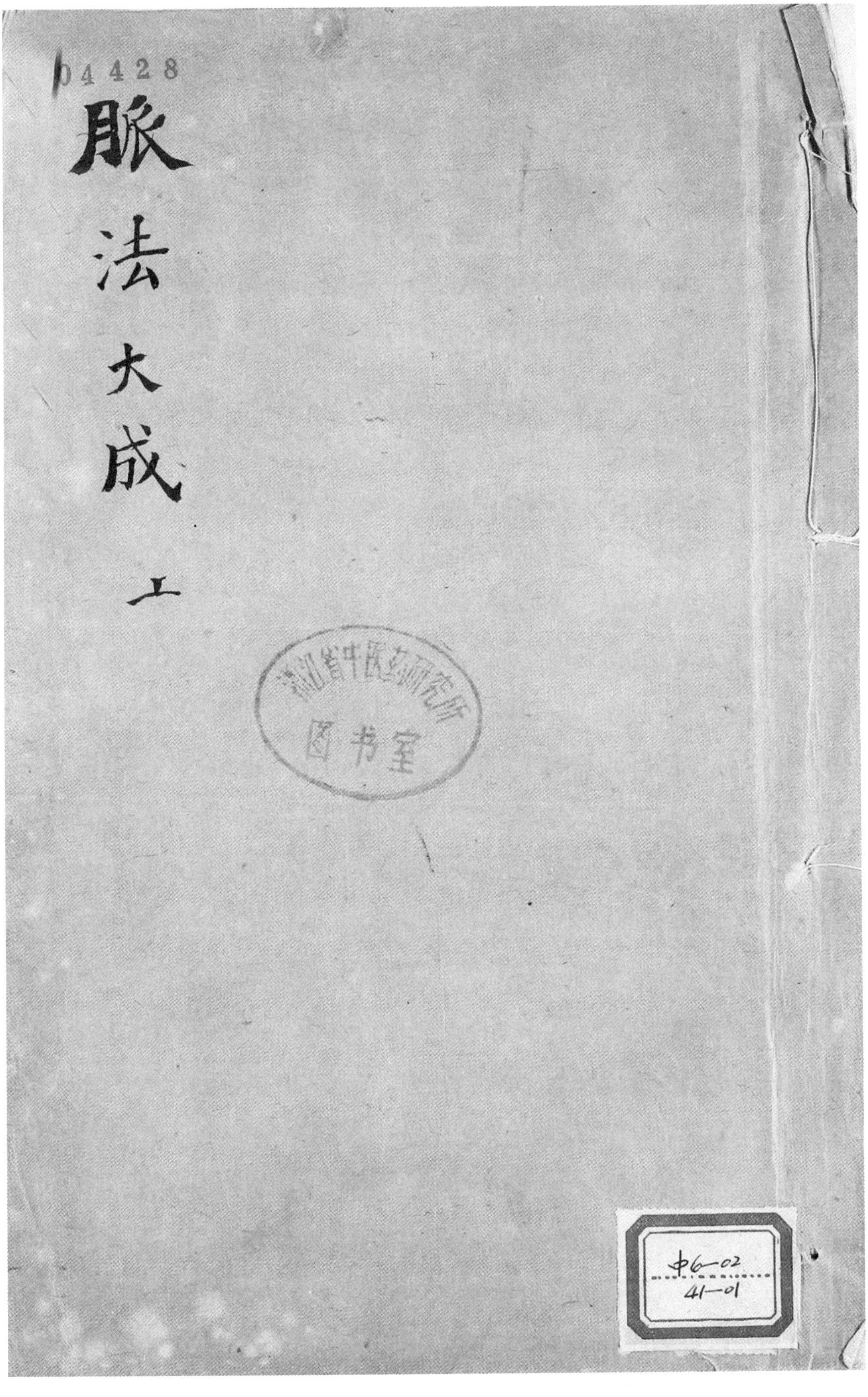

04428

脈法大成

上

脈理求真

盤珠集氣運摘要序

運氣之說要矣而得其旨歸者殆不數覯誠以其理玄蘊淵涵非通於陰陽造化之機者未易窺測宜其置焉弗講而講焉弗精也我姚　青蓮嚴先生篤實詳敏博極羣書深於醫者二十餘年起痾愈痼不可勝紀因推申內經天元紀論七篇之旨析其精微探其隱賾著成氣運摘要一書辭達理明條分縷晰今年春因予再三求索遺而示之展閱之下但覺如燭之照豁然心目夫古人有言曰不明五運六氣簡通方書無濟今　先生所著條然明白若是

固宜醫術之精而且大也世之學者苟能各置一通於側而深求力討焉可以趨黄帝岐伯之庭而問崆峒壽域矣於戲醫之道仁道也道行則生意充於宇宙而澤流無窮倘先生不爲我而刋諸梓以與天下之人共之是則仁人之心而予之所厚望於先生也敢畧其大指爲序乾隆庚午孟夏灊寧子文澍氏施雯題

盤珠集氣運摘要目錄

六氣之復病治

六氣司地病治

司天不退位病治

司天不遷正病治

司地客主相勝之症

司天客主相勝之症

六氣運行病治

五運將行病證

鑑采集氣運握要目錄

盤珠集氣運摘要

西亭嚴潔青蓮輯著

五運時行病症

六壬年歲木太過風氣流行脾土受邪木克土故也

○發生之紀陽氣日進陰氣日退

飱泄食減體重煩寃抑鬱不舒也。脾脈從胃上膈注心故煩腸鳴腹滿中氣不足故也善怒肝強故也眩冒巔疾厥陰隨督脈而會于巔脇痛肝強吐木邪傷胃衝陽脈絕者死邪乃傷肝木氣太過而侮土金必復之乘秋令而爲災

六丁年歲木不及燥乃大行木不及則金乘之故燥氣盛行

○委和之紀　木氣衰土氣亦無制

中清脇痛清寒也　少腹痛金氣乘木而成肝病　腸鳴　溏泄木不生火脾寒故也　寒熱　瘡瘍木衰金亢火則復之火氣盛則有此症關節壅滯故也　咳鼽

拘緩木不及故也　驚駭肝胆俱病

六戊年歲火太過炎暑流行肺金受邪火克金故也

○赫曦之紀

瘧　少氣　咳喘　血溢　血泄　吐瀉　嗌燥

耳聾　中熱　肩背熱火邪傷陰有此諸症　胸痛　脇痛　支滿

肩背臂痛心主所行之處火盛為邪故也　身熱　骨痛　浸淫身熱而膚痛謂

浸淫　譫妄狂越　目赤　笑　瘡瘍火盛而然　瘧水火相激足太陽病

太淵絕者死火亢則肺絕　邪傷心火氣太過而侮金水必復之故寒邪反害其心

六癸年歲火不及寒乃大行火不及而水乘之故也

○伏明之紀　火氣不化水氣反布

胷痛　脇滿痛　膺背肩胛兩臂痛　鬱冒陽主升不升則鬱冒

不見心痛　暴瘖火不足則陰邪盛而心氣傷故爲此諸症　胷腹大脇下

與腰背相引而痛心虛故也　屈不能伸髖髀如別陰寒凝滯陽氣不行

故也。髖髀如別臂股不用也　鶩溏腹滿食飲不下　腸鳴　腹痛

痿痺　足不任身火衰水亢土則復之土之化濕反侵水藏故爲此諸症　邪乃

傷心火氣不及故寒邪傷心

六甲年歲土太過雨濕流行腎水受邪土尅水故也

○敦阜之紀　順火之氣化政以行

腹痛　淸厥四支冷也　意不樂　體重煩寃土邪傷腎故也○寃鬱也

肉痿　善瘛　脚痛　足痿　飲發中滿　食減　四支不舉土邪有餘脾經自病也　腹滿　溏泄　腸鳴土濕自傷脾不能制故也

太谿絶者死土亢則邪乃傷脾土極木必復之故腎絶濕邪反傷乎脾

六已年歲土不及風氣盛行土不及而木乘之也

○卑監之紀　土氣不足木專其政

飧泄（風勝）霍亂　體重腹痛　筋骨繇復（搖動反復也）肌肉瞤

動酸疼　善怒（脾弱肝強所致）胃脇痛引少腹　善太息　食

減失味（土衰木亢所致）嘔　瘡癰　否塞（脾不運）邪傷脾（土氣不足

邪傷于脾）

六庚年歲金太過燥氣流行肝木受邪（金勝尅木也）

○堅成之紀　陰盛陽衰金氣乃淸

兩脇少腹痛　目痛　眥瘍　耳無聞（眥肝膽經所及金勝則木藏受

邪）體重　煩寃　胸痛引背　兩脇滿痛引小腹（金氣

太過傷及肝經）喘咳逆氣（金邪有餘肺金自病）肩背痛　尻陰股膝髀

腨䯒足皆病金病不能生水腎陰亦病胠脇不可反側金傷肝咳逆血溢火復于邪傷肺金尅木火必復太衝絶者死金亢則肝絶肺也之肺反受害

六乙年歲金不及炎火乃行金不及而火乘之也

○從革之紀

肩背瞀重瞀悶也鼽嚏便血金受火邪也腦痛發熱

口瘡心痛金衰火亢陰厥且格寒勝于下格陽于上是無根之火邪傷肺金不及也

○

六丙年歲水太過寒氣流行邪害心火水尅火也

○流衍之紀水盛則陰氣大行

身熱煩心　躁悸陰厥　上下中寒　譫忘心痛心藏受邪也腹大脛腫　喘咳　寢汗憎風水邪有餘腎藏自病腹滿腸鳴溏泄食不化渴而忘冒心失其職總屬陽氣衰水邪侮火反尅脾土故也邪乃傷腎水尅火土氣復之濕邪反傷其腎神門絕者死水亢則心絕

六辛年歲水不及濕乃大行水不及而土乘之故也

○涸流之紀

腫滿身重濡泄　寒瘍流水　腰股痛　膕腨股膝不便　煩寃　足痿清厥清寒厥也脚痛　胕腫土濕太過傷及腎陰也筋骨併辟辟刑也肉瞤瘛動躍不寧也目視䀮䀮水衰土亢木氣復之也

肌肉風疹肝氣在外心腹痛肝氣在中皆木勝之故癃閉腎氣不化邪傷腎水不及故邪傷腎

六氣運行病治

子午年　少陰司天火熱　陽明在泉金寒

熱病生于上　寒病司于下

火氣下臨金之所畏故肺氣上從而金爲火用

咳喘血溢血泄鼽嚏目赤眥瘍　寒厥入胃心痛腰

痛腹大嗌乾腫上火熱金寒故熱病見於上寒病見于下　寒熱金火相搏

○司天○熱淫于上金必受傷

胸熱嗌乾右胠滿膚痛寒熱咳喘吐血血泄鼽衄

嚏嘔瘡瘍胕腫肩背臂臑缺盆痛大腸病　心痛腹滿

尺澤絶者死尺澤在肘内廉大文中

初之氣　太陽寒水加厥陰風木寒水之氣客于春前故陽氣鬱

關節禁固腰脽痛皆寒氣　中外皆瘡少陰君火司天氣故炎暑將

起而生瘡之病　又值二火之至

二之氣　厥陰風木加少陰君火木火應時民氣乃和

淋目瞑目赤氣鬱於上而熱君火爲病

三之氣　少陰君火加少陽相火火極水復熱極寒生故寒氣時至

氣厥心痛寒熱更作欬喘目赤二火交熾故也

○在泉○金邪淫勝肝膽受傷

嘔苦太息心脇痛體無膏澤足外熱膽經病　嗌乾面塵肝經病

四之氣　太陰濕土加太陰濕土客主之氣濕土用事寒熱

五至寒熱嗌乾黃癉鼽衄飲發濕熱之病

五之氣　少陽相火加陽明燥金秋收而陽氣化民乃康

病溫時寒氣熱陽邪勝也

終之氣　陽明燥金加太陽寒水燥金行餘火內格而爲病

咳喘血溢病生皮腠內合於脇下連少腹金乘木也　寒中

下金上火其治辛苦而必兼甘　屬土爲火之子爲金性寒

金之母能調和於金火之間也又曰宜鹹而耎之以

調其上鹹從水化能調在上之君火　甚則以苦發之以酸收之苦發

之可以散火酸收之可以補金平其上之君火則下之燥金得安矣　甚則以苦泄之熱燥

甚非苦寒泄之不可

苦從火化也以苦燥之溫之及以苦發之者皆用苦之陽也　酸苦涌泄爲陰故以苦泄之濕司于地熱

又勝之治以苦令濕化于天熱反勝之治以苦寒者皆用苦之陰也

同天氣者以寒清化同地氣者以溫熱化五運有與司天同熱

者當以寒凊所化之品治之五運有與在泉同寒者當以溫熱所化之品治之　五運六氣相會酌其氣之同異而為氣味之多少以制之後倣此

丑未年　太陰司天土濕　太陽在泉水寒

陰凝於上　寒積於下

寒濕腹滿身䐜脹憤胕腫痞逆寒厥拘急　俱寒濕所化之病

〇司天〇濕淫于上腎必受傷

胕腫骨痛陰痺腎經病　腰脊頭項痛膀胱病　不食欬噎

血心如懸眩便難腎病　太谿絕者死太谿在足內踝後跟骨上

初之氣　厥陰風木加厥陰風木　濕土司天風濕相薄風勝濕少雨

血溢筋絡拘強關節不利身重筋痿風傷肝也

二之氣　少陰君火加少陰君火君火用事大火氣正民乃和

溫厲火盛氣熱也

三之氣　太陰濕土加少陽相火濕土用事濕氣降地氣騰而爲雨

身重胕腫胷腹滿寒凝濕滯也

○在泉○寒淫于下水藏自傷

少腹痛控引腰脊心痛腎脈絡心心痛血見心主血寒遏之

嗌痛頷腫小腸經病亦水邪侮火也

四之氣　少陽相火加太陰濕土火土合氣溽蒸上騰天氣否隔

腠理熱血暴溢瘧心腹滿熱臚脹胕腫 濕熱並行也

五之氣　陽明燥金加陽明燥金 燥金用事寒霜早降

寒氣及體病在皮腠 皮腠屬金

終之氣　太陽寒水加太陽寒水 寒溢大行陽光不治

關節禁固腰脽痛 寒氣侵也

太陰司天丑未不及之歲當益其歲氣宜以苦泄之

發之燥之溫之不發不泄則濕氣外溢肉潰皮拆而

水血交流 泄則去濕發則逐寒燥以治濕溫以治寒 贊其陽火令防禦其

甚寒

同寒者以熱化同濕者以燥化有與在泉同寒者當用熱化之品以治之有與司天同濕者當用燥化之品以治之

寅申年　少陽司天　厥陰在泉

火氣司天天氣正風動於下地氣擾

寒中熱盛于外則寒中瘡瘍外熱故也泄滿內寒故也寒熱瘧泄聾瞑

嘔吐上怫腫心鬱○熱盛寒復則水火交爭故也色變氣血皆虛

○司天○火淫所勝金政不平

頭痛發熱惡寒瘧膚痛身腫腹滿泄赤白瘡瘍噎

血心煩胸熱鼽衄○此客熱內燔水不能制故有

此病也天府絶者死天府在臂臑內廉腋下三寸

初之氣　少陰君火加厥陰風木君火用事兼相火司天氣候火溫

溫病氣怫於上血溢目赤咳逆頭痛血崩脇滿膚脹

中瘡君相二火合氣故爲病如此

二之氣　太陰濕土加少陰君火濕土用事主氣反鬱

火鬱於上咳逆嘔吐瘡發於中胸脇不利頭痛身熱

昏憒膿瘡皆濕熱所化之病

三之氣　少陽相火加少陽相火火交熾

熱中聾瞑血溢膿瘡欬嘔鼽衄渴嚏欠喉痺目赤暴

死熱病

○在泉○木邪淫勝脾胃受傷

寒呻欠胃嘔體重脾心痛支滿噫咽寒肝

四之氣 陽明燥金加太陰濕土金土相生民氣和平

滿身重燥勝肺自病故胸滿濕勝脾自病故體重

五之氣 太陽寒水加陽明燥金水寒金斂腠理閉緻

寒邪

終之氣 厥陰風木加太陽寒水

闔閉不禁心痛陽氣不藏而咳時當閉而風動之也

宜鹹宜辛宜酸滲之泄之漬之發之鹹從水化能勝火也辛從金化能勝木也酸從木化順木火之性也滲之泄之去二便之實漬之發之去腠理之邪

同風熱者多寒化異風熱者少寒化有與在泉同風化司天同熱化者當多用寒化之品以治之有異于在泉司天風熱之化者當少用寒化之品以治之

巳亥年

風木司天　厥陰司天　少陽在泉

風木司天天氣擾土得溫養地氣正

熱病行于下風病行于上風燥勝復形于中風甚則燥勝燥勝則熱復

○司天○木邪乘土民病脾胃

胃病兩脇膈咽不通飲食不下舌本強嘔泄䐜瘕

水閉衝陽絶者死衝陽在足跗上

初之氣　陽明燥金加厥陰風木燥金用事

寒於右脇下金旺傷肝

二之氣　太陽寒水加少陰君火以寒水而加于君火之主陽復化矣

熱中客寒外加也

三之氣　厥陰風木加少陽相火

泣出耳鳴掉眩風木之證也

○在泉○少陽在泉火淫於下

注泄赤白熱傷氣血少腹痛溺赤便血熱在下焦餘病與少

陰在泉同

四之氣　少陰君火加太陰濕土濕熱爭于左之上

黃癉胕腫濕熱病也

五之氣　太陰濕土加陽明燥金燥濕更勝沉陰乃布

寒氣及體

終之氣　少陽相火加太陽寒水畏火司令陽乃大化

溫癘時寒氣熱故也

以辛調上以鹹調下辛從金化以調上之風木鹹從水化以調下之相火

畏火之氣毋妄犯之（畏火卽相火其虛實難辨故不可輕犯之）

卯酉年　陽明司天　少陰在泉

金氣不足火必乘之

欬溢塞寒熱發暴振慄癃閉（皆金火燥熱之病）

○司天○燥淫于上木受其尅

左胠脇痛瘧咳腹鳴溏泄寒中（金氣勝也）心脇痛不可反側面塵嗌乾（膺病）腰痛疝婦人少腹痛目昧眥瘍

瘠癃（肝病）太衝絶者死（太衝在足大指本節後二寸）

初之氣　太陰濕土加厥陰風木（時寒氣濕）

中熱脹面目浮腫善眠鼽衄嚏欠嘔小便黃赤淋風濕

爲患脾腎受傷也

二之氣　少陽相火加少陰君火

疫厲暴死二火交熾臣位于君故也

三之氣　陽明燥金加少陽相火燥熱交合燥極而澤

寒熱陽盛之時行金凉之氣故也

○在泉○少陰在泉熱淫所勝

腹鳴火氣奔氣衝上火炎喘不能久立寒熱膚痛火乘肺

目瞑熱甚陰虛齒痛頄腫熱乘陽明寒熱金水受傷少腹痛下焦熱

腹大中焦熱

四之氣　太陽寒水加太陰濕土

暴仆振慄譫忘少氣嗌乾引飲心痛癰腫瘡瘍寒瘧

骨痿便血在泉君火所主而寒水臨之水火相犯故令腎傷也

五之氣　厥陰風木加陽明燥金

民氣和風木用事得君火之溫草乃榮

終之氣　少陰君火加太陽寒水

病溫火之化也

宜以鹹以苦以辛汗之清之散之鹹從水化治在泉之君火苦從火化

治司天之燥金辛從金化本年火盛金衰同司天之氣以求其平燥金司天歲半之前氣過於斂宜汗宜散君火在泉歲半之後氣過於熱宜清之

同熱者多天化同清者多地化運與在泉少陰同熱者當多用陽明清肅之化以治之運與司天陽明同清者當多用在泉少陰溫熱之化以治之

辰戌年　太陽司天　太陰在泉

寒盛則火鬱

寒濕肌肉萎足痿不收濡瀉寒濕故也血溢火鬱所致

○司天○寒淫于上心火受傷

癰瘍心痛嘔血泄血鼽衄善悲眩仆胸腹滿手心

熱肘攣腋腫心動胃不安面赤目黄胞絡病噫嗌乾渴飲神門絕者死神門在手掌後鋭

初之氣　少陽相火加厥陰風木上年終氣君火今初氣相火二火相交氣乃大溫

溫厲身熱頭痛嘔吐肌腠瘡瘍風火相搏故也

二之氣　陽明燥金加少陰君火燥金用事火氣遂抑

氣鬱中滿淸寒滯于中陽氣不行也

三之氣　太陽寒水加少陽相火寒水侮陽火無不應

病寒反熱中癰疽注下心熱瞀悶即人傷于寒而病熱之理

○在泉○溫氣下臨腎氣上從

飲積心痛寒濕乘心耳聾嗌腫喉痺三焦經病陰病血見少腹腫痛不能小便邪濕下流陰虛腎病頭痛目脫項拔腰折髀難曲膕如別膀胱經病此土邪剋水腎與三焦膀胱俱爲水藏故病及焉

四之氣　厥陰風木加太陰濕土風濕交爭

大熱少氣肌肉萎足痿注下赤白木氣値大暑時則生火而爲熱木剋土脾受傷而有是病

五之氣　少陰君火加陽明燥金太陰在泉而得君火之化萬物長成

無病

終之氣 太陰濕土加太陽寒水濕土在泉而又行濕令陰凝太虛慘悽風寒若無寒濕之化反有火熱之氣胎孕不育不成宜苦以燥之溫之寒水司天濕土在泉濕宜燥之寒宜溫之味必苦者苦從火化治寒以熱也

同寒濕者燥熱化異寒濕者燥濕化歲運同寒濕之氣者當用燥熱之氣味以制化歲運異寒濕者當用寒濕之氣味以制化

○司天客主相勝之證

主勝逆客勝從 客行天令主奉天命若主勝于客則違命矣而天氣不行故爲逆客勝于主則以上臨下而政令布故爲從

己亥年土鬱 厥陰司天 以風木之客而加于厥陰少陰少陽之主

客勝則木氣上動而風邪盛 耳鳴掉眩甚則欬

主勝則火挾木邪 在相火胸脇痛心包所居也在君火舌難言心開竅于舌

子午年金鬱 少陰司天 以君火之客而加于木火土二氣之主

客勝則火在上焦 鼽嚏頸項強肩背瞀熱頭痛少氣發熱耳聾目瞑血溢胕腫瘡瘍欬喘

主勝則火木爲邪心熱跻煩甚則脇痛支滿

丑未年水鬱 太陰司天以濕土之客而加於木火之主

客勝則濕熱上升首面胕腫呼吸氣喘

主勝則風熱侵脾胸腹滿食已而瞀

寅申年金鬱 少陽司天以相火之客而加於木火之主

客勝主主勝客互相爭勝火在上焦而成熱病

丹胗瘡瘍嘔逆喉痹頭痛嗌腫耳聾血溢瘛瘲客勝

胸滿欬甚而有血手熱主勝

卯酉年木鬱 陽明司天以燥金之客而加於木火之主

金居火位客不勝主然陽明以清肅爲政若清氣復盛而有餘內則熱邪承之咳衂咽塞心鬲熱欬不止白血出者死白涎血所化也血竭于肺故死

辰戌年火鬱　太陽司天以寒水之客而加于木火之主

客勝則寒氣在上胸不利出清涕感寒則欬

主勝則火因寒覆陽氣欲達喉嗌中鳴

○司泉客主相勝之證

寅申年土鬱　厥陰在泉以風木之客而加于太陰陽明太陽之主

客勝主勝皆以木居土金水之鄉肝木受制于下

關節不利內爲痙強拘瘛外爲不便 客勝
筋骨繇并腰腹時痛 主勝

卯酉年 金 鬱 少陰在泉 以君火之客而加于土金水之主

客勝則火居陰分 腰痛溲變下身病不能久立

主勝則君火受制于羣陰 厥氣上行心痛發熱鬲中衆痺皆作魄汗不藏四逆厥冷所謂陰氣有餘多汗身寒

辰戌年 水 鬱 太陰在泉 以濕土之客而加于金水之主

客勝則濕挾陰邪在下也 足痿下重便溲不時濡瀉腫疝

主勝則寒水侮土而傷脾 寒氣逆滿食厥不下甚則爲疝

巳亥年 金 鬱 少陽在泉 以相火之客而加于土金水之主

客勝則火居陰分腰腹痛反惡寒下白溺白

主勝則陰盛格陽熱反上行心痛發熱格中而嘔

子午年木鬱　陽明在泉以燥金之客而加于土金水之主

客勝則凊寒之氣動于下焦少腹滿數便瀉

主勝則寒侵金藏腰腹痛少腹寒溏泄寒逆於腸上衝胸中氣喘不能久立

丑未年火鬱　太陽在泉以寒水之客而加于金水之主

水居水位重陰氣盛寒復內餘腰尻痛屈伸不利股脛足膝痛

司天不遷正症治

巳亥年　厥陰司天之後少陰繼之若風氣復布則子午之少陰不得遷正火化不行熱氣鬱塞于上人病在心當瀉心包絡

子午春病寒熱四肢痛腰脊強陽氣不正時多寒令故也

子午年　少陰司天之後太陰繼之若君火復布則丑未之太陰不得遷正雨化不行土氣留滯於上人病在脾當瀉足太陰

丑未春病手足腫大腹水腫不食泄脇滿四肢不舉　君火有餘濕化不行也

丑未年太陰司天之後少陽繼之若濕氣復布則寅申之少陽不得遷正火化不行熱氣鬱塞人病在三焦當瀉手少陽

寅申春病瘧骨熱心悸血溢火鬱故也

寅申年少陽司天之後陽明繼之若相火復布則卯酉之陽明不得遷正金化不行燥氣鬱滯人病在肺當瀉手太陰

卯酉春病寒熱鼽嚏爪枯欬喘多悲相火灼金故也

卯酉年陽明司天之後太陽繼之若燥氣復布則辰戌

之太陽不得遷正水化不行寒氣鬱塞人病在腎當瀉

足少陰

辰戌春病溫厲喉閉嗌乾

煩渴喘　水虧金燥故也

辰戌年　太陽司天之後厥陰繼之若寒水復布則已亥

之厥陰不得遷正風化不行木氣鬱塞于上人病在肝

當瀉足厥陰

巳亥春病淋目系轉筋多

怒小便赤　木失其正也

司天不退位症治

厥陰不退位　溫疫疵廢黑班　肢節痛體廢　頭目痛伏熱内煩

咽乾

少陰不退位　膈熱咽乾血溢驚駭便赤澁瘡瘍

太陰不退位　四肢少力食厥不下注泄淋滿足寒陰痿

閉塞失溺小便數土邪傷腎

少陽不退位　少氣寒熱便血上熱小腹堅滿小便赤沃

血溢

陽明不退位　嘔吐暴注食飲不下大便乾燥四肢不舉

目瞑掉眩

言此五氣不及太陽可類推矣

六氣相勝病治

厥陰之勝　耳鳴頭眩（風動故也）欲吐胃鬲如寒（木克土胃虛生寒）脇氣并小便赤（肝邪化熱侵入小腸）胃痛鬲咽不通泄小腹痛注下赤白（皆肝經所及木邪乘于腸胃也）

少陰之勝　心下熱善饑臍下反動（少陰之脈絡小腸而熱乘之也）嘔煩（火在上焦）腹滿痛（火在中焦）溏泄赤（利血）沃（尿血　火在下焦）

太陰之勝　心火內鬱瘡瘍（寒濕流散於外也）脇病心痛頭痛喉痺項強（熱格于上）巔頂引眉間痛（濕氣內鬱寒迫下焦）脹（土不制濕）少腹滿腰脽重強（濕氣下注）注泄（內濕不便清濁不分）足溫（濕鬱於下）頭重（濕滯于上）足

脛胕腫脾胃不能勝濕

少陽之勝心煩痛目赤嘔酸善饑耳痛熱客於胃上行而成諸病溺赤熱氣下行善驚譫妄火盛傷陰少腹痛下沃尿血赤白熱陷下焦

陽明之勝清發于中金氣寒左脇痛木受制溏泄清氣在下嗌塞清在上疝清在少腹胸中不便平聲猶利也嗌塞而咳燥勝則肺氣斂而失其治節

太陽之勝瘧寒勝則邪正分爭厥逆于中寒氣入胃心痛寒侵君火陰瘍太陽絡腎筋急肉痺寒絡滿血脈寒而滯也血泄血寒滯於經也膚腫表寒不行腹滿食減寒滯於胃上熱陰寒在下戴陽於上頭頂目痛皆太陽經瀉寒入下焦

命門衰也

六氣之復病治

厥陰之復 少腹堅滿 肝邪實也 裏急暴痛 肝主筋膜其氣急也 心痛汗發 肝邪乘胃上凌於心而陽氣泄也 飲食不下 肝傷脾也 掉眩 風淫所致 手足清冷食痺 食入則悶嘔汁風甚必兼承制之化

少陰之復 內熱煩躁鼽嚏 火炎上也 少腹絞痛 火在陰也 嗌燥身表熱 火居喉也 泄癃 火居二便也 欬膚痛暴瘖 火乘金也 心痛鬱冒 心邪實神明亂也 惡寒譫妄 水火相爭熱極生寒 渴少氣骨痿 熱極傷精氣也 隔腸不便也 熱結 腫 熱勝則腫 噦噫 火上衝也 瘍瘡 火尅金也 咳鼻淵 火傷肺也

太陰之復　體重中滿食不化（脾自傷也）陰氣上逆胸中不便（濕從寒化也）飲發於中喘咳有聲（濕侵脾肺也）頭頂重痛掉瘛（在三陽筋脈爽也）噎吐淸液（寒濕動也）竅瀉無度（土邪傳腎也）

少陽之復　驚瘛咳衄心熱煩躁（火乘心肺也）便數憎風（表裏熱也）厥氣上行面如浮埃目乃瞤瘛火氣內發口糜嘔逆血溢血瀉（火炎上也）瘧寒慄（風火相薄）少氣脈萎（氣血傷也）胕腫（熱化爲水）欬泄血（火盛傷金）嗌絡焦槁口渴（津液涸）色黃赤（熱在心脾）

陽明之復　左胠病（金勉木）太息（金氣盛木鬱火衰而陽氣不達）甚則心痛否滿腹脹泄嘔吐咳喘心煩（淸邪在中也）頭痛（陰寒外束熱聚于經也）驚

駭筋攣金侮肝也

太陽之復 心胃寒胷不利心痛否滿寒在膈頭痛善悲寒并于上而陽神虛也眩仆食減寒胃腰脽痛屈伸不便寒歸水藏而及太陽經也控睪引腰脊上衝于心寒客三陰也唾清水噦噫寒水侮土胃脘無陽善忘善悲寒甚乘心心神不足也

盤珠集脈法大成目錄

卷之上

肉脈　　脫脈

乘脈

卷之下

陰陽伏脈　　死血脈

損脈　　至脈

推脈　　來脈

虛里脈　　關格脈

大變脈　　七情脈

反脈　　三部脈虛實死生

妊婦脈　　新產脈
妊婦失血　　小兒脈
奇經八脈　　反關脈

盤珠集脈法大成卷上

澹寧施雯文澍
姚江西亭嚴潔青蓮仝纂著
輯菴洪煒霞城

診脈法

脈理之精並無他術只在診脈時息心靜氣仔細推詳耳望聞問三者誠不可缺一而所重尤在於切也切而知之爲巧猶射者非巧不能中其的切之法可忽乎哉病人出右手必以左手按其脈病人出左手必以右手按其脈

若下指顛倒診視者已先失其則烏乎病症之可決哉病者左右易其手而醫者竟以一手診之得之半必失之半矣至於下指之法有先後又須更換先以中指切於關脈詳明次放食指於寸口寸脈既悉然後用無名指按其尺部皆自皮毛漸至於骨肉三候俱到方得其概但指力不同脈象亦異再以中指易按於寸食指易按於關并食指中指迭按其尺庶幾脈之大小強弱確有定形三部各舉按已盡再以食指中指並按寸關隨即以兩指移按關尺又將三指並按三部則病根燭照無遺矣余嘗用一指

各按一部脈體似屬虛微三指並下偏覺滑而有力一指各按一部脈來似覺洪大三指並下反覺虛散無神是非專用一指脈固混淆不清不兼用三指脈終推求未悉仲景曰今之醫者務在口給按寸不及尺切浮不及沉發息未滿五十明堂闕庭之上不盡觀察所謂管窺而已投以方藥有不大相刺謬乎故九候中未至大衍之數三指下欲察病體之微究未十得其二三也其有不覆人指學者幾希

內經分配臟腑診候圖

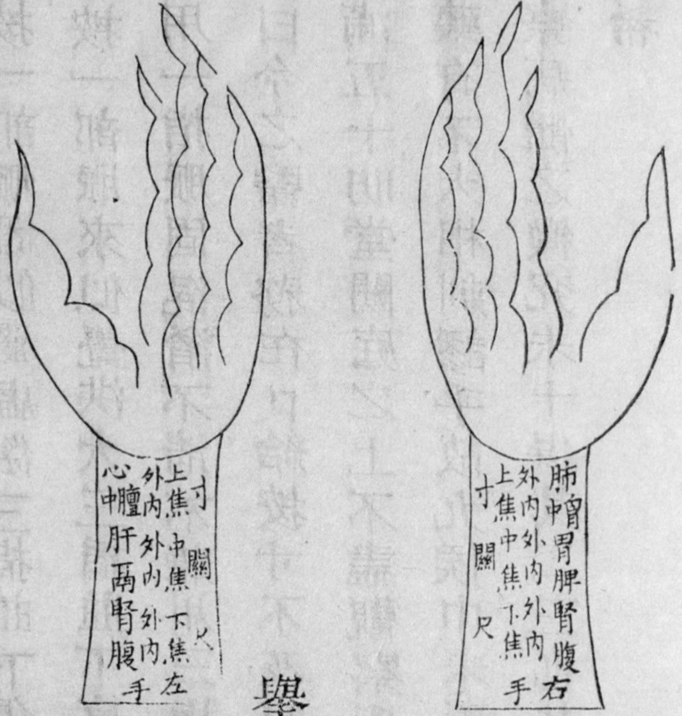

言腹大小腸膀胱命門皆在其中言胸中膈膜以上俱在於內舉膈而言則中焦之膈膜胆腑皆在於是膻中兩乳之間謂之氣海心胞所居之分也

觀内經大小腸自應分配兩尺伯仁滑先生左尺主小腸右尺主大腸皆以部位實在腹内也然此兩腑經絡却與心肺相爲表裏茲之配大小腸於兩寸者亦自可從喜笑心之所司膻中者喜樂出焉靈樞叙經脈言胞絡動喜笑不休由是知内經所云膻中者卽指胞絡也以胞絡配於心藏有何疑議

手厥陰之脈歷絡三焦手少陽之脈散絡心胞三焦之火傳入心胞卽爲相火心胞裹於心下受心之令宣布三焦誠兩相輸應也若三焦心胞竟配合於右尺不但心胞失

其位置而三焦亦衹在下部矣蓋上中下三焦包羅五臟
六腑爲一腔之大府誰不知之
至於命門在兩腎中間水中之火更難分左右以决其有
無也若列於右尺合胞絡爲臟腑内經並無有命門經絡
之云故謂命門寄於右尺則可若謂右腎卽爲命門則不
可
男女尺脈之異左右手之不同難爲一例男子偏有大于
右女子偏有大于左女子每有尺脈常虚并微伏不可尋
者男子每有尺脈常盛并舉按盡有力者其脈體生成如

是勿得據以爲病總之平時弱者忽強盛者忽衰變其常乃爲病耳

脈出魚際爲病然天禀厚元神滿脈常溢于魚際其人多壽若素無是脈一旦上出于魚際此爲外關內格陰乘於陽之脈

老者脈宜弱過旺則死壯者脈宜實過弱則病然旺而不躁天禀厚也名曰壽脈倘一躁疾近於死矣弱而和緩天禀靜也名曰陰脈倘一勁直死無日矣

六陽脈左右六部俱洪大有力其中渾厚和平絕無急數

若洪大中虛而無力便是氣之衰血之弱矣勿以脉之浮洪决爲風火乃精神充溢於中壽脉也

六陰脉左右六部俱沉細柔軟其中精神團結絶無初健終衰之狀此氣禀靜貞脉也如沉細中帶數即爲病或一二部畧加浮大即此浮大之部已知臟腑之受邪矣醫者乃可專此治之

脉貴有神其神最難體認陰虛者脉偏硬數此精溢不充無神之至也孤陽浮越眞水涸竭者脉多浮洪濶大抑或堅濇弦健混混而來或汩汩而至此正神氣散亂無可救

藥者益脈之有力者爲神非強有力之謂不論大小強弱總要悠悠揚揚圓潤流利如陰下初出之草莖柔嫩中煞有精力且來往從容毫無急漫之象此之謂有神

本部平脈

肝　弦細長　　腎　沉實滑

脾　沉軟緩　　心　洪大散

肺　浮短濇　　三焦　洪大急

胆　浮弦大　　膀胱　長滑

胃　浮大爽　　胞絡　浮大散

大陽浮滑　　小陽洪大緊

時令脈

初之氣大寒至春分至　　厥陰之至其脈弦

二之氣春分至小滿至　　少陰之至其脈鉤

三之氣小滿至大暑至　　少陽之至其脈浮大

四之氣大暑至秋分至　　太陰之至其脈沉

五之氣秋分至小雪至　　陽明之至其脈短濇

六之氣小雪至大寒至　　太陽之至其脈長大

六甲旺脈

首甲子冬至陰極生陽　少陽旺　前三十日足少陽胆　後三十日手少陽三焦

其脈乍大乍小乍短乍長陽未盛陰未退半陰半陽

二甲子雨水後六十日　陽明旺　前三十日足陽明胃　後三十日手陽明大陽

其脈浮大而短陽中有陰

三甲子穀雨後六十日　太陽旺　前三十日足太陽膀胱　後三十日手太陽小陽

其脈洪大而長陽之極

四甲子夏至陽極生陰　太陰旺　前三十日足太陰脾　後三十日手太陰肺

其脈緊大而長陰少陽多

五甲子處暑後六十日　少陰旺　前三十日足少陰腎　後三十日手少陰心

其脈緊細而微皆屬陰

六甲子霜降後六十日 厥陰旺 前三十日足厥陰肝後三十日手厥陰心包絡

其脈沉短而敦陰之盡

畫卦從下而上故脈之旺從足而手

六氣分合六部脈

左關 初之氣厥陰風木

沉部立春十五日雨水五日 中部雨水十日驚蟄十日

浮部驚蟄五日春分十五日

左寸 二之氣少陰君火

沉部清明十五日穀雨五日　中部穀雨十日立夏十日
浮部立夏五日小滿十五日
右尺三之氣少陽相火
沉部芒種十五日夏至五日　中部夏至十日小暑十日
浮部小暑五日大暑十五日
右關四之氣太陰濕土
沉部立秋十五日處暑五日　中部處暑十日白露十日
浮部白露五日秋分十五日
右寸五之氣陽明燥金

沉部寒露十五日霜降五日　中部霜降十日立冬十日

浮部立冬五日小雪十五日

左尺終之氣太陽寒水

沉部大雪十五日冬至五日　中部冬至十日小寒十日

浮部小寒五日大寒十五日

以平治之紀爲例若太過之紀其氣未至而至從節前十三日爲度不及之紀其氣至而未至從節後十三日爲度太過之歲從左尺浮分起立春不及之歲從左關中分起立春依此推之此六氣之至理而方書所未發者然必於

平旦陰氣未散陽氣未動飲食未進之時逐部細究則時令之病可以前知診得六部俱平則已若有獨小獨大獨浮獨沉與各部不同依次斷之自無不驗假如左關中候脈獨弦大已知兩水後驚蟄邊有風熱病蓋弦主風大主熱也且左關又爲風木之令故爾久病之人脈多濁滯若右寸中候脈得從容和緩清淨無滯已知霜降後立冬邊必愈餘皆倣此推之百不失一也

南北政年運有不應之脈 宜沉細不必求治治之反伐天和

甲己兩年南面行令其氣在南南爲上而北爲下司天

在上司泉在下此固寸爲上尺爲下也左右手俱同故
三陰司天寸不應三陰在泉尺不應
乙庚丙辛丁壬戊癸八年北面受令其氣在北北爲上
而南爲下司泉應上司天應下此又尺在上寸在下矣
左右手俱同故三陰司天尺不應三陰在泉寸不應
南政　子午年少陰司天兩寸不應　丑未年太陰司天
左寸不應　寅申年少陽司天左尺不應　卯酉年陽
明司天兩尺不應　辰戌年太陽司天右尺不應　巳
亥年厥陰司天右寸不應

北政　子午年少陰司天兩尺不應　丑未年太陰司天右尺不應　寅申年少陽司天右寸不應　卯酉年陽明司天兩寸不應　辰戌年太陽司天左寸不應　巳亥年厥陰司天左尺不應

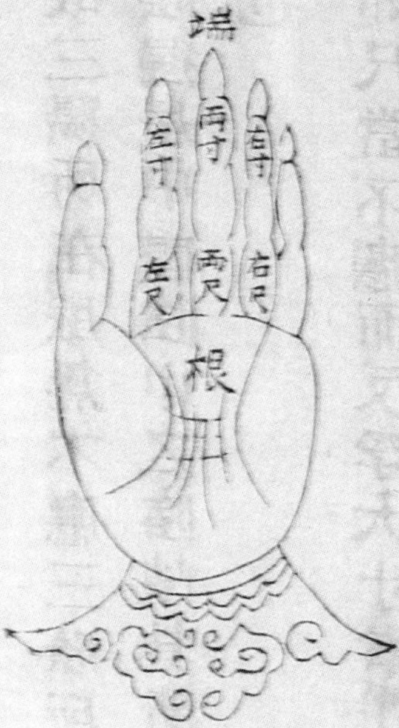

南政子年起中指端北政子年起中指根俱逆行輪之至年辰所值之位即其不應之脈

素問太陰陽明論曰陽者天氣也主外陰者地氣也主内故三陽所在脈無不應三陰所在脈當不應三陰中又少陰獨居中間陰中之陰故其所在爲不應此陰道之當然也

如尺當不應而反浮大寸當浮大而反沉細寸當不應而反浮大尺當浮大而反沉細是謂尺寸反經曰尺寸反者死

如右當不應而反浮大左當浮大而反沉細左當不應而反浮大右當浮大而反沉細經曰左右交者死

尺寸俱反陰陽俱交始爲危殆若但本位當應而不應乃陰氣之不應也立病而已不在陰陽交尺寸反之例所謂陰陽交者如少陰在左左脈宜沉細反於右手沉細而左手之脈偏見浮洪是以陰脈交於陽位陽脈交於陰位故曰陰陽交者死所謂尺寸反者如少陰在尺尺脈宜沉細而沉細反見於寸上寸脈宜浮大而浮大反移於尺中故曰尺寸反者死

各部俱有五藏脈

浮舉之知心肺病　中按之知脾胃病　沉取之知肝

腎病

診五藏動脈至大衍之數而無變脈是無病也

心部　一動心　二動脾　三動肺　四動腎　五動肝

肝部　一動肝　二動心　三動脾　四動肺　五動腎

脾部　一動脾　二動肺　三動腎　四動肝　五動心

肺部　一動肺　二動腎　三動肝　四動心　五動脾

腎部　一動腎　二動肝　三動心　四動脾　五動肺

以上明其生生不息之義各就本經數起循環於五藏之中見止脈或見變脈即知此藏之吉凶矣

先知平人之本脈隨時令之轉移然後按脈而脈之病與不病瞭如指掌

呼吸浮沉定五藏脈

呼出心肺　吸入腎肝　呼吸之間脾受穀味其脈在中

心肺俱浮大散者心短濇者肺　腎肝俱沉牢長者肝濡而來實者腎

脾爲中州其脈在中

脈知得病之期

無肝脈春得病　無心脈夏得病　無肺脈秋得病

無腎脈冬得病　無脾脈四季之月得病或長夏得病

一脈十變藏逢藏府逢府脈之來甚者屬藏來微者屬府五藏五府各有五邪故合一脈輒變為十也

心合小腸

大甚微　自干小腸　緩甚微　脾邪胃邪

濇甚微　肺邪大腸邪　沉甚微　腎邪膀胱邪

急甚微　肝邪膽邪

肝合膽

急甚微　自干膽　大甚微　心邪小腸邪

緩甚微　脾邪胃邪　濇甚微　肺邪大腸邪

沉甚微　腎邪膀胱邪

脾合胃

緩甚微　自干胃　濇甚微　肺邪大腸邪

預卜來病

肺合大腸

沉　甚腎邪　微膀胱邪
大　甚心邪　微小腸邪
濇　甚自干　微自干大腸
急　甚肝邪　微膽邪
緩　甚脾邪　微胃邪

腎合膀胱

沉　甚自干　微自干膀胱
大　甚心邪　微小腸邪
濇　甚肺邪　微大腸邪

急　甚肝邪　微胆邪
沉　甚腎邪　微膀胱邪
大　甚心邪　微小腸邪
急　甚肝邪　微膽邪
緩　甚脾邪　微胃邪

心得腎脈　沉濡而滑　夏土旺時心痛

肝得肺脈　微浮而短　春來頭暈手足冷

脾得肝脈　弦細而長　四季潮熱

肺得心脈　浮大而洪　秋時熱痰嗽

腎得脾脈　浮大而緩　冬脾病腎敗頭痛

命門脈　洪　寅申年暴死

分脈別症

浮脈爲陽舉之有餘按之不足如水中漂木按之使沉即隨手而起與散脈之有表無裏大不相同

有力爲風無力氣虛太過氣逆不及喘咳輕按滿指重按

全無陰虛輕按全無重按滿指陽虛若眞正風寒外感脈反不浮但見緊數暑兼浮大便是表邪浮而不躁此陽脈也身必壯熱浮而若躁陽盛之極病在手三陽之經倘如物之浮泛如風之吹毛肺死

三部浮病在肺壯熱惡寒皮痛目淚　陰弱陽浮血虛筋急　寸浮頭眩熱痛煩滿腹熱　浮大陽中之陽　關浮腹脹胃空　關前浮微心寒胃熱　尺浮下焦風熱大腸澀小便難　浮大陽干陰腹背痛

左寸浮傷風發熱兼痰目眩頭痛

浮虛遲心氣不足心神不安　浮散心氣耗虛煩

浮遲腹冷胃寒　浮洪數心經熱

浮數頭痛骨熱驚

左關浮腹脹筋攣面腫腸風脇痛麻木身無力

浮數風熱入肝筋抽　浮促怒氣傷肝心胸

逆滿　浮大胸脇脹滿

浮遲冷眼多淚　浮大而疾陽中之陽

名曰重陽

左尺浮腰腿痛足無力膀胱風熱小腹氣痛

浮緊耳聾　浮數勞熱便赤

浮短虛　浮弦腎氣泄

浮芤男子便血女子崩帶　浮遲冷疝陰腫白濁

右寸浮肺感風寒清涕皮肉痛便閉面腫吐血唾膿

浮洪肺熱而咳　浮實大便難鼻不聞

香食多　浮遲肺寒喘咳氣泄

浮數風熱

右關浮脾虛腫滿嘔瀉喘痞下多陰亡陽無所附

浮大而濇宿食　浮數便秘盜汗齦宣

浮遲脾胃虛冷　浮實口乾多食

右尺浮風客下焦大便難

浮數下焦風熱大便秘　浮虛元氣不足

浮大風痰在膈　浮弦痰飲

浮大數大便堅小便數　浮緊滑肺經有水傷

寒身痛　浮大短宿食滯氣

浮數癃閉表熱無力陰虛　浮大長癲疾風眩氣

實血虛　浮虛傷暑如陽虛宣

補中

浮滑風痰宿食留飲

表裡熱白虎

浮濇傷血霧露

浮細滑寒飲

浮濡氣不足陰虛

浮洪無力虛熱

浮緩不仁風濕

浮遲中風表寒陽中之陽虛

浮大傷風氣實血虛

浮緊風寒按之芤虛

浮滑散有風

浮短傷氣咳嗽

浮芤失血

浮小弱滑久病

浮濇疾數新病

浮而走刺痛兼促癰疽

浮滑疾緊風痰停食

百合病

浮大而虛外有餘内不足脾氣絶于胃故氣歸陽明而脈見如此

浮大而散虛劇眴仆眞陰散而孤陽在非眞陽也陰氣散脈頗類於陽

浮大弦鞭此成關格陽亢之極眞陰大虛凶

沉脈爲陰按之有餘舉之不足其脈近在筋骨之間如厚綿包裹黄豆内頗有力而外如散大也

有力痰食裏實無力氣鬱裏虛太過如彈石病在外脊脈痛少氣欲言不及來如虛微去如數病在内手足冷心懸

如饑脛冷小腹痛按之至骨（肝腎之分）脈無力腎水虛肝血虧
外寒內熱捫之烙手

三部沉太陽冷水瀉　按之至骨脈氣少者腰脊痛
而一有身痹也

寸沉氣積不食胃有痰胃有水背脇胃痛
關沉腹脹心痛膈上吞酸胸中冷氣
尺沉腰腳寒痛由心火傷金胃土傷水脾病而四藏
病也

左寸沉心寒作痛胸中寒飲小便不通驚而不寐脇痛

咯血

沉數狂言　　沉遲氣短少力

左關沉兩脇氣痛伏寒在經怒氣不申

沉弦痃癖内痛　　沉數怒氣不睡

左尺沉腎藏感寒腰背冷痛小便頻濁男爲精冷女爲

血結陰腫腹滿

沉數赤濁腰痛　　沉細脛痠陰痒溺有

餘瀝　　沉遲虚寒白濁耳鳴

沉緊冷痛　　沉細遲陰中之陰名

曰重陰上部重陽下部重陰陽亢陰隔病發癲狂

右寸沉肺冷停水虛喘少氣嘔血肺癰金氣不行

沉緊滑咳嗽　　沉數風痰氣喘

沉遲冷涎氣弱　　沉細滑骨蒸寒熱皮

毛乾燥

右關沉胃中寒積中滿呑酸

沉緩大食鬱嘔酸水惡聞食氣

沉緊懸飲　　沉遲脾虛有積

右尺沉病水腰脚痛

沉數渴便數　沉遲虛冷小便多
沉細下痢小便滑臍下冷痛　沉實寒積熱積停水
沉滑風水痰食涎噦　沉細緩寒濕身痛關
節不利　沉弦心腹痛痃癖
沉濡水蓄　沉細疾虛濕熱少氣
沉伏霍亂胸腹痛　沉濇血結胸滿氣鬱
四肢無力　沉緊冷痛懸飲風痛
沉實癥瘕脇脹飲厥　沉牢痼冷堅積
沉重而寸絕者瘀血　沉重傷暑發熱

沉重不至於寸徘徊而絕遁尺

沉重中散寒食成瘕　沉細數陰虛火動少陰之陽厥也

沉弱虛寒虛熱又曰陰寒在下疝瘕少腹痛

沉虛少氣陰中之陽虛陽不達氣不舒陽虛氣陷也

沉而橫脇腹有積橫急數也　沉而喘熱在內爲寒熱喘急促也

沉細數而散寒熱沉細爲陰數散爲陽陰脉數散陰不固也故往來寒熱

沉甚而堅陰中無陽腎氣不達也

沉細而靜足三陰經病少氣胃冷臂不舉腰脚痛
沉遲内寒陰水身腫陽中之陽虚表氣不足也
沉緊數上熱下冷陽爲陰閉正屬表邪勿以沉爲裡也
沉而不足腰脊痛痹

遲脈爲陰　一息三至較之緩脈又少一至來往遲漫之謂
陰盛陽虧元氣不足有力冷痛無力虚寒
三部遲腎寒夢鬼膚燥　上遲氣不化精下遲精不化氣
寸遲心寒咽酸不食停滯嘔吐痞塞

關遲腰腹痛胃寒　遲濇癥結氣走

尺遲洩不禁下焦寒腰脚重怕寒泄瀉

左寸遲心上寒痛精神多慘便多怔忡伏梁嘔水

左關遲手足冷脇下痛目昏筋攣癥結麻木多淚驚悸

左尺遲腎虛盜汗便多精滑足痠陰濕女子不月

右寸遲肺寒氣短喘滿便泄皮燥冷痰

右關遲胃傷冷物痛瀉有蟲痰涎食不化

右尺遲藏寒泄瀉脚腰重少腹冷痛

遲濇少血癥瘕咽酸　遲緊寒

遲滑大脹滿風痰頑痹　遲弦冷痛

遲緩胃寒濕氣　遲微不安

兩手遲沉細微畜血　遲汗出不止死

乍遲乍數虛火　遲細小真陽虧或陰

寒留於中而爲痛泄或元氣不榮於表而寒攣

數脈爲陽一息六至往來快極若一息七八至脫精難療

有力實火無力虛火火實陰必傷敗火虛陽氣不充便成

瘡疽

三部數心熱消渴狂言舌瘡　上數頭脹痛上熱口

苦舌乾膈滿　中數脾熱口臭胃煩嘔逆牙宣膈
脹多食中風齒痛婦人血熱四肢不舉
陽數吐血口瘡心火　陰數相火盛下痢加微惡寒煩
擾不眠
右數火亢小便赤大便澁
左數陰虛肝熱目赤煩上熱
寸脈數胃熱胸滿吐肺癰便赤煩悶狂言生瘡面痤
痛噎咳嗽
關脈數客熱關前嘔吐關後脾熱口臭風眩

尺數遺溺淋瀝癃秘後重腰腹脹痛陰囊濕痒陰虛

火炎漫血生瘡

左寸數舌瘡頭痛消渴　左關數目痛多淚耳鳴顴赤

左尺數煩渴不止小便黃赤

右寸數咳嗽吐血咽喉痛　右關數胃反嘔吐脾胃熱

口臭　右尺數大便秘澁遺溺淋癃

數緊外感寒邪　數細大虛多寒

數滑實痰火　數弦滑陰虛

數大濇食　數堅蠱毒

數洪滑實熱　數而無力陽虛
數濇寒　數細小虛
數而躁身熱溫病　數滑如尺中近臂不熱風病　數而斷中氣不守
數動一代陽邪致傷血氣瀉痢
數疾陽邪入於陽分狂　數而急血氣亂注泄於便
數而沉裡熱便赤中水
數而不數脈來有似乎數以其猝動心肝之火令人暴驚故也三四日氣衰自愈

暴數多外邪　久數虛損

沉細中見數且有八九至按之毫無精力真陰寒真陽衰敗也

乍數乍遲乍浮乍沉乍大乍小陰陽兩虛也又曰陰陽敗亂無主均爲死脈

滑脈爲陽中陰往來不滯如珠走盤旋轉輕脫之狀陽氣盛微有熱又曰陰有餘陽不足身寒多汗　有力多食滿悶無力胃虛嘔吐下滑結熱關前滑實大吞強關後滑食滯又云血多氣少鬼疰中暑霍亂及風病者脈亦滑

若浮部滑沉部散濇温病

寸滑嘔逆陽實胃滿　滑浮宿食不消　滑沉熱咳
食水氣

關滑食　滑而弦胃寒胃熱宿食氣滿食飢吐・滑
而大小不勻吐不出兩三日病多飲飲卽痢痢止
生不比死

尺滑經不調小腹痛下焦停寒或停熱如近臂處熱
通身必熱若尺膚濇陰火盛營血少陽盛陰虛則
多汗　滑而兼數尺肉不熱陽邪盛病風　滑微

帶下淋痢男溺血婦經鬱　滑而浮大尿痛有孕

蓄血

左寸滑痰熱　滑而實大心驚舌强

左關滑汗出熱頭目爲病

左尺滑小便赤淋莖中痛

右寸滑痰飲嘔逆　滑而實肺熱毛髮焦燥膈壅咽乾

痰嗽頭目昏涕唾粘

右關滑脾熱口臭氣粗宿食不化每致嘔逆　滑而實

大胃熱咳唾咽燥

右尺滑相火炎而引飲多溺血經鬱臍冷腹鳴下痢婦人血熱氣壅若往來冲和有孕

滑而清爲溜脈無病　滑而浮大尿則陰痛

滑數痰火宜清不宜汗　滑沉痰食寸白蟲

滑緊蟲吐痛在外　滑短氣塞酒食病

滑數大結熱　滑緩熱在内

滑而浮數癱緩不仁　滑大無力鼻氣虚

滑而細短氣　滑而微病在肺

滑而弦陰虚若瀉痢脾腎受傷也

纍纍貫珠不至寸口風寒在大

纍纍而止不至寸口而軟者熱結在小腸

濇脈爲陰 凝滯不匀如緊如數如滑如動如刀刮竹如蠶食葉如土沙沾雨碎雜而並無流利也

氣滯血少微寒亡汗血痺痰積血敗氣鬱血積少食嘔吐拘攣憂煩痹痛四肢冷脾胃寒二便澀胷腹痛男傷精女胎痛久病元虛暴病積滯外邪相襲氣分不利而成滯澁衛氣散失陽衰不守而成虛澁腸胃燥渴津液將亡血分欲盡而成枯澁又曰乍病身熱脈洪大獨氣口濇眞氣虛宜溫補久病濇痰飲膠固脈道阻滯須緩治 兩寸濇液

不足　兩關濇血不足　兩尺濇精不足

寸濇胃氣并少氣無心力寒痛怔忡

關濇血散中焦微熱

尺濇精涸盗汗胃冷嘔逆便紅遺淋血痢胎病血竭

體冷腸結小便赤臍下鳴

左寸濇心神虚冷氣心痛怔忡

左關濇肝虚血散脇脹身痛

左尺濇疝氣膀胱熱小便不通男傷精多夢女經敗胎

漏

右寸濇氣短臂痛自汗痞結上焦冷榮衛不和

右關濇脇虛不仁不食不饑胃冷而嘔

右尺濇大便濇液不足小腹寒足脛逆冷

濇緊寒濕痹　濇芤失血

濇沉內鬱寒濕燥涸　濇細大寒心痛惡寒濕氣

濇堅大實熱　濇沉芤瘀血

濇浮積滯不消惡寒大便難

濇滯寒濕入榮血痹　濇虛濕熱亡汗傷精氣不

足虛火炎灼或因憂鬱或因厚味或因無汗或因

妄補氣騰血沸清化爲濁而然

濇而盛大寒留中焦陽氣去也

濇而有力經脈凝滯或血少陽氣有餘致身熱無汗

虛脈爲陰　浮大緩軟毫無精力按之空虛幾不可見與微脈相似而細大不同

寒驚發熱氣血虛心中恍惚小兒驚風　虛數內眞寒外假熱

左寸虛心血虧驚悸怔忡寒熱

左關虛肝傷血不榮筋

左尺虛水衰骨蒸痿痺　虛濇精損

右寸虛肺虧喘急自汗氣怯

右關虛脾弱虛寒腹脹食不化

右尺虛火衰寒痹脚痛漏血喘急食不消足脛痿小便不禁

實脈爲陽 長大有力 三候皆然

三焦實陽毒伏陽在内大便不通脾虛不食四肢勞倦盛而堅病在外小而堅病在内關前實面赤風喘咳大便不禁

寸實食不化胸熱氣壅

關實翻胃胃痛中脘不快
尺實小腹氣脹下焦熱淋痢
左寸實心中積熱口舌生瘡咽喉氣壅　實大頭面熱
煩躁體痛面赤風熱心勞舌強　實大滑心驚舌強
語難
左關實肝火脇腹滿痛　實浮大肝盛目暗赤痛
左尺實小腹痛小便澀腰腹脹痛　實大滑淋瀝莖痛
溺赤膀胱熱　實緊腰疼
右寸實胸熱痰嗽煩滿嘔逆咽痛氣塞　實大滑涕唾

咽燥　實浮肺熱喘急

右關實伏陽內蒸脾虛少食胃癰氣滯中滿氣痛裡有邪當下之　實浮脾熱消中善饑口乾勞倦　實大心痛

右尺實臍下痛便難或時下痢相火亢逆

實沉瘀血　實滑熱腰痛

實濇陰邪勝而陽氣去也逆症　實緊陽不勝其陰胃寒寒積

長脈爲陽只在本部中和緩悠揚如長竿軟稍之象此生氣健旺之徵百病自然不生若帶硬健或

細弱即爲病不是直上直下與革牢衝督脈相似而爲長也若溢于本部而爲長脈理所必無者寸脈上過便出魚際尺脈下過便爲覆脈關脈過于上下便爲革牢等脈須辨之明審之確庶爲無悞

熱病卧汗煩悶熱毒鬱于三焦陰不足而陽奏之致足脛疼痛

上長吐　中長飲　下長疝　尺寸俱長陽明脈

左寸長君火盛舌卷　左關長肝盛腰折

左尺長奔豚

右寸長滿逆　右關長土鬱脹悶

右尺長相火專令

長緩下焦病　長浮瘋肝病風火搏

長洪顛眩　長堅氣病

短脈爲陰 不是首尾絶斷爲短以兩頭俯下中間呈見者不能滿其本部故曰短與不通于上而絶陽不通于下而絶陰之死脈大不相同

陰中伏陽三焦氣鬱宿食不消腹冷體虚寒熱泄瀉陽不足而陰湊之則頭痛

左寸短心不足　左關短肝氣傷

左尺短少腹痛

右寸短肺虛頭痛 又脈短于下則邪并于上故頭痛

右關短膈爲殃宿食　右尺短眞火不盛脛冷

短浮喘血溢　短滑數酒傷

短沉痞　短滑氣塞

短數心痛煩燥惡寒氣滿　乍短乍長祟

洪脈爲陽 來時極大如洪水從底泛上中盛滿而四邊衰去

陰不入陽胃氣盛脹滿邪盛於陽卧必不安若卧而安知非氣分陽邪乃陰虛脫血也上洪氣高下洪氣脹　來弱去盛消多長少

寸洪胷熱胃滿脇痛傷寒

關洪翻胃肌肉重胃熱心煩脹滿

尺洪小便赤澁脚痠痛腎虛陰火

左寸洪心經積熱眼赤口乾頭痛胸熱

左關洪肝熱身疼四肢浮熱

左尺洪水枯便難膀胱熱小便赤澁脚疼痛

右寸洪胷滿氣逆肺熱毛焦唾粘咽乾　洪緊脹而[illegible]

急

右關洪脾熱胃熱脹翻胃口乾嘔噦　洪緊脹

右尺洪　龍火燔灼　腹滿　大便難或下血

洪實　癲　　洪緊　癰疽　喘急　脹

洪滑　熱痰　　洪大緊急　頭痛　癰

洪浮　陽邪內熱　陽盛陰虛也　　洪大無力　陰虛

洪大之極　陰陽離絶　關格脈也　或爲祟氣　若無力陰虧

微脈爲陰　細而軟　極軟　按似有若無　不絶而微　絶如秋毫之飄揚　不過影像之間耳

氣弱　血虛　精傷　汗泄　崩帶　漏血　陰寒　虛熱　腰腹疼　食不化

陽微惡寒汗出　陰微發熱　關前微浮心寒　關後

微泄瀉臍中吼盜汗卒病得之猶可生以邪氣不深重也

長病得之不可救以正氣將絕草木之味難支持耳

寸微陽不足陰氣上入于陽中惡寒胷冷衄心下寒

口中熱　微弱男吐血女下血氣血不足胷滿短

氣　微濇衛氣不行榮氣不足寒慄咳逆唾腥吐

沫　微數風熱汗出寒慄　微濡煩氣在心再尺

中緊虛多汗虛損陰在而陽亡

關微心下脹痛氣結胃冷心拘急

尺微陰不足陽氣下陷陰中發熱血氣衰小便多小

腸虛痂下痢逆冷

左寸微心虛憂惕血不足頭痛胸痞虛勞盜汗驚怯中

寒泄瀉氣上侵心寒熱陽亡而厥陰亡而嘔

左關微拘急胷滿氣乏四肢惡寒　微浮而散氣病

左尺微男傷精尿血女崩帶

右寸微痞氣促上焦寒冷痰不化中寒少氣

右關微胃寒氣結停食不化心腹冷痛脾虛瘧氣陽不

入陰　微浮客熱

右尺微陽衰身寒飲水泄瀉臍下冷積

微弱多寒少氣　微代傷食感濕

緊脈爲陽形如絞索竟有如雨脈之交合旋轉搏擊之象

陰陽相搏風邪搏擊伏於營衛驚狂兩手緊盛夾食傷寒

陰陽緊盛寒脹緊則邪有餘盛則中氣滯也故脹　經滯氣逆

寸緊頭痛氣積傷寒中風肚疼冷咳　緊沉寒結在心

關緊腹痛心下滿　緊弦細癥在胃管　緊滑蛔動

尺緊腹痛臍下冷　緊弦數下痢　緊數寒熱奔豚

左寸緊心滿急痛頭熱目痛項強　緊沉心中氣逆冷

痛中風若出魚際喘

左關緊心腹滿脇肋脹傷寒渾身痛　緊實痃癖

緊浮傷寒

左尺緊腰脚疼臍下痛小便難　緊浮耳聾　緊沉痛

緊數寒熱結 檳榔可治

右寸緊鼻塞膈壅　緊沉滑肺熱咳嗽傷寒

右關緊盛腹脹　緊緩寒濕　緊沉傷食　緊實胃寒

若不食時時痢

右尺緊奔豚　緊細疝

緊濇寒痹　緊實脹痛

緊弦脇痛　緊長過寸口疰病

緊盛在人迎傷寒　緊盛在氣口傷食

緊數遁尸鬼擊邪正交爭而急數也癰疽寒熱往來

緩脈爲陰脈來四至出入和勻悠悠揚揚眞胃氣脈也則何病之有如有病緩中必見他脈卽無兼脈並見非寬懈則泥滯和緩之中必帶不和之象

風濕寒痺痛虛弱不仁在上項強在下脚弱

三部緩脈來緩脾熱流涎齒痛齦宣氣纏口臭翻胃寒

熱嘔吐少心力四肢煩悶氣促不安

寸緩肌肉風寒筋皮頑麻　緩數中風

關緩不飱風眩氣結虛脹胃氣不調脾氣不足

尺緩冷結夢鬼濡泄脚弱下部腫小便數有餘瀝

左寸緩心氣不足怔忡多忘項背急痛　緩濇心血虛

左關緩風虛眩暈脇腹氣結　緩浮肝風內鼓胃氣

傷

左尺緩腎虛冷小便數女人月事多氣衰癥癖　緩濇

血少精不及脾虛病解㑊

右寸緩肺氣浮言則氣短　緩浮風邪表虛

右關緩胃弱氣虚　緩浮脾氣虚弱　緩沉濕　緩數濕熱

右尺緩下寒脚弱風氣秘滯　緩細陽衰濕痺　緩浮腸風泄瀉　緩沉小腹感冷

緩濇脾薄　緩弱氣虚

緩縱滑熱中三關　緩浮風濕

緩沉血氣虚内寒熱　緩弦風濕痛

緩滑大癰滿傷寒溫瘧實熱便不利女子經遲

緩遲虚寒相搏食冷咽痛　緩大風虚

芤脈陽中陰　如葱莖横放浮按之上面着葱皮則有脈中按之當葱空處則無脈沉候之又着下面葱皮又有脈主失血然有將失血而未嘗見血脈即成芤者血已離位矣有已見血而脈始見芤者血去脈自空虛也

氣有餘血不足血不能統於氣氣無所歸陽無所附也盜汗淋痛風入小腸

寸芤吐血胸熱積血　芤微衂

關芤腸癰　芤微噎血大便血

尺芤腎虛小便血下焦虛　芤數空脈

左寸芤心血妄行吐衂積血在胸

左關芤肝血不藏脇間血氣疼痛腹中鬱血吐血目暗

四肢癱瘓

左尺芤便血盜汗月事爲病

右寸芤胷中積血嘔衂陰傷

右關芤腸胃癰瘀血吐血不食脾血不調　芤浮胃生

熱津液内亡

右尺芤大便血火炎精漏赤淋血痢崩漏

弦脈陽中陰如琴弦挺直而畧帶長意弦而柔軟病弦而堅硬凶

痛瘧飲疝痰食積脹拘急寒熱氣結寒凝血虚勞倦冷痺

水虧土敗血氣收斂陽中伏陰或經絡爲寒氣所入陽弦頭痛陰弦腹痛單弦飲癖雙弦寒痼脇痛賊邪侵脾也若兼數則殆矣

六脈弦細濇數按之空虛脫血大寒傷精

寸弦胸痛心下有水氣　弦弱胸脇腰背痛　弦緊心寒痛

關弦胃虛寒脹滿　弦大痛積在臍四旁

尺弦下焦停水小腹痛脚拘急

左寸弦頭疼心惕勞傷盜汗乏力心痛

左關弦脇肋痛痃癖　弦緊疝瘕瘀血　弦小寒癖痛

攣痰瘧癥瘕疣　弦急如懸陽氣絕陰邪盛凶　弦

短肝衰

左尺弦小腹痛飲在下焦　弦滑腰脚痛　弦浮腎氣

泄水生木

右寸弦胸有寒痰肺多寒嗽頭疼胷痛腹中寒結

右關弦肝氣盛脾胃傷冷宿食不化胷腹冷痛胃中寒

飲膈痛腸中結　弦沉急木克土陰氣乘陽

右尺弦疝氣痛脚筋攣臍下疼下焦停水

弦浮風寒支飲留於心膈　弦沉懸飲肝氣飲留脇

腹　弦數風熱

弦遲寒　弦滑陽邪

弦緊陰邪　弦小緊可下之

弦而鉤脇痛如刀刺　弦激怒

弦細拘急　弦急癖陰邪疝瘕少腹

痛　弦大虛

弦而乍遲乍數瘧

革脈爲陰　弦大而急如鼓皮外繃急而內空虛浮按之即得也

中虛表寒中風寒濕氣血虛胃氣損虛寒相搏男亡血失

精女半產漏下

左寸革心血虛痛　　左關革疝瘕

左尺革精空

右寸革金衰氣壅　　右關革土虛痛

右尺革命頽

牢脈陰中陽　大而弦實與革相同但革脈浮取而得牢脈沉候而見革脈重按之全無牢脈浮取之不見一內空虛一內沉實差爲分別耳

堅積裏實表虛骨痛胸中氣促

寸牢上焦氣實呼吸短促
關牢熱盛氣滿喘急難痊
尺牢女血崩腎虛男陰疝失精虛寒相搏
左寸牢伏梁　左關牢肝血積
左尺牢奔豚
右寸牢息賁　右關牢陰寒痞癖
右尺牢疝瘕
牢弦腹脹陰中急陰疝　牢長關上不見脛重小腹引腰痛

三部俱牢直上直下謂逼衝脈胷寒疝濕腫骨痛皮肉腫疼氣短促心絕也水乘木

濡脈爲陰浮細而極軟按之不見如柳絮浮于水面略按之卽空也

發熱汗出血虛勞熱虛痺腦痛耳鳴腸痛精傷五心熱丹田枯若夏脈沉濡而滑腎乘于心水剋火也爲盜邪死不治

寸濡足汗嘔逆失精虛寒陽氣不足再尺弱濕若小而急澀濕

關濡濕氣腰重少氣精散虛冷脾氣弱

尺濡腰寒溼瀉下焦冷小便難

左寸濡心虛盜汗驚悸短氣健忘

左關濡血不榮筋營衛不和精神離散體虛少力

左尺濡虛寒下元冷小便數自汗多男傷精女脫血

右寸濡[redacted]熱增寒氣乏體虛自汗

右關濡溼氣侵土脾弱不化物胃虛不進食

右尺濡精寒火敗泄瀉腸虛

濡弱內熱外寒　濡細溼

弱脈爲陰舉之全無按之而細小軟弱隱隱如有所得與濡脈相同而浮沉各別

痼冷虛熱泄精盧汗陽陷虛風眞氣衰精不足壯年得此為逆

寸弱氣短汗出心中饑　弱遲虛滿不食腸虛血寒

寒餌發熱　弱緩陽氣不足胃氣有餘噫而吞酸

食不下氣塡膈下

關弱虛滿虛熱胃氣不足

尺弱元虛虛熱陰氣絶皮膚痛胃熱上壅陽氣少小

腹痛疝瘕骨煩寒熱　衛氣弱為惵營氣弱為卑

界惵相搏名曰虛損

左寸弱陽虛心悸自汗健忘

左關弱筋痿木枯攣急面腫脾胃弱產後客風

左尺弱腎枯耳聾骨痿陰汗腰膝痛

右寸弱肺虛自汗身寒氣短

右關弱脾胃虛食不化土寒水病

右尺弱陽陷陰虛惡寒發熱下焦冷痛大便滑

散脈爲陰浮按之濶大如烟儀然爲脈漸重則漸無杳不可見

血氣耗散臟腑氣絶虛陽不斂心氣不足若有邪爲風如

孕婦必產倘咳逆上氣必死散浮陰不足神不守陰氣將

脫病當暔仆

左寸散怔忡不寐血亡氣欲去　左關散溢飲

左尺散水竭尿多精滑腰痛

右寸散汗淋　右關散蠱脹胕腫

右尺散陽絶

細脈爲陰 細脈與弦脈相似而極小狀如柔絲舉按甚明

血冷氣虚精少積痛陰濕脛冷痿弱洞泄元氣不足憂勞過度腁陽衰少陰氣不通臂不能舉

寸細發熱嘔吐髓冷積聚脇下左右引背痛　細數

發熱吐

關細脾虛腹脹　細微腹癖少氣不食

尺細腎陽衰　細弦癥在臍下　細急筋痛脾不運

疝瘕

左寸細氣少怔忡不寐　左關細肝枯

左尺細洩痢遺精

右寸細嘔吐眞氣怯　細滑沉骨蒸

右關細胃虛脹滿　右尺細下元冷憊

細沉下血血痢　細小血少病在心無力陽虛

細濇緊痺　細濇殭仆神勞寒冷

細數眞虛　細弦數脈枯不治

細而無力久病防危

細堅數非眞寒也有假寒格陰之症

細浮傷陰氣促氣血虛自汗傷濕病在內

細濇而微陰血爲火熱所傷

伏脈爲陰隱伏于底更下于沉推之至骨而始見陰脈不可作伏脈伏脈之體雖細微亦必隱隱有力明明有症

痰痞痛痺溏泄停飲宿食疝瘕霍亂水氣厥逆惡膿在肌

關膈閉塞陰陽潛伏手足冷四肢重毒氣閉塞三關榮氣不調若隱而難尋胃損一手爲單伏兩手爲雙伏陽極似陰也火鬱兩寸伏食鬱

寸伏氣積煩悶胃冷氣上逆心噎塞

關伏目眩腸癖脾元蘊結癥聚以成水氣

尺伏穀不化腹痛小腸疼癥瘕

左寸伏沉憂心氣不調神不守藏氣血抑鬱

左關伏血冷腰脚痛脇下寒氣肝血在腹瞑目腸癖有積

左尺伏腎寒精虛疝瘕

右寸伏胸中氣滯寒痰冷積少氣

右關伏中脘積塊作痛憂思氣滯寒凝水谷　伏火痰

伏鼓不浮陰盛陽衰上焦虛空

右尺伏臍下冷痛下焦虛寒腹中痼冷眞火衰息

伏細濕癖　伏數熱厥

伏遲寒厥

動脈爲陽　動脈與短脈相似又與滑脈相同然短脈不數不滑去來自如滑脈雖有兼數者但如珠走盤往來流利若動脈並無流利之形只有擊動之象來不像來去不似去像流利而如有阻隔經

所謂厥厥
動搖也

痛驚崩脫泄痢虛勞陰固於外陽戰於內兩者相搏不得上下故脈動　陽動出汗陰動發熱如不汗不熱而反冷惡寒此陽氣不通三焦傷也

左寸動驚悸心熱　左關動驚拘攣

左尺動亡精失血

右寸動心脾痛自汗　右關動陰陽相搏心脾疼痛

右尺動龍火熾發疼四肢虛勞一　爽而動上受木邪胃氣不行九竅不利　血痢泄蟲血崩虛勞形冷惡寒

促脉爲陽 數時一止如疾行之際偶一蹶也 止數漸少病瘥止數漸增病劇

先以氣熱再或氣血痰飲食五者一有留滯便成促脉氣逆氣涌狂悶瘀血火亢怒疽怔忡或陽盛陰不能和陰陽之氣緩數不相續而然也

上部急促陽邪盛於上肩背痛　又曰脉如喘也急促暴厥身熱不祥熱退無妨亦有邪熱已退病勢轉關之時脉反急促者不二日即緩寬調和

左寸促心火炎　左關促血滯

左尺促遺精

右寸促肺鳴　　右關促食滯

右尺促灼熱

結脈爲陰 緩中一止運行之機緘不利也陽氣結于外藹藹如車盖陰氣結於內纍纍如循長竿又浮分得之爲陽結沉分得之爲陰結

先以氣寒再或氣血痰飲食五者一有留着便成結脈胞滿積聚瘕結脾痞大腸痛或血氣虛脫或禀賦多滯或陰盛陽不能入陰陽不相維而脈結　陽結四肢腫　陰結便血　二陽結消熱大腸胃　三陽結隔熱小腸膀胱　三陰結寒水脾肺　一陰一陽結喉痺心熱　暴病宜溫補久病難治

三部結泠氣在脾又云癰疽脈亦結

左寸結心氣寒痛　結浮寒邪外痼

左關結疝瘕　結沉積聚

左尺結痿躄　結緩陽虛　結數陰虛

右寸結肺虛或氣寒凝結右脇積氣

右關結痰滯食停

右尺結陰寒

代脈爲陰代脈與結促脈相似但結促之止止無常數代脈之止止有定期

元虛氣耗不食形瘦藏衰土敗口不能言　泄痢得此下

元虧吐痢中寒不食腹痛難救

兩動一止二三日死四動一止六七日死

數動一代陽邪傷其血氣也

惟傷寒汗後致心液耗而悸者脈代七情過度跌打重

傷風家痛家孕婦三月脈亦有代者勿得據斷死期

胎當三月心包絡養胎心包主脈若分氣及胎脈有虛代

大脈爲陽　大脈與洪脈不同洪則如洪水泛起中央凸滿兩頭衰去大則不過濶大無有高滿之形

陽盛陰衰多氣少血病進邪勝

寸大浮實宿食腹熱　大而壯若尺無陽干陰腰背

痛陰中傷足脛寒

關大浮風在胃中腹脹心下淡淡食欲吐

尺大浮滑少腹滿不能尿陰中痛大便亦然

大緊病在腎　大堅疾癲病陽實陰虚

大而無力血虚氣不能入　大而豁勞氣衰

前大後小頭痛目眩　前小後大胸滿氣短

小脈爲陰 小則較細脈畧大不竟如絲之細小也况細脈有堅勁者病爲實邪小則無有不病虚者

在陽陽不足在陰陰不足　小弱氣虚　小濇血少

小弱而濇氣血兩虚久病

疾脈爲陽中之陽　脈來七八至急流薄疾孤陽亢于上陰氣竭象

食熱極在陽猶可在陰爲逆邪入於陽分陰不能勝則病狂

左寸疾心火自焚陽痛不還

左關疾肝絕

左尺疾涸極

右寸疾火爍金

右關疾脾弱

右尺疾赫曦過極

急脈爲陰中之陽非急數之謂寛緩中往來急迫驟然而至

火盛元虧脈之急疾由於氣亂氣亂則血亂如便血須理脾氣

來勇去柔邪勝於正必得汗解

來柔去勇邪去正復

來疾去徐上實下虛陽强陽厥上下作寸兩字尺

來徐去疾寸虛尺實陽虛惡風中風者陽氣受之也

急短病在上　急長病在下

濇脈爲陰來不舒暢如有所粘滯絕無流利之象如遲遲而來並無寒冷之體

血虧氣滯或血瘀於內或印塞於經

清脈爲陽　輕清滑軟毫無糟粕

正氣虚弱

濁脈爲陰　大滑緊濇按之鼓擊三部相同畧難分析

邪氣實若無外邪卽是胃氣內有伏火亦見此象

流脈爲陽　其來也滔滔洪盛如水之流則爲大流濺濺不返如水將竭則爲細流大流易治小流難療

盛流邪火內炎時症細流虚火熾灼弱症一盛一危迥不相同

駛脈爲陽如奔馬四蹄疾下如沸釜凹凸無定有力近於孤陽無力氣血將絶

鬱脈爲陰弦濇凝滯來不緩去不遲似數非數有躁急之象無圓滑之形俱當踈理之升發之以解其鬱若鬱久血爲火迫已成燥症其脈浮數無序宜滋陰

肉脈爲陰似浮大而無精力與皮肉滲開不分界限腎水虧乏胃陰不足虚熱不食懶倦無力分先後天以救其陰

脱脈半陽半陰

六脈陷下有裡無表脫陽見鬼六脈虛芤有表無裏陰脫

目盲六脈暴絕陰陽俱脫危

乘脈爲陽寸見沉弱陰乘陽　尺見洪浮陽乘陰

陽不足而陰乘之寸見陰脈陰不足而陽乘之尺見陽脈

中華醫藏

第三編

叢書卷

盤珠集

3

(清)嚴潔 施雯 洪煒 纂撰

《中華醫藏》編委會 編

江凌圳 主編

國家圖書館出版社

第三册目録

（清）嚴潔 施雯 洪煒 纂輯

盤珠集十八卷（三）

清嘉慶九年（1804）小眉山館木活字本

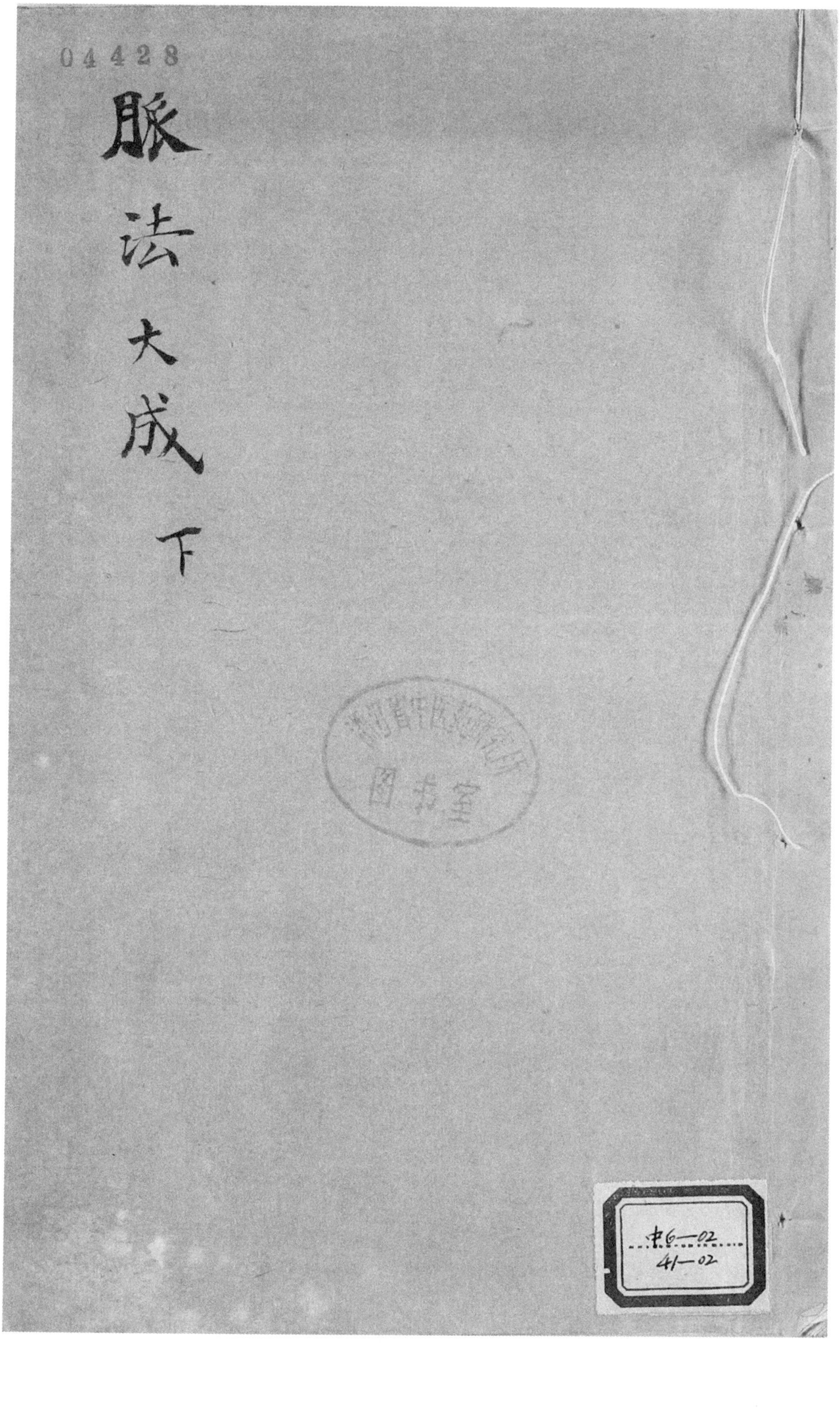
04428
脈法大成
下
图书室
中6—02
41—02

盤珠集脈法大成卷下

澹寧施雯文澍
姚江西亭嚴潔青蓮仝著
緝菴洪煒霞城

陰陽伏脈

虛脈中間見實脈陰中伏陽惡寒實脈中間見虛脈陽中伏陰內熱

死血脈

濇滯其出於皮膚也必不滿其入於筋骨也必不完其形

如線塗生澀不能充潤之狀

損脈　損脈從上行下由肺而之腎

一呼一至　離經　再呼一至　奪精。無魂當死雖能行日行尸　三呼一至　死

四呼一至　命絶

至脈　至脈從下逆上由腎而之肺

一呼三至　離經　一呼四至　奪精　一呼五至　死。沉細夜加浮大晝加

一呼六至　命絶。沉細夜死浮大晝死

推脈

推而外之内而不外　沉遲心腹積　推而内之外而不内　浮數身有熱

推而上之上而不下有升無降上實下虛下部弱腰足清冷　推而下之下而不上有降無升下實上虛上部虧頭項痛清陽不能上達或陽虛而陰湊之

來脈

來弱去盛消多長少是爲虛

虛里脈在左乳下動甚則應衣

中氣不守也亦有腎虛不能納氣致宗氣泄於上腎水竭於下者宜大補眞陰又有動而不勻者此痰食水飲停阻胃氣積滯而然若此脈不動則宗氣絶矣死不治

關格脈

人迎胃脈候陽　一倍盛於常脈在少陽　二倍盛於常脈在太陽　三倍盛於常脈在陽明　四倍盛於常脈以陽脈盛極而陰無以通曰格陽

寸口肺脈候陰　一倍盛於常脈在厥陰　二倍盛於常脈在少陰　三倍盛於常脈在太陰　四倍盛於常脈以陰脈盛極而陽無以交曰關陰

邪在府則陽脈不和陽脈不和則氣留之氣留之則陽氣盛陽氣太盛則陰脈不利陰脈不利則血留之血留之則陰氣盛陰氣太盛則陽氣不能榮故曰關陽氣太盛則陰氣弗能榮故曰格陰陽俱盛不能相榮故曰關格陰陽離絶甚至手頸遍身之脈俱爲振動此皆精氣傷終至不救故脈盛之極爲無陰無陰則無根而孤陽

浮露於外矣

六變脈

諸急多寒　諸緩多熱　諸大多氣少血　諸小氣血皆少　諸滑陽氣盛微有熱　諸濇氣血少微有寒

七情脈

促怒傷肝氣上逆　動驚傷胆氣亂　散喜傷心氣緩

短思傷脾氣結　濇憂傷肺氣沉　沉恐傷腎氣怯

反脈

春夏沉濇　秋冬浮大　風熱脈靜　泄脈大

脫血脈實　陽症陰脈　病在中有積反虛內傷反實

病在外肌表也。外邪盛脈無力是無陽也外邪盛脈堅濇是沉陰也　皆正不勝邪難治

三部脈虛實生死

强非稱其人死　羸非稱其人死　虛滯濇滯滑滯緩俱死

若滯弦急癲病死　實大長病死　實滑長病生卒病死

實緩實緊俱生　實堅急癲病可治　羸長病生卒病死

細軟長病生　細數細微細緊生　大數長病死

浮細浮滑長病死　浮數長病風生卒病死　軟長病自愈治之死卒病生

芤長病生卒病死　革長病生卒病死　弓弦長病死

堅數狀如銀釵蠱毒死　累累如貫珠死　脈如水之淹然流長病

自愈治之死

衰敗脫絕脈

漖漖如羹上肥陽氣衰長病死卒病生　縈縈如蛛絲陰氣衰長病死卒病生

綿綿如瀉漆之絕血脫　洪浮無力身汗喘不休氣絕

五臟六腑脈搏定死期

三陰搏脾肺十日夜半死　二陰搏心腎十三日夕死

一陰搏心肝十日平旦死

三陽搏鼓（小腸膀胱）三日死　二陽搏（大腸胃）溢病十日死

三陰三陽搏（脾肺小腸膀胱）心腹痛陰道不利五日死

五臟死脈

心絕　輕取堅強重取牢實轉豆躁疾（一日死）

肝絕　中外急如新張弓弦（八日死）

脾絕　雀啄屋漏如流水如覆杯（四日死）

肺絕　如風吹毛（三日死）

腎絕　如彈石尋之即散亂如解索（四日死）

暴病死脈

二動一止 三四日死　三動一止 五六日死

四動一止 七八日死　餘皆倣此

忌脈

心脈忌一六而止 水　肺脈忌二七而止 火　脾脈忌三八而止 木　肝脈忌四九而止 金　腎脈忌五十而止 土

絶脈類

釜沸 脈來如釜之沸 旦得暮死　散葉 如落葉 浮泛無根肝氣大虚葉落死

魚翔 浮中一沉似有似無 旦占夕死　省客 來如問客旋即去也 或無而止或有而搏腎不足初夏死

蝦遊 沉中一浮靜中一躍 旦占夕死　横格 如木之横格于指下長而堅 膽不足木敗死

湧泉　至如湧泉去如弦絶
陰精不足太陽膀胱之氣亦敗冬盡死

弦縷　細直胞精不足也
言死于霜下不言可治　善

轉豆　短而堅
一日死

浮合　一息十至後至者反凌乎前如浮波之合泛泛無常
經氣衰極九十日死

彈石　如石彈指堅強短濇
胃不足土敗死

委土　頑而虛虛大無力　肌氣不
足五色先見木黑旺時死

偃刀　一絲堅勁
發寒熱陰虧立春死

如丸　按不直手滑小無根
大腸敗初夏死

懸雍　丸丸左右彈而根不移
浮短孤懸有上無下孤陽絶也水凝死

如喘　急促暴驚有出無入

如舂　極洪實

交漈　左右旁至如紋漆之下㚇㚇然而交
陰陽偏敗三十日死

火新　如火新然去如滅
此火藏無根之脈是心精預奪也草乾死

霹靂忽鼓數下而去長病三十日死　屋漏良久一滴濺起而無力長病十日死

覆溢脈來冲逆溢上魚際曰溢洪滑下覆于尺中曰覆○亦曰關格

雀啄連來三五下且堅且銳如雀之啄

解索脈來散亂如亂繩之初解

一息八至脫精　上部有脈下部無脈可吐者生無吐症者死

乍踈乍數陰陽敗亂無主均爲死脈

脈病要辨

浮爲表陰虛者脈必浮而無力因眞陰脫于下而孤陽浮於上是浮不可以概言表

沉爲裡表邪初感之甚者陰寒束於皮毛陽氣不能外達

脈必先見沉緊是沉不可以概言裏

遲爲寒傷寒初退餘熱未清脈多遲滑是遲不可以概言

寒

數爲熱虛損之候陰陽俱虧氣血敗亂者脈必急數愈虛

愈數是數不可以概言熱

微細爲虛痛極壅閉者脈多伏匿是伏不可以概言虛

洪弦爲實眞陰大虧必關格倍常是強不可以槩言實

肝胆皆病脈必變化病以陽衰陰氣至心矣　木病從風

無有常處咽爲肝膽之使故燥脾土亦病水邪尅土也
腎與三焦合病則相火受水之制陰邪自下而上陽氣不
能下行故下竅不通清陽實四肢故不爲用
脾氣絶於胃脾中無胃氣脈故亂
水土之邪交至陰不勝陽土勝則陽明邪實故罵詈顛狂
微弱之甚陽氣必消洪大之極陰氣必消是孤陰孤陽也
　脈孤爲消氣故内經云孤爲逆
浮洪滑大之類按之無力非眞陽也切勿用凉藥
脾胃病倉廩不化肺病治節不行故太陰陽明皆病則陽

自爲陽陰自爲陰陰陽由絕矣

二火（心肺）不勝三水（肝脾腎）脈亂無常以陰多於陽脾中全無胃氣故脈亂

清不升問之肝濁不降問之肺津不足問之腎四肢有故問之脾

從脈而不從症

發熱頭痛脈反沉身體疼痛當救其裡宜用四逆湯

日晡發熱屬陽明脈浮虛者當發汗宜用桂枝湯解之

結胸脈當沉緊若浮大者不可下下之則死宜從脈而治

其表
身痛當用桂枝麻黃湯解之尺遲者不可汗營血不足故
也宜從脈而調其營
從症而不從脈
浮大別在表若心下鞕有熱屬藏者攻之不令發汗非浮
爲表邪可汗之脈也
促爲陽盛宜用葛根芩連湯若厥冷爲虛脫非炎非溫不
可非促爲陽盛之脈也
沉遲爲內寒若陽明脈遲不惡寒身體濈濈汗出用大承

氣非諸遲為寒脈也

少陰病始得之反發熱而脈沉用麻黃細辛湯汗之非沉為在裏之脈也

從實脈而不從虛症

滑數此熱極也而變生寒症四肢厥逆惡風怯寒外雖若虛而內有煩熱便結等症本非虛也

從虛脈而不從實症

微弱火虛也外雖煩熱須補陽　微弱而胷腹脹滿胃虛也俱不可攻

從實症而不從虛脈

寒邪内傷或食停氣滯心腹急痛以致脈道沉伏或促或結此以邪閉經絡而然脈雖虛必有痛脹等症本非虛也

從虛症而不從實脈

脈洪數而不見煩熱非火邪也　脈弦强而並無脹滯非内實也俱不可瀉

脈熱而不發熱

火遏也逍遥加生地薄荷或加梔丹以通之

胃陰不能充拓也（四物去芎加甘重加生脈杞地左歸生脈去苓加歸芎）

腎水不能化其榮血也（六味 左歸）

中氣滯而脈道阻塞不能和緩也（香砂六君）

脈不熱而發熱

陰亡也（腎中之陰亡 左歸 六味 胃中之陰亡 與胃陰不充同治）

陽明有食與火也（養陰爲主陰氣外溢得汗而火清陰血下潤便通而食下○健運兼清凉）

腎虛不能納氣也（都氣）

過服烏附而下焦津液枯竭也（六味兼知柏）

脈沉滯無寒症

陽氣爲濕邪所滯不得宣通也

脈病宜忌

醫者每驚心於絶脈尤當預識其忌脈知所宜忌吉凶可斷昧於區别生死茫然緣特標明於後而病之治不治從可推測矣

傷寒脈陽症得陽脈正氣不陷而能鼓發勝邪必矣可喜

浮緊以有力無力辨表之虛實　沉緊以有力無力辨裡之虛實　尺寸俱浮緊太陽　俱洪長陽明　俱弦數少陽　俱沉細少陰　俱沉少陰　俱微緩厥陰

太陽症脈反沉正氣弱裏虚然也四逆　少陰脈沉反發熱寒邪在表猶未傳裏麻附細　沉脈而有表症陰實陽虚寒勝然也　浮脈而有裏症陽實陰虚水虧然也　浮緊而數表邪　洪長有力陽明在經之邪　弦數少陽症沉數有力熱邪傳裏　沉緊無力無大熱等症陰症也　大而洪數病進不可當　小因服藥漸見滑大有力此自陰轉陽必將汗解　浮數發熱惡寒不欲食傷寒若痛偏一處食如常血氣遏癰膿　緊無滑數陰寒緊而兼數外邪所致　緊數洪浮有力邪在陽分

緊數浮沉無力邪在陰分　緊數發於陡然外感　數緊以漸而至內傷　似緊非緊稍見滑疾外感　和緩而無緊疾脈雖大非外邪　脈浮可下者邪熱入腑大便難也　脈沉可汗者以少陰病而身發熱也　沉緊陽邪入陰分欲嘔　沉滑陽入於陰協熱痢　浮滑下血陽邪入榮也　發汗後脈浮數煩渴津液爲熱所耗五苓　結代心悸眞陰亡微邪搏聚也炙甘草湯　雙弦而遲誤下故也心下必鞕陰寒內凝也虛與結胸不同宜溫藥下之　大而緊風寒大青龍　太陽中風脈浮緊發熱惡寒身痛不汗出而煩大青

（龍）若微弱汗出惡風不可服服之厥逆肉瞤筋惕（眞武以少陰亡陽胃中之陽飛越耳）

浮大緊（風寒）浮緩弱（中風）浮弱（春溫）尺寸俱浮（風溫）

弦細芤遲洞然中暍（風火）沉弱軟緩（濕溫）少陰中風陽浮陰

弱其勢方熾陽微（邪不入）陰浮（邪出）欲愈　太陽病熱多寒

少脈微弱無陽也（謂津液枯）不可汗邪如不解（用桂枝二越婢一）用

桂枝大汗出脈洪大形如瘧再汗（桂枝二麻黃一）少陰脈有微

他經則無太陽惡寒脈微須從少陰治而用薑附

中風

脈多沉伏　亦有脈隨氣奔指下洪盛者　浮遲吉

堅大急疾凶　浮大浮緩風　滑痰　浮遲寒　大火
浮數無熱風　寸口遲緩榮衛氣衰　微數中風。微爲陽之微，數爲風之微
浮居左寸傷風頭痛　寸口浮緊虛寒相搏邪在皮膚　虛浮遲緩正氣不足　榮微衛數血舍空虛氣分熱熾　急大數疾邪不受制死
大數未至急疾猶未死

中火

脈數大　陰陽俱浮　浮之而滑沉之散濇俱爲熱病　沉數骨熱　欲以腹按虛冷

中濕

沉緩而微細　兼風浮　兼寒濇　兼熱滑疾　兼痛
洪而動　沉緩在裏　浮緩在表　緩而弦風濕

中寒

遲而且緊身寒　沉細　傷寒洪大生　沉小死

中暑

脈虛身熱面垢弦細芤遲俱曰虛　虛浮暑風　大而無力注夏

中食

胃緊犬肉　短濇痰　代滑浮沉臟物　芤雞鵝等物　緊短硬物
虛小冷物

脾浮洪酒麵　滑水　弦炙物　洪酸鹹熱物　緊寒食

沉遲弱飲寒　濇鮓　緩遲肥膩過飽

右關沉滑宿食　滑而沉緩食　胃腸壅塞氣口緊盛食

中氣

脈伏身寒　脈沉氣　沉滑氣兼痰鬱　濡弱難治

中燥

緊濇　浮弦　虛芤

中惡

腹脹緊細生邪中于外正氣退縮裏不受邪故生　浮大難治越于外正氣散裏更虛

邪必深入故難治

痢

便血　懸絕如絲死邪實正虛　滑大生　身熱死　寒生

白沫沉生　浮死有熱不拘　急痛之時浮大死　膿血

沉小流連生　數大疾死　滑數宿食可下之　沉小微細

吉　洪大滑數凶　浮緊凶　沉弦重　大未止　弱微

欲自止雖發熱不死　小手足寒血成片難已赤辨火居血分如脈小而手足寒相反

故難已　澀無血　尺微無陰

瀉

瀉痢是裏虛之症沉小滑弱相宜若實大與

虛相反浮洪與裏相反邪盛正衰未可言愈

胃虛泄　滑虛痢　腎小甚泄洞　肺小甚泄　脾弦長
木乘土　脾沉弦寒水侮土　洪大逆　小結生　浮大數死
洪大而滑死　微細而澁生　緊大滑死　下利十
餘行脈實死　腹滿四肢清泄脈大十五日死　遲逆寒
沉數熱　沉虛滑脫　緩弱暑濕

脹

濇而堅脹在藏　大而堅脹在府　盛緊　大堅濇　遲滑
爲滿脹　沉滑　浮遲　弦緊　沉伏皆水腫　水腫軟大
浮滑吉　微細虛小凶　二病之脈實大洪可治　沉虛

微難治 浮大吉 虛小凶 堅強急生 虛弱死 實

強生 沉水死 大脹四肢逆冷脈長死 緊細生 浮

大死 腹脹便血脈大時絕孤陽將脫死 身熱脈大死

水腫洪大生 沉細死 水症實生 虛死 浮風虛脹

脹滿脈弦脾為肝制 浮數陽熱 遲弱陰寒 緊中實 虛

內脹

反胃噎膈

緊滑吐 小弱濇翻胃 沉緩無力或大而弱氣虛 數小

無力或濇血虛陽氣微膈氣虛脈乃數 吐亡津液凶 弦木剋土凶或為痰 滑痰

寸緊尺濇胸滿不能食吐　革吐　緊芤弦虛寒　關

沉痰　浮澁脾積　沉澁七情　沉細散亂或沉浮有中按無皆必死

浮滑生　弦數緊濇結腸死　脾脈微急隔中

心腹痛

心脈微急心痛　心脈微大心痹引背　心脈短數心痛　心脈濇心痛　弦食　短數濇大久病　伏痛甚　細小沉遲生

實大滑長弦數浮死　寸口弦其人脇下拘急而痛必惡寒　臍下大痛喘人中黑死　緊實便難　滑實痰積　弦大痛在經　沉微痛在藏　陰弦心腹痛　弦急小腹痛　尺脈

實小腹痛當利之 尺緊臍下痛 尺伏小腹痛癥疝 寸沉遲關緊
數心腹徹背 沉弦細動皆主痛 細小遲生 堅實大死
蟲痛緊急死 虛小生 沉滑寸白蟲 下腹痛脈必沉
弱而弦若大是蛔蟲也

痰飲

肝脈耎散色潤者溢飲 偏弦浮滑沉滑懸飲 飲脈皆弦
微沉滑 肺飲不弦但苦喘氣短 左右兩關實膈上有痰
可吐之 眼胞及眼下如烟煤痰 或沉弦滑或結芤伏
痰飲中節 痰得濇脈難愈

咳嗽

脈出魚際（為逆氣喘息）　肺脈微急（欬而唾血）　欬而脈弦濇（少血）

虛（胃苦）　細（濕）　濇（房勞）　浮緩（傷風）　緊（肺寒）　關上脈微

欬嗽　沉數（熱）　右關濡（食傷脾）　左關短弦（疲極肝衰）　浮短

肺傷　沉緊（虛寒凶）　上氣喘嗽面腫肩息脈浮大（死）　久

嗽脈弱（生）　實大數（死）　形盛脈細不足以息沉小伏

匿（死）　滑手足溫（生）　濇四肢寒（死）　咳而脫形身熱

脈小堅急以疾（十五日死）　浮軟（生）　瘦脈堅大（死）　嘔腹

滿泄瀉弦急欲絕（死）　沉緊（死）　浮直而濇（死）　尿血

凶

喘

上氣數有熱不得臥死　上氣面腫肩息浮大危　滑

手足溫生　濇四肢寒元氣不接死　沉急肺脹停水　伏氣逆塡胸

沉實滑身溫易愈　澁厥逆凶　身冷脈浮尺濇難補

右寸沉實而緊肺感寒邪　六脈俱伏宜發散熱退而喘定　喘脈宜

浮遲不宜急疾　浮滑手足煖吉　寒水上攻實順

滑生　實濇逆死　虛而寧寧而伏生　堅強死　數五味

湯　形損脈數死

積

堅強生　虛弱死　沉細附骨積　沉而有力積　沉

緊寒積　浮牢聚積　伏結積　沉伏積　駃緊或牢皆聚積

脈橫肋積　沉實胃積　肺結伏右脇積　沉結六聚　弦堅

癥瘕　緊痛　左橫氣不至寸口爲橫　右橫內癥　沉重中散痃癖

腎脈小急肝脈小急心脈小急不鼓皆爲瘕

吐

陽緊陰數　陽浮數俱吐　寸緊尺澀胸滿吐　寸數吐

緊滑　弱嘔　微數血虛　浮胃薄　芤瘀　緊澀數澀

難治 小便利身熱見厥死 嘔大痛色如青菜死 虛

細生 實大死

霍亂

浮洪生 微遲舌卷囊縮死 弦肝勝脾 代無妨 脈亂

無妨 霍亂後氣脫不語汗如雨遺尿或燥入水或四肢

不收死 洪滑熱 弦滑食

痹

在骨體重 在脈血濇 在筋拘攣

在肉不仁 在脾則寒

喘而浮上虛下實肺痹 長而左右彈肝痹 上堅而大腎痹

大而虛脾痹 大濇 急俱痹 微在肺肺痹在心心痹 右寸沉

遲濇皮痹　右關無力而濇肉痹　沉細緩脈痹　左寸結不

流利血痹　左關弦緊而數浮沉有力筋痹

痿

浮弱痿　寸口沉汗多發　尺滑疾而緩　或沉而弱皆足

痿　脈虛生　急疾死

疝

厥陰滑狐疝風　少陰滑火乗肺也肺風疝　太陰滑脾風疝　陽

明滑心風疝　太陽滑腎風疝　少陽滑肝風疝　弦急搏皆疝

在何部而知其藏　沉而急　滑而緊疝　尺部滑寒疝　尺俱

徵疝　沉遲浮濇疝瘕寒精　或伏或細或動精甚　牢急生

弱急死　滑脈寸上見大熱陽與陽并也　滑脈尺上見大寒

丙丁不勝壬癸從寒水之化

疸

洪數實熱　微濇虛弱　脈沉渴小便不利發黃　沉弦之下

浮而欲嘔吐之　寸口近掌無脈鼻氣冷死　脈洪泄渴死

小弱利不渴生　年壯氣實脈大易愈　疸毒入腹喘

癉

滿渴甚面黑死　老人氣虛脈微難瘥

弦數熱宜發汗　弦遲寒　弦緊實下之　弦緊宜發汗　弦而

浮大可吐　弦微虛　弦短食　弦滑痰　遲緩自愈　代

散死

頭痛

寸口急緊　短　弦氣攻　浮俱頭痛　浮滑風痰　大氣虛

芤血虛　浮弦風　浮洪火　細或緩濕　微細虛寒

短濇為虛難治短陽脫于上濇陰虛于下再見手足厥逆至節死　滑生　弦耎

氣虛　微濇血虛　弦堅臂厥

白濁氣虛白血虛赤痰火干氣白干血赤虛滑者血不及變為赤濁

挾寒沉遲無力　遲易治　虛浮急疾

難治　洪數火　芤濡陰虛　心脈短小兩尺洪數便濁遺

精

淋

數大實吉　虛濇凶　少陰脈微膀胱氣閉　女八陰中生瘡　細

數無妨　濇小無血死　鼻色黃脈浮弦濇便不小

癲狂

搏大滑久自已　浮洪吉　沉細凶　虛可治　實死　小

堅急死　心滿大癇　虛緩癇吉　二陰結癇　肝沉小

急癎凶　心緩狂笑　微濇癲　肺急甚癲　腎急甚骨癲
三部沉細難救　下虛上實癲　若脈沉細脈病相應非逆　陰
部脈沉濇微短是陽脈不見而陰獨盛癲　虛可治　實死　實牢死

驚

促急虛驚　浮數洪緊實驚　寸動而弱驚悸怔忡　寸緊關浮
悸　伏動滑搏飲食痰火　浮微弦濡憂驚　心虛浮薄健忘神虧
肝腎并小弦欲驚

呃

浮緩生　滑實胃火　弦急死　結代促微凶

三消

心脈微小（消癉）肺肝脾腎微小（消渴）滑（陽盛渴）心耎散（勿藥自愈）實大（病久可治）懸小堅（病久不可治）數大（吉）虛小凶　浮短凶　細小微濇形脱死　少陰自痢而渴脈必沉　中暑而渴脈必虛　産後血竭而渴脈必弱　勿以虛小爲渴之凶脈也

瘖

緩弱無神或弦多胃少（脾虛不運）　滑大痰　弦伏（中虛）　微澁（衰敗）

蟲

腹痛脈必沉弱若反洪大蚘虫　尺脈洪大蛔虫　尺脈沉滑寸白　緊急難治　虛小可治　乍大乍小或洪大沉滑皆虫症

汗

滑而尺濇多汗　肺耎而散灌汗　浮虛濡濇皆汗　在寸自汗　在尺盜汗　或濇或虛小生　緊數死

虛

急數細弱濇滑短長浮沉弦緊洪實之甚皆勞傷症　無論浮

沉大小等脈漸緩則漸有生意

芤（血虛） 沉遲小（氣虛脫） 大無力（陽虛） 數無力（陰虛） 大芤（血脫）

平人脈大（勞） 虛極（勞） 脾脈虛弱（勞傷脾） 微細（盜汗）

軟緩微弱（俱爲虛） 弦（中虛） 弦甚（病甚） 細微小（氣血俱虛）

寸弱軟（上虛） 尺弱軟澁（下虛） 尺軟滑疾（血虛） 兩關沉細

胃虛 數甚（病危） 弦細而加緊數（百無一生） 細數無力（大虛）

沉弦（陽絕） 浮大弦緊（外象有餘其實中藏不足不特虛軟遲弱爲不足也） 洪無

倫（腎陰虛陽無所附八味） 洪大鼓指按之如無（內眞寒外假熱十全） 沉

細無力（氣血兩虛） 浮數（陰虛） 乍病身熱脈來洪大獨氣口

滯濇（真氣虛）小（元氣衰此真陰日損若熱熱邪火日增矣不可救藥）

血

芤濇（失血）緩小吉　數大凶　身熱脈大難治　身涼脈靜易治　畜血脈牢實吉　沉微濇小凶

熱

洪盛有力（實熱）　浮數無力（虛熱）　沉大實　虛（瀉熱補氣）　八

迎緊盛（外感）　氣口緊盛（內傷）

陽氣有餘身熱無汗脈反濇（太過血少陰虛也）

尺脈弱（陰不足陽氣下陷入陰中故發熱）　右關濡（飲食傷脾）　左關弦短

疲極傷肝 尺浮濡而數房勞傷腎 洪數易治 細數難治

厥

遲陰厥 數陽厥 伏氣厥 弱氣虛 芤澁血虛 沉滑痰滯

鬱

沉澁氣鬱 沉細濕鬱 沉數熱鬱 沉無力血鬱 沉芤血鬱

沉弦痰鬱 寸口沉滑痰鬱 沉緊食鬱 氣口緊盛食鬱 沉

緩濕鬱 滯或結代促鬱甚

酸

弦滑呑酸 沉遲胸有寒飲 洪數胸有痰熱

嘈雜

洪大火　滑大痰　弦細脾弱　兩寸弦滑胸間留飲　寸口脈横有積　右寸關緊滑易治　右寸關弦急難治

痓

伏弦沉而緊皆痓　脈潑如蛇汗後欲解　伏堅可治　一伏弦難治

瘛瘲

心脈急甚心虛　心脈滿大心火熾盛　肝脈小急肝虛　肝脈盛瀉肝救脾　脾脈急甚脾虛肝乘

眩暈

浮風有汗　緊寒筋攣　洪大虛暑自汗煩悶　濇死血　沉細濕吐

逆　左手脈數熱　右手脈實痰積　大虛　肝脈溢大

必眩

身體痛

六脈俱緊傷寒　沉緊如被杖陰毒　緩傷濕　汗後體痛脈

弦遲血氣未和　弦小豁大氣血虛損

脚氣

浮弦風　濡弱濕　遲濇寒　洪數熱　散憂　緊怒

細悲　結氣　尺伏難治　脈空痛甚危

腰痛

多沉而弦沉則氣滯弦則腎虛　浮緊風寒　濡細傷濕　實挫閃　濇瘀血

滑痰火或引背痛　沉滑易治　豁大難治

脅痛

雙弦兩脅痛　緊細弦怒氣　沉濇急痰瘀

肩背脊痛

洪熱　大風　沉滑背膂痛

大便不通

浮數能食陽結　沉遲不食陰結　洪數血少有熱

濇小面無精光血虛津枯　命門脈浮風燥

沉伏無妨　虛人老人雀啄難治

脈浮在氣杏仁陳皮　脈沉在血桃仁陳皮

目

左寸關洪數目痛　右寸關洪數相火上冲

耳

遲濡腎虛　浮大風　洪動火　沉濇氣凝　數實熱塞此久聾

者專責　兩尺浮洪暴聾　兩尺數陰火

于腎

兩寸浮洪 風熱上攻

鼻

右寸洪數 鼻衄鼻齄　左寸浮緩 鼻涕風邪

口

脈洪數 口舌瘡　脈虛生瘡 中氣不足

齒

尺虛大 腎虛　尺洪 火盛　右寸關數或洪弦 腸胃風熱

咽喉

兩寸洪溢 喉症　數 熱　遲 寒　微伏 難治

癰疽

胃脈沉細人迎甚盛胃氣逆而熱在經也胃脘癰

浮數惡寒發熱身有痛處癰疽　脈數發熱而痛陽毒

不數不熱不痛陰毒　洪數裏有膿　滑實緊促宜內消

沉遲濡弱芤濇微皆宜托裏　未潰洪大順　已潰洪大逆

長緩易治　短散危　促結難治　代必死

肺癰肺痿

寸脈數而虛肺痿　寸脈數而實肺癰　短濇宜補

微緊而數膿未成　緊盛而數膿已成　脈短面白易治

脈洪大面赤不治治之于早可救膿成則無及

腸癰

小腹硬痛脈遲緊瘀血下之　數微有膿

小腹焮痛脈洪數膿成宜托之不可下　滑數生　沉細無根死

金瘡

墜壓內傷堅強安　弱小凶　笞杖內有結血實大生

虛小死　跌大易安以血散外也　沉細緊實死惡血攻藏也

祟

虛細吉　急實大數凶若未出血則叉有別　陰脈不能至陽死

左右不齊作大作小作數作遲皆鬼祟

急而緊遁尸　數而緊鬼擊

色脈合診

望聞問切四者無可缺一得其一而遺其三則所得不敵於所失也盧醫稱聖全恃乎望與聞耳後之學者烏可忽諸

色者氣之華氣者藏所發五色之中各有吉凶生死是判也

赤如縞裹朱者吉若如頳凶　白如鵝羽者吉若如鹽凶　青如蒼璧者吉若如藍凶　黃如羅裹雄黃者吉若如土凶　黑如重漆者吉若如地蒼凶

五色見於面不合於脈象則危不合於部位卽凶不合於時宜亦殆色脈相生者吉色脈相尅者凶色生脈者其愈速脈生色者其愈遲色尅脈者其死速脈尅色者其死遲能合色脈可以萬全

色青　弦應　小滑脈生色　浮大色生脈　浮短脈勝色　緩大色勝脈

色赤　洪應　弦長脈生色　緩大色生脈　沉滑脈勝色　浮短色勝脈

色黃　緩應　浮大脈生色　浮濇色生脈　弦長脈勝色　沉滑色勝脈

色白　濇應　緩大脈生色　沉濡色生脈　浮散脈勝色　弦長色勝脈

色黑　沉應　浮濇脈生色　弦長色生脈　大緩脈勝色　浮大色勝脈

春病面青爲順候如白色難療以金尅木故也餘皆倣此推之

天庭應首面眉心上應咽喉眉心應肺眉心下兩目之間應心鼻柱應肝鼻柱左右應胆準頭應脾方上應胃迎香之外面肉之中顴骨之下應大腸兩頰應腎腎與臍對故當腎之下應臍兩顴之內應小腸人中應膀胱方位時日各有所生之正色正色之外如有邪色是病色也其尖銳所向處卽其乘虛所進之方觀此知藏之虛處邪之盛處矣又曰諸色上行病甚下行如雲散者病已色從外走內

病從表入裏色從内走外病從裡出表病生於内先治陰後治陽反則益甚病生於陽先治外後治内反則益甚

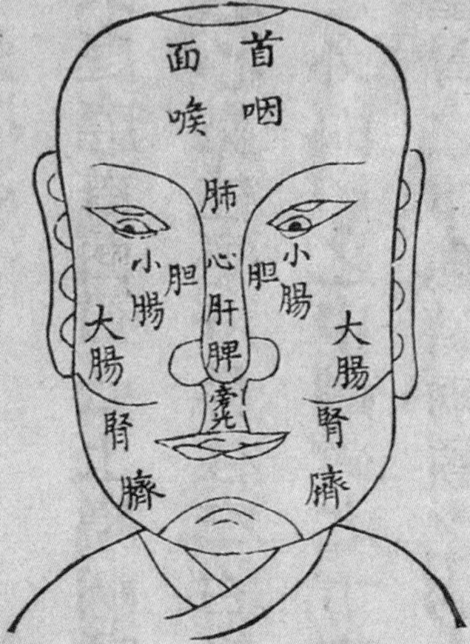

咽喉屬肺而獨見赤色赤屬心赤色見於肺部火尅金凶若見黄色土生金大吉餘皆倣此

面部

左臉紅肝風熱青黑者驚或腹痛若淺赤潮熱腸內吊驚風青白咳嗽惡心癥聚

黃濁如熏濕盛黃疸

黃如橘色熱

兼青吐瀉或驚風

黑而瘦陰虛火旺色

乾黃少潤凶災立應

右臉紅風熱淺紅潮熱大便堅青黑盤腸

黃而淡脾胃傷食四肢痿弱腹脹

面上白點虫積

兩顴時赤虛火上炎

白而肥氣虛多痰腸泄水穀不分白而

紫而濁時病

冬月面慘傷寒已至

黃見青紫脈扎瘀血在胃或脇

有塊

黑見天庭如拇指不病而亡

黄赤風熱

赤甚為血又痰積壅盛驚悸

奪血

白無血色脈沉弦衄血

面赤舌青子死母生

頬赤痰熱

乾燥盜汗

黄白無常如蟹爪路食積

赤見兩顴大拇指病愈亦死

青黑痛單青色驚積風

白寒若色不澤脈空虛

黄而鮮明留飲

面青如產婦母子俱死

面青舌赤子生母死

額紅心經風熱青黑驚風腹痛瘛瘲黄而

印堂青驚兼紫黑客忤兼黑腹痛紅驚熱

目部

目睛黃酒疸若兼赤發熱
目精暈黃咽不止

眼胞上下如烟煤痰病
眼胞浮腫久嗽惡心食積痞

眼胞上下腫黃白及面穀疸
眼下青色傷寒挾陰

眼下明堂青多慾否則未睡
瞳子高大太陽不足

目間青脈膽滯掣痛
目青面黃傷酒

黃色不可名病在胸
目黃脈大而煩病進

白睛淡黃脾傷瀉痢
眼黑行走呻吟骨節痛

痠入骨
眼黑面黃四肢痿痺風痰

目無精光齒黑危　目黃心煩脈和病將愈

兩目矇矓肝熱將成雀目　眼尾有細碎紅紋驚風內釣

目睛了了呼吸出入能往能來息長而熱陽病

目睛皆鈍不能了了鼻呼不出吸不入氣促而冷陰病

目正圓者太陽經絕痙病不治

目中或青或白或赤或黑或黃而面帶黃色者有胃氣不死

目白面赤目黑面青目白面黑目黃面赤皆死以無胃氣故也

目赤心病風　目白肺病　目青肝病痛驚風　目黑腎病　目黃脾病溺難

鼻部

山根青驚

黑危

青腹痛若舌冷亡陽而死

赤熱不思食非時見之藏燥而死

紫濁時病

黃白無澤氣虛有痰

鼻燥如烟煤陽毒熱極

鼻孔乾燥衄血

紫傷食

黃小便難有痰

白亡血漏痢不食

微黑水氣黑甚危

鮮紅留飲久病而紅死

鼻尖青黃淋

鼻孔冷滑而黑有水氣陰毒冷極危

鼻色枯死二便不利

鼻孔痔脹（肺熱有風）　鼻塞（濁涕風熱　清涕肺寒）

鼻準明山根亮目眥黃光（起色）　鼻孔忽仰（可決死期）

鼻冷連頤（十無一生）

顴部

赤（心病驚熱）　黃黑（腎病吐）

青氣者死　顴赤面白（火尅金賊邪不治）

傷寒汗不出大顴赤而噦死

面顴赤唇紅（陰虛于下逼陽于上也）　乾燥（脾熱）

唇部

黃脾積病血虛　　五色脾病

紫色虫動吐涎　　青黑寒極脾寒亦有氣血虛怯寒冷乘之也

赤腫熱極衄血　　黑凶

白失血吐涎嘔逆　　燥而舌乾脾熱

燥而紅無妨渴口臭大便不通心煩不臥　　青而舌卷環口黑氣直死

色如紅蓮光澤無病　　下唇有瘡虫食肚

上唇有瘡虫食藏　　唇中無痕不治

口唇生瘡聲啞狐惑病傷寒壞症也　　唇動驚熱

舌部

黃邪入胃宜清解
中留飲宜溫解
赤紫陽熱
不振宜溫
難治
黑焦而燥陽毒熱極宜急下久瀉痢後死
黑胎而滑不熱不渴陰寒宜急溫之
夏月胎黑燥渴熱病可治
而破裂死陽毒深也

白胸寒丹田熱若帶燥虛而微熱或不得汗或胃
紫黑陰寒
白而滑邪未入府半表半裏宜和解又陽氣
黑凶無論根黑中黑尖黑皆屬裏熱若全黑熱極
燥黑生芒刺難治
靑胎無熱不渴陰毒寒極宜急溫之
鮮紅潤澤吉
胎黑刮之不去去即生刺
黑胎若在冬月猶之眞脈

見也（難治）

白胎起芒刺（津液不足胃中有物宜運動）

灰胎（胃中有物中氣虛熱渴而不能消飲宜溫解又熱邪入腎與命門也宜解毒）

黑胎之病甚難救藥然其中又有寒熱之別反治之則促之死宜用冷水刷之受冷爲實熱虛火則吐逆一用涼膈一用附桂判若水火

硬腫短強再若囊縮（難治）

舌乾而燥（心熱）

舌出數寸此陰陽易也（死）

舌生瘡（心脾熱）

唇舌胎上有斷紋者（難治）

口齒

口滴清水欲生重舌或生瘡亦有脾冷流涎而然者　酸肝熱

苦心膽熱　淡胃熱

甜脾熱臭脾胃熱　辣肺熱腥亦肺熱

鹹腎熱　口燥舌乾心熱

口燥咽乾腎熱　口燥不欲飲眞陰虧

口燥欲飲胃熱　齒燥脈虛中暑

齒燥陽明熱甚

類

左赤肝熱膀胱熱小便不通　　右赤肺熱

人中

黑色蟲動腹痛　　兩邊黃傷食

平滿水病　　唇反土敗甲日篤乙日死

唇紅面赤傷寒

耳

耳前微赤主聾　微黃腎驚　　耳輪乾燥睡中咬牙骨蒸

青脈掣病　　紅腫風熱

焦黑腎水虧虛火灼也

髪

髪枯生穗血少火動潮熱骨蒸驚　毛髪墮落衛疎有風

髪昏黑上逆久病死　眉毛墮風症不愈

五藏病於中五聲發於外聽其聲則病之輕重照灼矣難

經云聞五音以別其病此之謂也

大笑心病　太息肺病

罵詈肝病　氣不足息脾病

欲言不言語輕多畏腎病　出言蹇澁風滯于氣機關不利也

言止復言氣奪不能續也　欲言復寂忽又驚呼病深入骨

聲濁痰火　獨言獨語首尾不應思慮傷神

出言懶怯先輕後重內傷中氣　出言壯厲先重後輕外感邪盛

聲如室中言中氣有濕也　喉中有聲火乘金也

聲啞形瘦肺被火囚也　喉聲氣促痰火哮喘

聲音暴啞風痰伏火　呌喊呻吟以手捫心中脘痛

罵詈親衣被不斂非風狂即熱病　聲嘶色敗久病不治

喑喑不揚火氣不轉膈間阻礙也　啾啾細長濕氣混其清陽之氣頭中病也

精化爲氣氣化爲神根於腎而出於肺氣息之于人所關更非小可聽聲尤當辨息也

氣短不足以息虛甚 短氣難續若素無寒熱痰火

吸微而數非痰即食虛者肝腎絕 呼氣奔促心火乘肺

肩隨息動火 坐而氣促痰火

起居如故而息有音肺之絡脈逆也 不得臥而息有音陽明之氣逆也

息引胸中上氣而咳肺金收降之令不行

張口短氣肺痿唾痰金受火刑也不治

吸促者心肺之道近則從陽火而升不入於下故促眞陰虛也

吸遲者肝腎之道遠則爲陰邪所伏卒難升上故遲元陽

衰也

吸之或促或遲又水飲積於心下隔閉火氣從旁而出入非促則遲宜通其胸中之陽氣陽盛有開無塞而水陰散病自除

呼吸往來振振動搖營衛往返之氣已索命將絕矣

氣積賁門而不散則阻其出入存亡危急之候也宜調理脾胃俾賁門之積氣從幽門至二陰之竅而出蓋呼出心肺主之吸入肝腎主之呼吸之中脾胃主之也

五藏之氣絪緼於中發見於外觀形體之吉凶即知臟腑

之盛敗

形盛脈細氣難布息（危）　形瘦脈大胸中多氣（死）

肥人形厚氣虛痰壅（多中風）　瘦人陰虛相火易亢（多勞嗽）

腰脚痛或麻木（漸成風疾）　叉手捫心閉目不言（心虛怔忡）

頭傾視深（精神將奪）　背曲肩隨（府將壞）

持脈而欠陰陽相引（病即愈）　腰難轉搖（腎將敗）

不能久立行則振掉（骨將憊）　眼胞十指腫（久嗽）

行則傴俯屈伸不能（筋將憊）　循衣摸床譫語不休（陽明絕）

掌寒（腹寒）　掌熱（陰虛）

形如烟熏直視搖頭 心絶
環口黎黑柔汗發黄 脾絶
身汗如油喘而不休 腎絶
屍臭舌卷囊縮 肝絶
髮直齒枯遺尿 腎絶
面黑毛焦目瞑 陰氣絶
目若正圓手撒戴眼 太陽絶
足冷脚縮 六府氣絶
皮枯毛折 丙日篤丁日死

唇吻反青縶縶汗出 肝絶
溲便遺失狂言直視 肺絶
水漿不下形體不仁 胃絶
肌肉不滑唇反 胃絶
口閉不能開 脾絶
眶陷系傾汗出如珠 陽氣絶
病後喘瀉 脾脈絶
便利不禁手足不仁 五藏氣絶
肌燥唇反 甲日篤乙日死

齒長面垢戊日篤己日死

舌卷囊縮庚日篤辛日死

眩轉目矇三陰絕

腠理泄汗如珠六陽絕旦占夕死

聲如鼾睡目視不見肝絕八日死

呼罵不休手足甲青筋絕八日死

髮直如麻不得屈伸小腸絕六日死

口冷足腫腹熱臚脹脾絕五日死

脊痛身重不可反覆胃絕五日死

耳乾背腫溺血屎赤肉絕九日死

口張氣出不能復返肺絕三日死

齒枯面黑目黄腰折腎絶四日死　泄痢無度大腸絶

齒黄枯落骨絶　手掌無紋臍腫臍凸脾腎絶

眉傾膽死

症之大者危險固不可不知症之小者原由亦不可不悉

得其所由治之自易於反掌

欠

衛氣日行於陽夜行於陰陽氣將入於陰分陰積

于下若陽猶未靜陽欲引而升陰欲引而降上下

相引而欠由生也　勞倦神疲者欠亦是陽不勝

陰也

噫　陽氣和平順利而滿溢於心上達於肺出於鼻而為噫　陰盛於下氣化於水者亦噫陽欲達而陰發之也　亦有感於風寒陽氣無從泄越噴而上出　噫從陽氣發也陽虛久無噫而忽得噫則陽氣漸回之兆又曰下虛者無噫得噫則真陰漸生矣

涕　心動則藏府皆搖宗脈感液道開故涕出焉　肺熱或寒俱致鼻涕出　又風熱傷陰則津液稠濁唾出若涕

泣　肝病肺氣乘之善悲而泣　肝家不論寒熱多致出泣若衝風而泣火氣內燔水不能守也風爲陽氣火氣與陽氣兩相搏擊故泣泣不止則液竭精不灌於目無所見名曰奪精

涎　胃熱則消穀中空蟲行求食而動動則胃縱而廉泉開故涎下　脾氣不足不能攝制亦致涎飲外流　腎爲胃關而脈繫於舌惟壯水以制火則液有所主而涎自止

太息　氣抑不伸而心系急氣道約滿悶於中太息所

不能已也補心胆助木火之藏則陽氣可舒抑鬱解矣

嚲音躲 胃不實則諸脈虚而懈惰生再有行陰用力陽氣益虚故不寒而戰嚲宜因病之所在補分肉間以壯其胃氣

噫 寒客於胃厥逆之氣從下上散復出於胃故噫又陰邪勝而噫出於心陰氣走心也 又陰氣逆于下而噫以腎脈上貫肝鬲也

唏 陰氣盛陽氣虚也

噦　胃中舊有寒氣新入之穀氣凝而不行則新舊之邪留于胃留則逆而上出故噦逆

耳鳴　胃中空則宗脈虚陽氣不升而下溜溜則上竭輕則爲鳴重則爲聾　少陽太盛壅窒爲鳴者亦有之但虚者漸而實者暴耳

心悗　下氣不足升降不交故心氣不舒而悶

齧舌　少陰病其脈行舌本　齧頰　少陽病其脈循耳頰

齧唇　陽明病其脈環唇口　或腫脹或怪癢各因其處而齧之

症之見於五官者源流固各應詳審而症之發於一身者經絡亦自有攸屬不明所屬將執何藏何府以治之茲特附載於後以俟同道者之便覽

頭

巔督　頭角直耳上　中行前直鼻上巔後直中上巔皆

第二行第三行太陽各開兩旁者是一寸五分

額膽胃　鼻督胃大腸　人中督胃大小腸　脣內肝　承漿任胃

上齒胃　下齒大腸　舌脾腎　目系心膀胱　目內眥胃膀胱大小腸　目銳眥膽小腸三焦

耳膽三焦小腸　頰直目眥而下直目童子而下胃　頰車膽胃　眉至額

直鼻而上督　㿗目內眥而上膀胱　㿗目銳眥而上　三焦膽

頸項

項中間督　扳項大筋中膀胱　當耳下膽

當完骨下項大筋之前耳之後三焦　當曲頰下小腸

曲頰前一寸大腸　大缺盆中任　挾喉兩旁動脈膀胱胃

咽肺心脾　喉腎胃　喉後肝

肩

前廉大腸　後廉肺　上廉三焦膽

背

中行督　第二行膀胱　第三行膀胱

膺輸

中行任　第二行任　第三行胃　第四行脾

腹

中間任　第一行腎　第三行胃　第四行脾

腋下

三中焦　前小腸　後脇

脇

腋直下髀樞膽

臑 自肩至肘曰臑

前大腸　後小腸　外小腸　內心　內前肺　內後心

臂

上大腸　下肺　外三焦　內命門　內上肺　內下心

股脛

前胃　後膀胱　外膽　內肝　內前脾

病症之源於藏府固可按脈而知亦不難憑病而見觀症之所在卽知經之所屬矣

心

嗌乾　心痛心火炎　目黄　脇痛

臂厥　多笑　驚憂　少色

面赤　心煩　口渴心液耗　腰背痛

掌中熱　舌根強　肉廉小脂痛

伏梁腎傳心心受肺因而秋時積結　唇裂

也無指

中風惟偃卧汗流唇赤灸心腧青黃白黑唇間見扁鵲

實則夢驚恪虛則夢烟火

盛寸口大于肝脈　虛寸口小于肝脈

肝　嗌乾　面塵燥淫所勝　胷滿　嘔逆

飧泄　狐疝　遺溺　癃閉

㿉疝　脇痛　目赤　多怒

頽腫　頭旋　筋攣　目暗

耳聾　甲枯　面赤　少腹腫痛

腰刺痛　多悲恐　閉目　太息不能

唇目俱青　目若一黄一白難救

瘖瘧連年發嗽因季夏脾肺生也

實則夢山林虛則夢細草

盛　虛

脾

心痛（脾之支注心中）　水閉　黃疸（脾經熱）

噫（陰盛上走陽明氣滯故也）　腹脹　體重（脾主肌肉）

溏泄（脾寒）　癥瘕（脾滯）　腸鳴　吐逆

口臭　齒腫　寒熱　氣纏

口乾　筋拘　足痿　饒饑

涎出　舌本強　胃脘痛　懈怠（脾精不行也）

不能卧　不能立（脾病不能制水）　食則嘔

無心力　欲吐不吐　溲不利

面痿黃　身黃　膝股內腫厥

足大指不用　得後與氣快然衰

手足青脾巳壞無救

實則夢歌樂虛則夢爭飲食

盛與虛脈與肝同

肺

溺變金衰水涸　少氣　咽燥　咳嗽

胃滿　氣泄　腸結　骨蒸

寒熱　上氣　咳血　吐衄血

喘急　悲愁　鼻流水　嘔膿

壯熱　惡寒　目淚　酸疼

皮膚痛　毛焦　溺　噎

寒　肩背痛氣實氣虛　缺盆痛

兩手木痛　掌中熱　汗出

中風　臂内前廉痛　穀氣不行

胃不清　肺傷營衛俱病經氣不爲使

肺藏絶治節不通經脈有所偏絶五藏之氣皆漏

泄不衂則嘔

肺風偃卧胷滿短氣胃悶口鼻白可治黄則難救

實則夢兵戈虚則夢行涉水

盛（寸口大于胃脈）　虛（寸口小于胃脈）

腎

心懸（心腎不交）　骨重　骨厥　腸澼（腎開竅于二陰）

嗜臥　黃疸（陰虛陽實）　口熱　舌乾

咽腫（陰火上炎）　上氣（腎氣上衝）　心痛（氣不歸腎）　嚱氣（陰氣逆）

驚（失志）　脊痛　尿多（腎寒）　皮膚燥

淋澁　疝氣　漏精　腰脚重

耳聾　腹脹（水邪侮土）　身腫　飧泄

厥逆　面黑　多寒　奔豚（腎傳心心夏旺因而留結）

惡風　不欲言　少氣　泄後足重

痿厥　不嗜臥陰虛目不瞑　目無見眞水虧

坐而欲起陰虛不能靜也

如饑狀陰虛內餒　面如漆柴精枯陰邪

筋攣水不能養筋　股內後廉痛

如人將捕之腎氣怯　饑不欲食水中之火衰也

咳嗽有血喘眞陰損及其母也

風傷腎腰痛兩脇未黄宜灸脇面如土色凶

盛尺脈大于關　虛尺脈小于關

實則夢腰難解虛則夢溺水

心胞絡　心動　心熱　心煩

心痛　多笑　腋腫　面赤

目黄寒淫所勝心火受病　主脈　掌中熱

胷脇支滿　臂肘攣急

虛盛之脈與心同

胆

太息膽鬱　骨軟驚傷膽　頭痛　頷痛

汗出陽勝　腋下腫　振寒瘧風勝　足外廉熱

口苦　面微塵　缺盆腫痛

體無膏澤膽木病燥金勝之也　陽厥木病從火也

目銳眥痛　馬刀俠癭

心脇痛不能轉側

胷脇肋髀膝外至脛絶骨外踝前及諸節皆痛小指次

指不用

胃

虛盛之脈與肝同

振寒（風勝）　善呻　數欠　顏黑（胃鬱）

狂（熱）　瘧（風）　汗出（温氣泆）　惡人與火（邪客陽明熱甚）

賁響　大腹腫（土不能制水）　膝腫痛

聞木聲驚　衄　足跗上痛

中指不用　閉戶而處陰陽相薄陰勝陽也

頸腫　喉痺　上高而歌陽盛四肢實也

口喎　唇瘡　棄衣而走熱盛於身也

主血　腹脹　足脛外骭厥

氣盛身前熱善饑溺　氣不足身前寒胃寒脹滿

盛虛之脉與脾脉同

小腸　嗌乾　頷腫　耳聾

不可以顧　目黄　肩似拔

臑似折　流液小腸主泌别淸濁病則水谷不分而流涎無制

虚盛之脉與腎脉同

膀胱 頭痛邪氣上衝 脊痛 癲狂邪入于陽

目黄淚出 目似脱 項似拔

腰似折 髀不可曲 膕如結

踹如裂濕淫所勝土邪傷水也 頭顖項痛

衄 痔脉入肛 踝厥 主筋

瘧經屬表 腰背尻膕踹脚痛

虚盛之脉與腎脉同

大腸 頸腫 齒痛下合 目黄

口乾　衂　喉痺　主津液

肩前臑痛　大指次指痛

氣有餘脈所過者熱腫　氣不足寒慄

虚盛之脈與臂脈同

三焦　耳聾　嗌腫　喉痺

汗出　主氣　頰痛　目鋭眥痛

小指次指不用　耳後肩臑肘臂外皆痛

虚盛之脈與臂同

妊婦脈

寸微關滑尺帶數流利往來并雀啄三月尺數　心脈動甚妊

尺脈搏擊於手妊　脈出尺外動甚妊　右手浮大女

左手沉實男　左手太陽浮大男　右手太陰沉細女

兩寸滑實流動再或心脈獨旺比右尺尤旺男　左三部

沉緊滑關洪實大尺沉實滑不絕男　右三部如常獨命

門實滑女　左尺浮大男　左手疾滑男　右尺浮大右

尺疾數或沉實女　右手疾滑女　右關沉細女　左關

尺實大有力調勻雙男　右關尺細微沉實雙女　兩尺俱疾

數或俱浮大雙男　兩尺沉實雙女　兩尺浮緊右獨關洪大

如腹大雙生　兩尺實大浮一男一女　肝脈浮大有力一月　兩
尺洪大而嘔三月　滑疾不散三月　但疾不散五月　兩關實
大有力八九十月　肝脈浮大緊足月　兩關尺沉細身重十二月分
娩　兩尺沉大血有餘氣不足十五月生　緊弦易生　沉細滑
欲產

以上諸脈分別男女甚屬多端約而取之不外陽實爲男陰實爲女兩者而已左手爲陽右手爲陰兩寸爲陽兩尺爲陰鼓搏沉實爲陽虛弱浮濇爲陰諸陽實爲男諸陰虛爲女

新產脈

緩滑沉細小而附骨不絕吉　實大弦急牢堅寸澀浮速疾不調凶　發熱脈細緩生

發熱脈大忽逆冷死

妊婦失血

脈如絲或有或無血海或爲痒中風暴卒急投參歸以補血海稍遲則死

小兒脈

乳後嘔逆脈亂無憂　浮數乳癇風熱　弦緊腹痛　弦急氣纏

沉緩氣不消　牢實便秘　結伏物聚　沉細冷　緊實風癇　緊

數細快（少苦）　沉滑（宿食）　虛濡（邪氣驚風）　痢下急痛浮大凶

細（疳勞氣促）　脈亂身熱汗出不食食已即吐（必爲變蒸）　乍大乍

小乍數乍緩（祟）

奇經八脈

奇經在十二經之外無臟腑之配偶體位無定形狀

各別診治亦異也

陰維脈（右尺外另有一脈從三焦起向大指斜至寸上其脈起于諸陰之交維絡一身之陰不能維陰則陰無約束胸脇諸陰皆失所維動築而刺痛矣）

癲癇僵仆失音肌肉痺痒汗出惡風　若沉大而實胸腹

痛脇滿心痛陰維行諸陰而主榮榮爲血血屬心故心痛如貫珠腰痛女陰痛

有瘡

陽維脈左尺内另有一脈從腎經起向小指斜至寸上其脈起于諸陽之位維絡一身之陽不能維陽則陽無所護頭項諸陽皆失所維在頭目則眩在項背則僵在手足則仆

肌肉痺癢皮痛下部不仁汗出而寒顛仆羊鳴手足相引

甚者不能言衛爲陽主表陽維受邪爲病在表故寒熱營爲陰主裏陰維受邪爲病在裏故心痛

陽蹻脈寸部左右彈蹻脈所以使機關之蹻捷也

腰背痛癲癇僵仆偏枯頑痺體強陰緩而陽急也

陰蹻脉尺部左右彈

癲癇寒熱皮痺少腹痛裏急腰髖下連陰痛男陰疝女漏下陽緩而陰急也

蹻脉俱起於跟中陽蹻循外踝上行於身之左右陰蹻循内踝上行於身之左右同絡於目故目亦病又曰陰陽二蹻其病鬼魅又曰二蹻同源病亦互見

督脉三部直上直下俱弦長而浮　其脉起于會陰行于身後爲陽脉之總督

外感風寒大人癲疾小兒風癇

浮實脊強　浮虚頭痛

衝脈三部直上直下俱沉實而牢　其脈起于會陰夾臍而行直衝而上爲諸脈之衝要

氣逆裏急躁熱少腹痛上搶于心遺溺支滿

衝督二脈十二經之道路若此二脈用事則十二經之脈不復朝於寸口其人若狂否則猶豫而有兩心

任脈寸口丸丸三部細長緊實　其脈起于會陰循腹而行身之前爲陰脈之承任故曰經脈之海

中寒氣結男子內結七疝女人帶下瘕聚少腹繞臍引陰中痛有氣如指上搶心

又曰寸口丸丸卽爲動脈腹中氣如指上搶心俛仰拘急

帶脈關部左右彈

腹滿腰縱如坐水中女少腹痛裏急瘕疝月事不調臍痛赤白帶下或濕熱下流或風入胞中帶脈不能任與邪俱陷則帶下

人身之脈有經有絡直行曰經旁支曰絡絡者十二經之外域兜絡於一身也經有十二手之三陰三陽足之三陰三陽是也十二經各有一别絡而絡有十五者以胃另有一大絡脾有一大絡奇經一大絡十二絡絡其經三大絡絡諸經之絡也

反關脈

别從尺旁過肺之列缺大腸之陽谿剌斜出於外絡其

三部定位九候淺深與平常應見於寸口者無異以其不行於關故曰反關

胎産正治

盤珠集

卷上 中下

序

寇宗奭云寧醫十男子莫治一婦人而婦人之病尤難於胎產扁鵲遊趙以邯鄲重婦人遂明女科胎產之治嗣後褚李陳郭不乏名家但用藥立方法難遵守在先儒出於一時權宜所謂有病則病受之後之醫者泥於成規胎前雜用枳殼麥芽半夏神麴厚樸青皮殺胎等味產後則用柴芩知柏川連大黃碍血等劑悉皆菀不知禁宜乎死於治者多矣余今摘其所宜凡一切忌用之藥汰而不入庶令施治者不至錯誤即有錯誤處亦不至於不可救亦正所

以助救死之一法也至於諸症之治各載一方不過聊作式樣以俟同道者自爲取裁耳若執此醫治不知變通之法是猶按圖索驥刻舟求劍泥其迹而遺其眞幾何不掣肘於胎前失手於産後哉莫治一婦人宗爽之云其信然矣旹乾隆癸酉年季夏中浣西亭書

胎前論畧　西亭

娠妊懷胎惟氣有以護之惟血有以養之也若慾口腹縱情慾多惱怒懷憂懼不避風寒時經勞碌未有不致氣血之消耗者母之血氣不和子之形神安賴滋榮益氣誠安胎之要策而補脾益腎尤保子之上乘蓋胎繫於胞胞繫於腎腎中之精微脾胃爲之運化也又曰胎氣係於脾脾氣虛則胎無所附而易落安胎散主地黃白术而臣川斷杜仲固調治娠妊之聖劑也然胎之不安有母病而致胎不安者有胎病而令母不安者且有內傷而虛亦有外感

而實者有火盛而熱亦有陽虛而寒者正不得泥其月數執其方劑以治之故白术固胎氣而中氣閉塞者非宜熟地養胎元而惡食不食者非宜胎火熾盛用川斷杜仲而愈增燥熱胃氣虛寒用條芩殼砂而愈使胎冷是惟隨症隨經因其病而藥之藥之之品無犯胎氣乃爲至善至若臨產時母子關乎性命生死判於頃刻調護之法更不可不知一要忍痛仰臥勿側體而令偏墜勿曲腰而碍轉旋俟兒轉身向下痛連腰髀然後坐草始無逆產之患一要凉溫適宜盛夏而產室多人則熱氣薰蒸未免血溢寒冬

而下體不煖則血冷凝滯亦使難產腹痛腰不痛雖兩三日不產亦自無妨惟寬心候時瓜熟自然蒂落若聽無識穩婆急遽坐草妄施氣力未有不致橫生倒生者蓋兒果轉身向下勢必腰脊重痛眼中如火穀道迸挺水血俱下順流而出勢如破竹曾何用力之有況胎旣脫下固不必用力亦無所用力者試看半產小產果爲產母逼之而出否乎醫者動用催生滑胎等味乃時未至而須促之是猶摘方苞之萼揠宋人之苗矣而謂胎元之無所傷也余實未之敢信手捏石燕足貼草麻徒存虛劑固無實功他如

兎頭丸葵花益母諸方要亦破血行血虛人投之貽悮不少殊深痛惻卽使萬不得已但服加味生化湯全當歸四錢川芎一錢淮牛膝二錢酒炒紅花三分炙龜版一錢五分虛人加人參一二錢俾血氣運達而交骨自開庶幾補多而元氣無損逐瘀而中和仍在乃無害也若腹痛而或作或止曰弄胎忽痛于半月之前曰試月龜版牛膝亦未便輕用自在調治者之加意審悉焉

產後論畧　西亭

產後氣血暴虛諸症易集不得以尋常症治之法藥之氣不行毋專理氣食不化毋專消食熱勿用芩連寒勿用烏附表症用麻黄裡症用承氣陽必亡陰必竭縱令急投參术勢難補救大便燥結通腸胃陰氣虧而愈結小溲短澁利水道腎氣傷而愈澁惟瘀血冲肺冲心冲胃則有不得不急用失笑以破之然血猶之水也潦水過旱穢濁生焉時雨大沛新水生而污水始去生化湯補血活血斷然所不容已也惡血未盡誠不可遽進參耆而元氣既乏迫不

待時則有不得不用參于生化湯中用權達變當各隨其宜以為進退也至若外感風邪總須補血為主芎歸湯暑加荆芥內火煩熱亦當滋陰為上四物湯佐以丹皮鬱怒以致胃脇脹痛亦惟養肝毋須伐木加益母草香附炭於芎歸湯內血足而氣自和也丹溪先生云產後大補氣血為主雖有他症以末治之此言惡露已盡必須補氣以生血惡路未盡終當補血以扶虛也然調治之法固須謹之百日之內尤當禀於新產之時閉目而坐心神稍定然後上床高枕仰臥切忌伸足如此者三日方免血暈血逆之

患二便時亦勿放膽起坐子宮尿脬數日內刻防脫下童便和酒温服固能使惡路下行但產畢不宜輒飲恐犯胃致嘔亦勿得多飲恐引血滲入四肢致生變症更不可食鹹鹹止血而發嗽惟頻食白米薄粥但以石首魚鯗佐之數日之後然後吃飯亦不得儘量吃飽一切鮮食仍當禁忌臥室宜加意遮防勿令風入一綫之隙風最易入人亦最易受盛夏又當開敞以散腥穢但不得揮扇耳熏香避穢又切忌之靜夜勿令獨宿恐膽怯生驚部伴人又戒健談恐多言傷氣一切煩惱憂慮皆當自節產後幾日即或

強健無故亦勿勉力作勞致成痼疾惟靜卧安養俟一月以來血氣漸復方保無虞産者醫者其各留意焉

盤珠集胎產症治目錄

胎前　卷上

墮胎　胎不長　鬼胎　傷胎

腸覃石瘕

產後卷中

難產　交骨不開　橫生逆產　盤腸產　胎死腹中　胎衣不下

血暈　厥　惡路不下　惡路不絕

血崩　頭痛　心痛　腹痛

小腹痛　腸癢　腰痛　脇痛

遍身痛　遍身赤腿肉青　膨脹

血塊　傷食　嘔吐　霍亂

胎前備用良方

產後備用良方

盤珠集胎産症治卷上

澹寧施雯文澍
姚江西亭嚴潔青蓮仝纂著
緝菴洪煒霞城

胎前

惡阻

惡心頭眩惡食擇食是也

○懷娠兩月宜絶醫藥　妊娠一月足厥陰脈養之三月足少陽脈養之多致惡心頭眩喜酸俗爲之病兒非醫

藥所治治之則愈甚待其自安可耳

○懷娠一月不須安胎　胎未成而嘔吐母病也若注意安胎便用砂苓之類則反傷脾胃故但當治其母病則嘔逆自止惟方藥有與病相合而於胎不相宜者當去之

○中氣不運　孕當兩三月因中氣多滯不能運化不思穀味聞食即惡心多阻宜疎理脾胃香砂六君子湯和三加烏梅亦可

○禀受怯弱　氣血不足轉致内鬱鬱氣上衝於胃則嘔

逆血虛而心失所養則煩悶宜調血散鬱爲主參橘飲和一甚有虛弱之極或作寒熱往來倦怠不能自支此肝腎不足也須兼補足厥陰與足少陰經

○胃有痰飲血壅不行則飲隨氣上停滯肝經故喜酸物惟金能尅木宜以辛味勝之砂仁藿香自不可少半夏雖損胎不妨權用但不宜多耳半夏茯苓湯可酌用之和二

○胃氣虛寒宜溫補脾胃以下其逆氣六君子湯補一

○肝火沖胃寅卯時覺少腹有氣上冲此肝火挾衝脈

之火上冲也故心中煩憒熱悶嘔逆不止宜竹茹麥冬湯一寒

○氣鬱傷肝　大怒後肝氣挾胎氣上逆也故胷滿眩暈而吐逆宜踈肝不宜補氣抑青丸可治一散

○外傷風寒　嘔而頭暈亦有兼風寒外襲者宜於調氣之中加紫蘓以散之虛則可投參蘓二味

○上實下虛　惡阻若兼腰痛謹防胎墮宜六君合四物去川芎加川斷杜仲以安之切勿用升舉藥愈升則上愈實而下愈虛是促其墮矣補一補七

○嘔吐不受藥　津液燥涸少陰虛火上浮厥陰鬱火上逹少陽伏火上乘是以嘔吐不能受藥也速當救急以治其標滋陰清燥湯二寒

子煩

煩症有四肺虛而火乘之心煩也停痰積飲惡聞食氣胸中煩也但熱而煩虛煩也氣鬱不舒頻吐涎沫胎動不安子煩也

○心肺虛熱　陰旣養胎孤陽獨旺心肺虛熱故煩宜清心肺

○心驚膽怯　受胎後血氣壅鬱熱氣上沖心肺故煩悶不安心膽俱怯竹葉安胎飲犀角散腎火動六味丸和四寒三補二

○停痰積飲　氣鬱不舒以致嘔吐涎沫劇則胎動竹葉湯寒四麥冬飲寒五

○津液枯燥　藏府氣虛營衛不和致陰陽偏勝而熱入心脾也知母丸寒六知母飲寒七

○脾腎氣虛而火鬱　逍遙散加黃芩砂仁和五

○胎氣上逼　氣逆脹悶清肝飲散二

○上焦氣鬱　鬱則爲火而中氣不和分氣飲和六

○暴渴不止　血欲凝而渴非疾也飲五味子汁自愈

○君火乘肺　盛夏君火大行上乘肺金以致煩躁胎動不安宜清心火

子懸

胎氣不和上湊心腹致脹滿痞悶疼痛不安

○濁氣上冲而心腹痛　宜疎氣舒鬱紫蘇飲散三

○胎熱氣逆　孕在三月君相二火養胎致胎熱衝心而痛紫蘇飲散三若胎上攻心不知人事宜調中和氣

飲寒八

○寒飲與氣相爭　腹有寒氣小腹如扇惡寒喜熱子宮寒也附子湯可權用之熱一然脈果遲細方無有誤

子腫

氣壅成濕濕氣上行面目故腫　子腫腫在頭面子滿腫在遍體子氣腫在下體

○脾胃氣虛　土氣不和不能制水水氣不化停積于中而溢于外則腫白术散和八十六君子湯補一

○感犯風寒　紫蘇飲去白芍加防風散三

○濕痰壅滯　六君子湯補一黑山梔一合米飲下

○血少氣滯　加味歸脾湯補三

○子滿

心胷脹滿氣不舒展或至遍身浮腫喘急不安

○水血相搏　土不尅水水與血相搏散于四肢遂致遍身腫滿少腹急而溲不利鯉魚湯澤瀉散和七漏一

○濕熱腫于下部　補中益氣湯加山梔茯苓補六

○傷食吐瀉　六君子湯加砂仁穀芽補一

○脾虛胃弱　四君子湯加訶子薑皮補四

○風邪外襲　紫蘇飲去人參白芍加藿香散三

子氣

因素有風濕妊娠三月後兩脚面浮腫行走艱難喘悶似水氣狀脚指縫黄水出謂之子氣切勿作水病治至分娩自消

○中氣不得升發　當歸理鬱滯天仙藤散五散

○下元虚弱而兼風邪　宜生血行氣烏藥順氣湯加減用之六散

子瘖

舌爲心苗肺主聲音肺腎爲子母之臟心肺腎三臟皆能致瘖如妊娠九月而瘖則以胞之絡脈繫腎少陰之脈貫腎上繫舌本脈絡阻滯故有言無聲分娩後自然聲出不必治

○心火尅肺　宜降少陰之火

○心腎不足　宜補少陰

○痰涎滯絡　宜清痰飲

子癇

忽然昏冒不知人事甚則角弓反張須臾自醒良久復作

此由血虛而外邪襲之也

○血燥類中風　宜清熱養血加味羚羊角散寒九又忽然昏迷倒地者乃血氣養胎母之精力以致眩仆只宜飲食以補之

○水衰火旺　當瀉南補北使肝火平和六味加歸芍補二

○外感風寒　憎寒壯熱頭疼煩悶宜芎藭散散七

○伏熱在內　懷孕後多臥熱褥及食熱物或服峻補之劑致令熱伏胎中旋挾肝藏風熱攻壅入腦則頭暈昏迷宜服天冬飲子寒十

○胃中濕痰　有濕痰則血氣壅秘癱瘓不能舉動宜烏藥順氣湯以發其汗散六

○風火相煽　鈎藤湯加黃芩梔子柴胡痰湧加竹瀝風盛加全蟲氣血虛用八珍湯加鈎藤梔子煩熱多加釵斛散八補五　若無力而抽搐汗出如油肝絕也不治

○胎氣傷於熱毒　頭旋眼花顱項暴腫成核痛甚嘔吐若加痰壅危在頃刻急投消風散散二十三

○藥毒攻胎上冲心腹　口不能言項直自汗身熱與子癇相似六脈浮數十不一生速用生白扁豆一味研末

汲井水灌之

子淋

氣血養胎不及宜通滲道遂使膀胱鬱熱不化而爲淋法當養血爲主兼利小便

○肝經濕熱　龍膽瀉肝湯寒十一

○血虛生熱　安榮散補八

○血得熱而溢於脬　勞傷經絡熱生於內熱盛血溢故血隨溺中出也宜養血安胎四苓加阿膠二湯

○腎虛不能制水　虛則熱客於膀胱地膚子湯又四物

湯加知柏玄參麥冬北五味補七　瀉一

○臍腹脹痛　脾胃氣虛也安胎飲加二陳湯補九和八

○肺氣虛而溲短　補中益氣湯加山藥麥冬補六

○服滲濕之劑而益加頻數或澀而不利　四物湯加知母川柏懷牛膝茯苓甘草補七

○腿足轉筋　左歸飲加當歸菟絲子製附子補三十三

○胎壓膀胱　六脈細弱氣血俱虛不能承載其胎也補中益氣湯升舉其胎則小便自利若利小便胎墮而死補六

子嗽

津血養胎，肺乏濡潤，兼之鬱火上炎，故嗽不止。法當潤肺爲主。

○胃火冲肺。食生冷又食椒薑，致傷胎氣而咳嗽不止，五虎湯。七和

○脾肺氣虚，傷於風寒。補中益氣湯加桑皮、杏仁、桔梗。補六

○肺虚不生水，水虚而火炎。宜清金滋水，又當以安胎爲要。

○陰火尅肺　天冬湯 寒十二

○風寒客肺　寧肺飲 寒十三

○嗽血不止　清肺飲 寒二十七

子瘧

其母素有肝火遇孕則水養胎元肝血愈燥寒熱往來是以不免似瘧實非瘧也或因氣血虚損風寒乘之風爲陽邪化氣爲熱寒爲陰邪化氣爲寒陰陽併挾寒熱互見宜大補氣血輕表外邪若寒熱不已熏蒸其胎胎必傷矣

○肝枯發火　逍遥散 和五

○化源不足　六味丸補二

○氣虛寒熱　六君子湯去半夏加藿香補一

○陰陽之氣不和　宜和解小柴胡湯和十

心腹痛

藏府既虛外觸風寒邪正相擊而并于氣隨氣上下衝於心則心痛攻於腹則腹痛若至久不瘥衝於胞胎則胎下

○腹痛惡寒少腹如扇　子宮受寒而不能合故開而若扇宜附子湯熱一

○血脹腹痛　此子宮久虛也不速治則胎墮杜仲丸補十

○痛引兩脇小便數大便滑宜安胎和氣飲和十一

○微痛連腰飲食無味　此胎氣不安也宜安胎飲補九

○痛不可忍胎動欲落　若初病而身體強健者可用紋銀數兩先煎後加苧根二觔煮汁飲之

○氣脹刺痛腸鳴嘔逆　此忿怒憂思過度飲食失節所致宜木香散若氣鬱生火加清火之味散九

○胞阻腹痛　血爲胞所阻不能流行血滯則氣亦滯故腹中痛宜四物加膠艾甘草挾風則爲濁痰阿膠能去風而澄濁艾能導血歸經補七

○脾胃氣虛不能承載　安胎飲加升麻白术或補中益氣湯補九補六

○忽然疞痛　此妊娠至五六月有之大棗十四枚炒炭食鹽一錢炒赤共研酒下

○頓仆胎動腹痛下血：　四物加膠艾不應用八珍加膠艾或再加知母亦可若搶心短氣腹滿作痛四物加阿膠砂仁陳皮黃芩補七補五

○風邪痰飲交結於心之支絡　宜四物合二陳加藿香紫蘇或阿膠散加旋覆花或當歸芍藥湯擇而用之補七

和八補六十三
補十一

○腹痛連臍　宜五加皮散或五加皮丸散十散十一

○皮膚疼痛筋骨拘急手足攣拳　此內食生冷外受風寒寒冷之氣內外相搏而胎不安也宜安胎和氣飲和十一

○筋骨疼痛四肢不安　因怪夢多驚或喧呼忪悸以致胎氣不安故兩脇腹脹連臍急痛坐臥不寧氣促如喘速投大聖散補十二

○腹痛時作小腹重墜　血虛氣陷也用加味安胎飲

補十三

○宿寒搏血血凝氣滯　宜五靈脂蒲黄並炒炭醋調下

或用五君子湯補十四

○遍身痛衝心欲死不能飲食　宜白术芍藥黄芩

○心下滿氣急切痛　赤茯苓桑白皮前胡郁李仁藕梗

五加皮

○血虛而熱　生地三觔搗汁和酒一升煎半服

○胎氣自痛　宜内補丸補十五

○胞絡虛而風寒搏之少腹痛甚　紫蘇飲加生薑如氣

血兩虛八珍湯可加減用之補五散三

○氣攻左右小便不利　小柴胡湯加青皮梔子、和十

○因怒而小腹疼痛水道重墜　肝火熾盛所致龍膽瀉肝湯後用四君加升柴寒十一補四

○小腹痛連腰脇　此驚惱所致也甚則下血不止宜阿膠當歸人參茯苓加香附艾並炒炭煎服

腰脇痛

血氣蔭胎不能養腎腎虛而腰必痛或勞力傷腎致動胞繫痛甚而胞繫必脫又房事不節胞繫傷而痛不止遂至

胎墮者多矣宜安胎爲主

○腎氣虛弱　青娥丸加熟地八珍湯加杜仲阿膠艾砂仁補十六 補五

○氣血滯而不行　縮砂飲紫蘇飲加桔梗香附散十二 散三

○風邪所乘　此必腰痛如折紫酒或四物湯加桑寄生

防風補十七 補七

○閃挫而痛　通氣散加安胎飲補十八 補九

○肝火熾盛　小柴胡湯加左金丸和十 寒十四

○天陰及久坐而痛　濕熱也二妙散加杜仲米仁和四 十四

○腰重如帶冷物　寒濕也通氣散加川斷杜仲 補十八

○肝脾鬱結　歸脾湯加柴胡加左金丸 補十九 寒十四

下血

衝任二脈上爲乳汁下爲月水受胎則月水應斷衝任氣虛不能固攝血常溢下名曰胞漏莫作月水論久而不止則胎墮　非時而下爲胎漏依期而漏號激經尿血溺時方有胞漏血常下而不停

○見紅腰痛　六味丸合四君子湯去甘草加杜仲川斷粘米 補二 補四

○榮血有風　榮經爲風所勝，故經血動而下也。所下者本非養胎之血，若認作胎漏，服保養胎元之藥，是實實矣，胎必墮下，宜服防風丸（散十三）。

○按月出血點滴爲胎漏　此因氣血並虛也，宜服補中安胎飲（補二十）。

○因事而動以至下血　二地加枳殼炭二三分。

○頓仆動胎下血不止　安胎飲加阿膠、艾煳炭，如感寒頭痛，加蓮鬚（補九）。

○胎氣内熱迫血妄行　凉胎飲（寒十五）。

○中氣下陷　補中益氣湯補六

○脾氣虛不能攝血　歸脾飲補十九

○肝脾鬱怒　加味歸脾湯或小柴胡湯補三和十

○肝脾風熱　加味逍遙散補二十一

○肝脾濕熱　升陽除濕湯散十四

○風入腸胃　胃風湯散十五

○胎急不安下血不止　桑寄生散和十二

○因驚而氣虛虛則下陷而見血　安胎飲加人參補九

○血離其位積於胞宮爲脹爲痛　四物重加當歸補七

○下黃汁如膠或如豆汁　此濕熱也用升陽除濕湯又用黃耆六兩糯米五合水五升煎半分作兩服 散十四

○癥氣相妨亦爲漏下　行經之時血虛而寒氣乘之血遂凝結而成癥其癥不結於子宮仍能行經成孕既孕見血爲之漏下是癥氣爲害也宜下之桂枝茯苓湯然方中桃仁一味恐妨胎須酌用若癥在腹中於胎無害俟分娩後治之爲妥 散十六

尿血

胎漏血自人門出尿血血從尿門出因心經有火移于小

腸滲入膀胱溺時而下不溺則不下也。

○形體勞而過食燔炙之物　加味逍遙散 補二十一

○赤帶漏下如猪肝汁　側柏丸 寒十六

轉胞

胞卽膀胱以胎漸長大下偪於胞胞爲胎偪而側故名轉胞。有因胎陷而致轉胞者有因氣不化水水蓄胞中胎又從而偪之而致轉胞者其候煩悶汗出氣逆奔迫水道不通小腹急痛宜速治之急則令孕婦仰臥床上豎其兩足亦能稍瘥。轉胞與子淋相類但淋則痛而不脹轉胞則

脹而不痛卽因脹極而痛溺孔却不痛也若淋症則小便
點滴溺孔痛甚如割
○血氣虛弱胎不能舉　補中益氣湯加減用之八珍湯
加廣皮木香亦治此症補六補五
○脾肺氣虛不能輸泄膀胱　異攻散加豬苓澤瀉補二十二
○熱氣鬱結膀胱以致津液不利　滋腎丸加丹皮澤瀉
寒十七
○金爲火爍脾土濕熱致溲便不利　淸金利水湯加山
梔釵斛寒十八

○忍尿飽食房勞氣逆而水不能化以致轉胞宜治其氣
積香丸散十七

胎氣上逼

胎動氣逆上逼心肺以致氣塞不轉悶亂喘促此調養失
宜氣血不和也　子懸是胎氣不和此因氣血不調以致
胎不安也

○胎氣上逆　紫蘇飲散三當歸芍藥湯補十一

○肝火內熱　加味逍遙散十一補二

○胃火上逆　四物湯去川芎加山梔黃芩甘草補七

○脾氣不舒　加味歸脾飲補三
○飲食無味　六君子湯補一
○脾胃虛寒　五君子湯補十四
○風邪勝喘不能臥　參蘇飲和十三
○火動其胎逆上作喘　黃芩香附末用砂仁煎湯下
○腎氣不歸元上乘於肺而作喘　生脈散都氣飲加阿膠補二十三 補二十四
○胎氣上逼熱痛下血以致煩悶困篤　葱二十莖濃煎飲之胎死即下未死即安

臟燥

因氣血養胎，津液不能充潤，而肺燥也。當補其母。

○肺燥欲哭，數欠伸，宜甘草大棗湯補二十五、八珍湯補五、淡竹茹湯寒十九。

○寒水攻心而悲淚，五君子湯加砂仁補十四。

○肺受風邪，頻致淚下，四物寄生湯和十四。

○胎動

胎動則腹痛，胎漏無腹痛。胎動宜行氣，胎漏宜清熱。若手足冷厥，唇口青黑，宜八參甘草當歸阿膠蓮鬚葱白。

○胎動作喘 宜降火用黃芩香附末清湯下

○腹痛下黃汁 黃耆川芎粘米煎服

○衝任風寒以致胎動 當歸川芎紫蘇生薑煎服

○元氣不足怠倦不能承載 宜服安胎調氣飲補二十六如微熱腰痠連進兩服

○怒氣傷肝 鬱結不舒觸動血脈而胎不能安宜安胎飲加香附柴胡白芍補九有火加梔子丹皮

○因母病而胎動 但治母病不必安胎惟犯胎之藥不可入其餘飲酒房勞觸忤仆傷以致胎動俱當安胎爲

主

○胎動下血　葱白煎湯入阿膠艾炭再煎服及當歸川芎阿膠艾黃芩甘草煎服

○胎動腹痛面靑冷汗氣欲絕　此勞動傷胎宜急治之鈎藤湯散八

○胎不動不墜腹冷如冰　血少不能榮養其胎也宜補血湯補二十七

胎痛

血少不能榮養其胎也

○血衰氣滯　宜抑陽助陰四物湯加香附紫蘇補七

○小腹重墜　地黃當歸參朮陳皮四君子湯補四補中益氣湯加歸地補六亦治胎脹

孤漿

懷孕六七月暴下漿水斗餘胎亦必從而墮此元氣虛而血傷也

○胎動腹痛忽下黃汁如膠或如豆汁　宜黃耆糯米湯補二十八

吐血

氣血壅養胎元六淫七情皆足以動其血氣氣逆而火上乘之故血溢於口但火有虛熖實熱之分治有淸火補水之異若以尋常治血之法行血消血動用四物胎必墮矣

○火從胎氣上升載血而出　生地麥冬白芍黃芩阿膠蒲黃炭香附炭

○肝經風熱　防風黃芩

○肝經怒火　小柴胡湯去半夏加山梔生地或投加味逍遥散二十一和十補

傷寒

全以清熱安胎爲主然安胎而仍用參术等味則邪熱固閉反致胎下只要隨症用藥勿犯胎氣始爲合法

○惡寒頭痛　邪在表也宜香蘇散散十八若煩渴則邪在半表半裏黄龍湯和十五

○發熱躁渴溲赤便閉或下利赤水　邪在裡也三黄解毒湯寒十二

○熱極斑如錦紋　四物湯去川芎加黄芩玄參知母大青葉補七

○壯熱百節痛、宜柴胡葛根黄芩山梔知母大青

○熱結於胃、胃口煩悶、宜凉膈滋陰丸寒二十一

○汗下後熱不止、宜加味竹葉湯寒二十二

○病熱而嘔不食而煩、宜蘆根清胃飲寒二十三

○下後協熱利不止、黄芩湯寒二十四

○斑赤黑、小便如血、氣斷如絶、胎落而未落、宜用梔子黄芩生地青黛葛根升麻杏仁葱白煎湯速服之

○心驚發熱、辰砂安神丸補二十九

○心氣虚不能主血、補心湯補三十

○胃經火動　犀角地黄湯寒二十五

○肺受火尅　清肺飲寒二十七

○膏粱積熱　加味清胃散寒二十六

○腎水虧而陰火動　加味六味丸補五十

○吐衄口禁項強類中風　加味安胎飲補十三

○口鼻出血　血熱冲傷胞絡也治當凉胎爲主衄血湯寒二十九

痢疾

後重不可降氣便膿不得行血惟順氣和血佐以導滯湧

積之味此治妊娠痢疾之要法也

○腹脹而痛裡急後重　三黃解毒湯加木香當歸寒二十

○血痢不止　熱乘大腸也　黃芩芍藥甘草

○腹重墜下元氣虛也胎動不安內熱甚也　補中益氣湯加黃芩白芍補六

○痢下黃水脾氣下陷也　補中益氣湯補六

○黃而兼青肝木剋土也　宜平肝補土補中益氣湯加白芍青皮補六

○黃而兼黑水反侮土也　宜補脾腎七味丸補三十一肉桂

有碍於胎可易肉果菟絲子然火盛者亦兼黑色宜投
寒涼之劑
○腸胃虛弱風邪客之　胃風湯散十五
○赤白膿血不止　黃連湯寒二十八
○赤白灰色泄痢痛欲死　大寧散濇一
○腹痛胸滿　當歸芍藥湯補十一
○腸鳴後重穀道疼痛　蒙薑黃連丸和十六
○胎氣不利相火上炎鬱而爲熱亦致下利不止似痢而
實非痢也四物湯加黃芩白朮生地補七

泄瀉

血壅胎元則脾陰虛不能運化水穀而爲泄瀉又胎繫於腎胎竊腎中之氣則腎陽不克上蒸脾土亦致脾虛泄瀉即或間有風寒暑濕之所感者亦半屬於脾腎之虧

○大便虛急　此脾土燥大腸澁也宜理脾胃與大腸川連乾薑木香甘草

○嘔吐腹痛手足逆冷　寒水侮土也六君子湯補一去半夏加補骨脂益智仁煨鮮薑

○寒熱作嘔肝木侮土也　異攻散加柴胡白芍生薑有

火加味逍遙散 補二十二 補二十一

○百節痠疼 因縱意口腹也歸涼節命散 和十七

○臍下陰冷 理中湯異攻散加肉果木香 熱三補二十二

○協熱作瀉 三黃熱艾湯 寒三十三

○伏暑不消煩渴瀉水 四苓散 瀉二

○傷濕泄瀉小便自利 胃苓湯 瀉四

○脾腎虛弱 白术散 和十八

○久瀉不已 安胎和氣飲加減八珍湯 和十一補三十二

○氣急筋攣骨節痛 平安散紫蘇飲 和十九散三

霍亂

嘔吐傷氣瀉利傷血妊娠危症也急治之

○心腹絞痛吐痢並作　因五味積而爲痰七情鬱而爲火乍感寒熱邪正交爭陰陽相混故致此病香薷散加藿香散十八　囘生散散十九

○心躁腹痛吐瀉並作　六和湯和十二

○頭痛發熱　是風邪也藿香正氣散散十二

○熱氣鬱結胸中煩躁　蘆根竹茹葛根麥冬知母人參葱

○四肢厥逆脈息虛弱　人參白术散和二十一

傷食

脾胃滯則水穀不能化精氣以養胎宜善爲消導

○腹痛而食不化　二陳湯加砂仁去半夏如嘔吐加藿香砂仁氣滯加木香和八

○吞酸噯腐　二陳湯去半夏加佐金丸和十四和八十七

○腹滿泄瀉　異攻散加砂仁木香穀芽補二十二

○脾氣虛弱　白术陳皮爲末穀芽湯下

鐘鳴

兒在胞中口含臍帶上疙瘩因妊娠舉臂攀高脱於口而不能復含故作聲。令妊娠曲腰就地如拾物狀使臍帶仍入兒口卽止或用鼠窟中土爲末入麝香二釐酒調下二錢。

墮胎

三五七月多墮胎以三月屬心胞五月屬脾七月屬肺皆藏脈藏屬陰陰氣易虧故胎亦易墮此人皆防之而一月爲胚形如珠露胎元未固又爲足厥陰肝脈養之肝氣多鬱肝火易動或不自護胎卽消而落矣一切忿怒勞倦皆

宜慎之若房事更在所忌

○衝任氣虛　宜養脾胃千金保胎丸補三十五六味丸加杜仲川斷阿膠北五味使腎氣壯而胎可固十聖散補三十四

每月服六帖

○子宮爲風冷所乘致營衛虧弱　八珍湯加桑寄生防風補五

○少陽火動　性急者多怒面色黑而氣實此相火太盛不能生氣化胎及食氣傷精故致胎墮四物湯加知母黄柏黄芩麥冬補七

○陰虛内熱　黄芩阿膠生地麥冬白芍

胎不長

胎元全賴血氣所養而血氣又賴脾胃水穀之精化之也以健脾扶胃爲主八珍湯加蓮肉忌食鯉魚莧菜五補

○肝氣鬱怒而氣逆則血不調血不調則胎無以養而萎道遥散五和

○氣血寒而陽不足則胎不長　左歸飲加當歸砂仁乾薑補三十三

○火邪盛而眞陰損致血熱而胎不長　加味逍遥散加

黄芩川連知母十一 補二

鬼胎

腹脹連胷面色或青或黄脉濇而短或不數月而腹大如鼓形若抱甕按之其冷如冰總緣精神虚弱妖魅乘虚而入之也或本婦所願不遂發爲白淫流入子宫結而爲胎均曰鬼胎斬鬼丹一 攻 雄黄丸二 攻

傷胎

驚恐跌仆中寒中熱毒藥毒食皆致傷胎胎之生死脉未可憑須細心體認必實見其口舌色青腹冷口穢方可用

下

○下血不止胎上冲心四肢厥冷悶絶將死　竹茹蘄艾煎汁去渣入阿膠白蜜服川芎當歸二味煎服亦穩如腹中急痛血從口出亦用竹茹等味煎服七寶丹亦可下胎散二十二千金神造湯攻十三蟹爪一升阿膠三兩甘草一兩

○半產漏下昏冒瞑目　因血亡而心與胞絡之火上乘也惟養血清火俾心氣清而不昏肺氣清而不瞑庶爲得法切忌用風藥發汗

○經損而血不止、　非氣虛則血熱氣虛宜阿膠艾伏龍
肝血熱宜生地丹皮麥冬茯苓丹參當歸之類

腸覃石瘕

肺主衛衛爲氣得熱則泄得寒則泣寒氣客於腸外與衛
氣相搏氣不得榮因有所繫結瘕而內着惡氣乃起瘜肉
乃生漸而至大如懷子狀氣病而血未病故月事不斷應
時而下木香通氣散散二上一

○寒氣客於子門氣不通而月事不下結硬如石非大辛
熱之劑不能消見晛丸攻四　倘有孕用香附子醋炒桃

仁海粉醋煮白术爲末麵糊丸服之頗穩

盤珠集胎產症治卷中

澹寧施雯文澍
姚江西亭嚴潔青蓮仝纂著
緝菴洪煒霞城

產後

難產

生產爲天地化育之道，本無所難。其有難產者，皆產家張皇自致之耳。能靜以待之，兒得轉身，自然產下。治法以順氣和血爲主，切勿肆用催生藥。

○心懷恐懼而氣結不行恐則氣下懼則精怯怯則上焦閉閉則氣還還則下焦脹氣乃不行宜服紫蘇飲散三

○胞破漿水下而兒不下速當補養氣血如魚得水而自順矣宜保產萬全湯和二十二再用濃煎葱湯洗其產戶令上下之氣宜通

○胞中敗血壅滯兒枕破血裹兒身致轉身不利急服勝金散攻五

○暑月熱氣蒸人有鬱冒沖暈之患生化湯和二十四加益元散寒三十

○冬月寒氣偪入經血凝聚而難下　宜生化湯加肉桂乳香和二十四

○交骨不開　陰氣虛也加味芎歸湯補三十六開骨膏和廿三

○子趨穀道　焦鹽熨之

○橫生逆產　此因兒未轉身母即用力逼之遂致橫逆也或先露手或先露足以小針刺兒手足心用鹽擦之兒痛即縮入并以鹽摩產婦腹若眼閉心悶欲絕取頂上髮如兩指大用力挽之眼即開或以米醋噀之車前子爲末酒下亦可又兒先露手速令產母仰卧看生之

若子已下而腸出者尤宜

婦將兒手推上徐徐正之候其身正煎催生藥服之使兒生下又三退散可下 六攻

○盤腸產　子未下而腸先下此因產母氣血虛弱因而下脫當大補氣血兼以升提參耆芎歸加升麻少許連服之自收若腸乾不收以磨刀水少許溫潤之或濃煎黃耆湯貯漆器內候弗冷弗熱將腸浸之令溫煖之氣上熏則腸自上或以萆麻子四十九粒研爛塗母頭頂待腸收上急洗去又五倍子白礬湯浸亦好　子腸與子宮脫下者同一治法

○胎死腹中　察產母腹脹口青或舌黑腹中陰冷重墜嘔惡不寧穢氣上冲皆子死之證速當下之當歸厚樸陳皮酒水各一盞煎半入樸消三五錢再煎十餘沸服如在疑似之間只服芎歸湯爲穩

胎衣不下

血入胞中胞脹而不能下其症面垢頰赤寒熱盜汗上逮胃腹脹痛若因氣力衰憊不能送出者胸腹必不脹而痛總當忍痛正身俟之不可任意欠伸致血上冲心也

○血壅而胞衣不下　失笑散攻七　牛膝散攻八　生化湯和二十四

加牛膝煎湯送益母丸二十七和又牛膝一兩黃葵子一合煎服即下

○氣血虛弱不能送下　保生無憂散二十五和

○風冷乘虛而入胞冷血凝而不下　牛膝散去消加桂

附八攻

血暈

胎胞既下氣血暴虛忽爾眼黑神昏不知人事速投人參芎歸以回其氣眼閉口開面白手冷六脈微弱是其驗也若惡路上行心下滿悶口噤而神脫者宜破血下血二者

錯治則立斃矣

○惡路上攻　急用失笑散（攻七）米醋燉熱和生韭汁貯有嘴瓶内將瓶口包裹以瓶嘴對鼻孔觸之極效

○敗血流入肝經　急飲童便下生化湯

○瘀血奔心虛火上炎　童便下益母丸（郎濟陰丹和二十七）或童便送鹿角炭清魂膏（寒三十一）

○陰血暴亡心神無所養而君相二火乘於肺經則目瞑不省人事　宜四物湯去熟地加生地白薇（補七）

○飲酒血暈　血得酒熱而妄行也川芎當歸葛根

○使力過多而暈　清魂散和二十六

○氣血兩虚痰火上湧　二陳湯加朱砂和八

○虚風血暈　當歸川芎桃仁荆芥

厥

凡産用力過多，勞倦傷脾，孤臟不能注於四旁心肝肺腎，故足逆冷而厥，氣上行也。經曰：陽氣衰於下則爲寒厥，厥氣上行，滿脈去形，逆氣上行，滿于經絡，則神氣浮越，去身而散矣。此非急以峻補大劑與之，不能舉氣以歸元，回陽而復神，宜重用參、耆，使氣血旺而神復，厥症自止。人參生化湯

如無塊痛滋榮益氣湯補三十七補三十八

惡路不下

養胎餘血溷以漿水爲惡露氣血旺者隨產而下氣血衰弱或挾寒冷或挾風邪遂留滯不行上攻則爲血暈蓄瘀則爲兒枕日久不出腹疼心痛遍身發熱五心煩熱骨蒸潮熱時作時止渾如瘧狀塊在兩脇動作雷鳴嘈雜眩暈食少羸瘦又與虛弱病相似慎勿悮治致成血臌等症宜生化湯合失笑散補而消之和二十四攻七起枕散亦好攻九若惡路流注四肢腰背等處久必腫起作痛速用葱熨以散

之內服加參生化湯如不速治將所注者化而爲膿宜用神仙廻膿散[攻十一]然氣血不旺不可輕用僧寒惡熱氣虛也十全大補湯[補三十九]日晡潮熱血虛也四物湯加參术丹皮[補七]嘔逆胃氣虛也六君子湯加炒乾薑[補一]食少體倦脾虛也補中益氣湯[補六]四肢逆冷小便頻數腎氣虛也補中益氣湯加益智仁熨法用葱一把搗爛爲餅貼患處襯厚布兩三層以熨斗文火熨之

惡路不絶

元氣不足勞動傷經血也或惡血未盡適挾風冷而致氣

血不調或過服固胎藥產雖下而惡露不去竟至二三月而點滴不已皆宜補血順血調氣通氣為主濟陰丹可加味用之和二十七

○氣血俱虛而淡紅不已　十全大補湯補三十九

○怒火傷肝而血不藏　加味四物湯補二十八

○胃氣下陷不能統血　補中益氣湯補六

○脾經鬱熱血不歸源　加味逍遙散補二十一

○肝氣熱不能生血　六味丸補二

○脾虛不能攝血　六君子湯補一

○傷衝任之絡而不止　加味固陰煎二　瀉六味丸二　補加阿膠麥冬北五味

血崩不止

産婦耗傷氣血經脈未得平復而或驚憂恚怒或勞役損動或鹹酸不節傷於營衝或氣衰血弱不能固攝皆成崩中若小腹滿痛肝經已壞爲難治也其餘鬱熱氣陷以致血崩與惡路不絕同治

○血多色紫敗血也當去之留之反作痛不可以作崩論

生化湯加五靈脂生蒲黃以破之和二十四

○形脫而汗不止　加參生化湯渴加麥冬瀉加茯苓兩手脈伏或右手脈絶加北五味麥冬痰加竹瀝薑汁驚加棗仁食不可進聞藥即吐胃虛也宜用參湯送飯鍋焦粉漸漸引開胃口然後服藥

○崩下如牛膜昏迷倒地乃受驚而然　硃雄丸十九和二

○惡血重來如流水不止昏迷不知人事此因未滿一月妄行交攝以致血不歸經也　急用金狗脊散十和三

○日久不止　宜升舉大補方十補四

○血脫妄言妄見　宜升舉大補方加辰砂少許以墜其

心火十補四

○血崩如潰口噤目斜手足搐搦　肝經血耗風生也六味丸加荆芥穗二補

○血來紫黑如豆汁色　怒傷肝也宜加味四物湯和二十八

○血來鮮紅是驚傷心怒傷肝勞傷脾致血不歸經也生化湯和二十四加味治之鮮血來多再加升麻白芷各四分

頭痛

頭者諸陽之會產後陰虛陰虛則陽勝陽氣上奏於頭故

頭痛又有瘀血之氣上冲於頭而痛者一宜滋陰一宜去瘀愼勿悞治

○身熱惡寒　感冒風寒也生化湯加蓮鬚和二十四

○中氣虚　補中益氣湯加蔓荆子少許補六

○氣血俱虚　八珍湯補五

○陽氣虚　補中益氣湯加附子補六

○腎水不生肝木　六味丸加北五味補二

○氣滯　蒿烏散散二十四

心痛

非陽氣虚寒則瘀血上沖生化湯加肉桂吴茱萸可以治寒失笑散加當歸川芎可以行血若指甲青黑手足冷而過節此眞心痛不治又惡血奔心一絲入於心藏卽死

○足純青心下痛　寒毒攻心也人參白术附子肉桂當歸散其下寒而上寒自解

○食冷物而作痛　生化湯加消食之劑和二十四

○感風邪而作痛　生化湯荆芥防風生薑和二十四

○産後厥痛　血虚也羊肉一觔煮汁去肉入當歸一兩炒白芍五錢炙甘草五分再煎服之羊肉須取精者

○中無血塊綿綿而痛按之即止　血虛也宜八珍湯補五

腹痛

實則有惡露不盡乾血瘀積食傷氣滯虛則有氣弱寒阻血虛空痛須詳審施治虛者固宜調補氣血而實者亦勿得峻厲刻伐

○瘀血上冲心腹脹滿疼痛牙關緊急按之愈甚大便難而小便易　宜失笑散攻七煎湯下益母丸即濟陰丹和二十七

○乾血着於臍下　行氣破血之藥投之不愈知內有乾

血也生化湯加灼大黃炒䖟蟲和二十四

○胸膈飽脹惡食吞酸手不可按　此飲食傷也二陳湯加山查神麴和八

○食消後而痛如故按之痛止或加頭痛煩熱作渴惡寒欲嘔等症　此中氣傷也宜補脾胃六君子湯補一

○六脈沉伏四肢厥冷內傷飲食而惡血不行也　宜行血消食失笑散加山查神麯攻七如無惡血積食則爲虛寒宜補氣煖胃

○產後六七日忽然臍腹疼痛　此由呼吸之間冷氣乘

虛而入也宜四順湯 熱三

○腹中疞痛　客寒阻逆也精羊肉煮汁入當歸生薑煎服

○腹痛欲絶脈浮弦　風入胞門也川斷一兩防風三錢煎服

○衝任空虛肝經血少脈弦　熟地吳茱萸白芍木瓜蒺藜

○惡心作嘔　六君子湯 補一

○泄瀉　六君子湯加炮薑砂仁生薑大棗 補一

○腹中塊積　生化湯加肉桂紅花和二十四

○六脈滑數　瘀血成癰生化湯加丹參丹皮

○腎氣虛寒　理陰煎熱四胃關煎熱五

○血少而痛　黃雌雞湯補四十一

小腹痛

兒在胞中食母之血所餘者結而成塊產時塊從兒下則無患不下則滯而痛名曰兒枕痛黑神散攻十久而不已血化為膿又產後寒氣入腹硬築臍下刺痛謂寒疝宜用炒吳茱萸勿誤治

○血化爲膿流注關節則成骨疽脈洪而數是其候也失治多爲敗症宜急治之若腹脹大或轉側作水聲或膿從臍出與大便出當用補以托之然後用神仙廻膿散一攻十

○子離其宮血海陡虛所以作痛胞門受傷必致壅腫未消因而拒按似塊實非塊也勿得作兒枕治　宜用殿胞煎補四十二五物煎補四十三

腸癢

怒鬱血虛腸風皆致腸癢食諸魚毒物亦能致癢以食鹽

炒熱熨臍又箭鏃燒紅淬入酒中飲酒可愈川芎當歸甘草淮牛膝藁本爲末酒調下

腰痛

腰者腎之外候胞胎繫於腎產則勞傷腎氣損動胞絡虛未平復風冷客之故令腰痛三聖散散二十五

○惡露斷腰重痛而下注兩股如錐刺入骨　此血滯經絡必作癰疽四物湯加延胡補七

○真氣虛而邪乘之　當歸黃耆湯加桑寄生補四十四

○痛久不已　猪羊腎常食之

○腹脹善噫諸藥皆嘔　脾虛也焦朮米泔煎服

脅痛

膀胱宿有停水惡露下而不盡氣血與水相激故令脇肋

脹痛

○痛而嘔吐　抵聖湯攻十二非薑桂之辛以行藥勢反助

其脹矣

○肝經血瘀　四物湯加肉桂延胡蒲黃紅花補七

○肝經氣虛　四君子湯加當歸白芍補四

○肝經血虛　四物湯加人參白朮補七

○腎水不生肝木　六味丸補二

○肺金盛尅肝木　瀉白散散十六

○身熱汗出　加參生化湯和十四

○氣血兩虛　十全大補湯補三十九

○怒傷于肝兩脇脹痛吐血寒熱　宜八珍湯加柴胡丹皮補五

遍身痛

産後血氣失升降常度留滯關節筋脈引急是以遍身疼痛甚則腰脊強硬手足拘攣身熱頭疼切勿作傷寒治之

若認作傷寒悮發其汗則筋脈動惕手足厥冷變生他症矣
趁痛散加桑寄生和三十一
○按之而痛緩　血虛也四物湯加炮薑人參白朮補七
○遍身青腫　麥芽一重牛膝一重塡入瓦罐鹽泥封固煅赤研末酒下二錢治血流諸經極效
○虛勞而指節疼痛汗出不止　猪腎煮汁煎當歸人參黃耆生薑韭白淡豆豉少許溫服
遍身皮赤兩腿肉青
此敗血流經也生化湯加荊芥肉桂淮牛膝和二十四

膨脹

產婦素弱臨產勞傷中氣多不足胃雖納穀脾不健運先服生化湯和二十四三四劑七日後卽服加參生化湯補五十八以助其脾氣自無虛滿之患或因便秘而誤服大黃或因多食而過服消導或因忿怒而誤服耗氣等藥又或恣飲寒冷凝滯惡露以致脹者或補氣或健脾或煖胃行血當察其所因以治之

血塊

因惡露未盡所致或產後氣血虛弱風冷乘之搏於藏府

與血氣相結因而成塊切勿輕用散氣行血藥

○風冷搏血　生化湯加木香三分磨冲服和二十四

○冷濕乘虛而致　生化湯加肉桂白芷灺薑

○半月外不散或如腫毒高寸許身熱食減　生化湯加肉桂蓬术炭攻補並治和二十四

○肢節肉裡結成小核　此血虛筋燥而攣結也由多用行血破血藥以消塊致血不養筋而筋不舒耳宜補水以滋肝血養脾以運中氣八珍湯補五歸脾湯補九十加減治之

傷食

産後血氣已虚胃中元氣不足飲食偶有所傷即不能運化因成痞悶

○宿食停滯口乾滿悶　六君子湯加神麯山查補一

○怒後即食食停而悶　生化湯加消食之劑和二十四

○食消而仍痞反作痛嘔　脾胃傷也六君子湯補一嚥酸

○噯腐加炮薑作瀉加升麻不應用補中益氣湯補六

○消導過多反致滿悶不思穀食　宜長生活命丹補四十五

嘔吐

氣血大虧脾胃弱而中氣不運也敗血乘虛而入脾受之則不能運化精微而成脹滿胃受之則不能受納水穀而生吐逆宜用抵聖散攻十二

○勞傷藏府寒邪入於腸胃　加減生化湯和三十二七日外服温胃丁香散和三十三

○嗽逆目眩　石蓮散和三十四

○飲食傷脾　六君子湯加砂仁補一

○腸胃氣逆　腸胃燥澁而氣逆也宜六君子湯加藿香砂仁補一

〇胃氣虛寒　六君子湯加炮薑木香補一

〇寒水侮土　益黃散散二十七

〇肝木侮脾　六君子湯加升麻柴胡補一

〇命門火衰　八味丸補四十六

〇腹痛泄瀉手足冷　陽氣虛也附子理中湯熱七

〇口渴內煩少力　血少汗多不生津液也宜生津益液湯和三十五

〇吐蚘蟲　胃氣將絕也人參白朮樞子白微肉桂神麴

〇吐膿血又復發斑　因夏月受暑未曾發出至產始發

火毒熾盛又不能盡發故見症如此不得不權用涼劑
人參當歸川芎麥冬荆芥元參
○大嘔大喘　風邪感於太陽也難治重用人參佐以麥
冬當歸白朮少加荆芥桂枝
○嘔吐下痢　邪感少陰也緣腎火衰微火爲寒所驅逐
腎水亦隨寒上趨而作嘔所謂眞水虧眞陽飛越也急
用補陽之藥入於補陰之中引火歸原是爲要法宜八
味丸加減補四十六
○兩脇脹滿便血　風邪傷肝也此猶可救者因其有便

血耳不然邪留兩脇反成腹心之病當歸麥冬川芎三
七根
霍亂
此由勞傷氣血藏府虛損食不運化而邪復乘之致陰陽
升降不順清濁亂於腸胃冷熱不調邪正相搏而然
○血塊疼痛未淨　生化六和湯和三十六
○血痛已除　藿香溫胃散散二十八
○渴而飲水　五苓散濕五
○手足逆冷　問無血痛用附子散熱六

呃逆

產後氣血皆傷風冷搏於氣分則氣逆上而爲呃又脾胃虛冷因食爇物冷熱之氣相衝擊使氣不順而呃逆

○胃氣虛寒　丁香乾薑肉桂

○胃中伏熱　乾柿竹茹

○脾胃虛熱　人參附子

○中氣大虛陰火上冲　八味丸補四十六

喘急

榮血暴竭衛氣無主獨聚肺中故令喘急此爲孤陽絕陰

眞險候也大料川芎湯救之或生脉散合生化湯（補廿三 和廿四）

○敗血入肺坐不能卧　生化湯合失笑散或六君子湯

○合失笑散（和二十四 補一攻七）

○汚血感寒　桃仁丹皮茯苓乾薑蘹仁北五味桂枝桑

○皮紫蘇枳實

○水氣淩肺　人參白术茯苓麥冬蘇子

○脾虛生痰　六君子湯加薑汁竹瀝（補一）

○憂惱作喘　川芎當歸杏仁桑皮

○外感作喘　川芎當歸旋覆花茯苓半夏杏仁前胡

○氣短似喘　生化湯和二十四加人參沉香

○六七日忽然手足蹺臥息高氣喘惡心腹痛　此少陰感寒邪而在內之眞陽爲寒氣逼越於上焦上假熱而下眞寒也人參麥冬肉桂白朮吳茱萸煎湯候其微冷頓服之若至半月一月外患此症人參白朮茯苓當歸熟地麥冬吳茱萸附子牛膝煎服之皆爲難救之症

○七日內外感風寒鼻塞惡寒身熱頭痛重嗽　宜用加參寧嗽生化湯痰多加花粉或加竹瀝薑汁沖服惡寒毋用麻黃脇痛毋用柴胡火嗽發熱毋用寒涼總以調

理血氣爲主和三十七

○誤食耗氣藥致氣促絶食　人參生化湯送飯鍋焦粉補三十七

○蟬聲

敗血冲過於心轉入於肺氣與血並結成塊入喉作聲竟似蟬鳴此症十不救一

浮腫

敗血乘虛流入經絡日久化水故令面黃四肢浮腫若作水氣治之便致夭枉宜小大調經湯和三十八和三十九血流爲水

者下午腫甚腫處必有血痕或脇腹刺痛

○咳嗽小便澁　寒水侮土也宜補脾肺補中益氣湯補六

○氣虛　六君子湯補一四君子湯去甘草加米仁炒陳蔔子補四

○六脈沉細無力或咳嗽或泄瀉不止　脾土虛寒命門火衰也金匱腎氣湯補四十七

○口渴惡寒脈沉無力　體虛而有濕熱之積也必上焦

○滿悶宜補中行氣兼用導水之劑白朮茯苓陳皮木通

○外感風寒氣血滯於經絡或脇腹絞刺嘔吐惡心　宜

加味吳茱萸湯 散二十九

○氣鬱作脹　枳實炒白朮

發熱

產後發熱有傷力有血虛有停瘀有蒸乳有風寒有多食其病不一狀類傷寒切勿發汗致成肉瞤筋惕亡陽譫語鬱冒昏迷等症

○血虛　川芎當歸人參薑炭

○氣虛　補中益氣湯加炒薑 補六

○吞酸噯腐飽悶惡食　此飲食停滯也宜四君子湯加

砂仁山查神麴 補四

○肝虛血燥陰火內發　宜逍遙散以清肝火若用大補熱躁更甚 和五

○陰虛陽無所依浮散於外而爲熱　四物湯加炙乾薑 補七 加茯苓使天氣降而生陰亦妙

○失血多汗出不卧怔忡驚悸妄言妄見　加味歸脾湯 補三

○血虛感風　生化湯加荊芥穗 和二十四

○血瘀　生化湯加生蒲黃五靈脂 和二十四

○誤服寒涼之劑以致寒氣隔陽於外　四君子湯加乾薑肉桂不應加附子補四

○肌膚發熱面赤大渴　血脫發燥也當歸補血湯補四十八

○敗血攻心狂言奔走　乾荷葉生地丹皮生蒲黃

○胸脇脹痛腹中痞悶吐血盜汗或便血不止　此諸藏虛損也故有虛寒假熱之狀十全大補湯補三十九

○產後潮熱有汗大便不通毋專論為陽明症頭痛惡寒毋專論為太陽症頭疼脇痛毋專論為少陽症總由血氣兩虛陰陽不和而類外感也　加味生化湯調和榮

衛諸症自退矣和四十

○口燥咽乾而渴毋專論爲少陰症腹滿咽乾大便實毋專論爲太陰症煩滿四肢冷毋專論爲厥陰症譫語便秘毋專論爲胃中有燥屎多因勞倦傷脾運化稽遲血枯腸燥虛症類實病也　加味通幽散和四十一

乍寒乍熱

血閉於陽經榮衛行之不通則寒血閉於陰經榮衛行之不通則熱陽氣不足陰氣上入於陽中則惡寒陰氣不足陽氣下陷於陰中則發熱外經爲寒邪客之則榮衛不通

而發熱內府爲冷物傷之則榮衛不通而爲寒

○陰陽不和　四物湯加減用之去熟地加人參乾薑甘草補七

○陰陽不歸其分　陽下陷而陰上冒八珍湯補五

○元氣未復而濕熱乘之　補中益氣湯補六

○血虛而渴　當歸補血湯補四十八

○肝木侮土致停食而寒熱　六君子湯加木香補一

○風寒客於經絡　川芎當歸連鬚葱白

○乳孔脹痛　瞿麥通草連翹花粉甘草青皮桔梗煎服

○噯氣滿悶　飲食傷也異攻散加山查神麴 補二十二

汗

汗本血液屬陰陰亡陽亦隨之而走故曰汗多亡陽又曰汗心之液也血虛則胃中之陰不能上注於心故心虛而汗出又陰血暴亡陽氣無所歸附則浮散於外而汗不止

○產畢自汗塊痛未除　先服生化湯即繼服調衛止汗湯俟汗止減參耆以消塊痛 和二十四 補四十九

○睡中妄言大便不通　加參生化湯加麻黃根棗仁地骨皮 補三十七

○汗而泄瀉　加參生化湯加麻黃根肉果蓮子補三十七

○汗多而小便點滴　加參生化湯加麻黃根麥冬葛根
北五味補三十七

○汗多亡陰致筋脈拘急類於痓症　宜加味生化湯和四
十

○大汗如雨口渴舌乾發熱而躁　此精血乾枯無以養
心陽無陰而不化也黃耆當歸桑葉合生脈散和二十三

○聞響汗出諸藥到口卽吐　脾氣敗也用人參附子爲
末隨液嚥下

○昏冒瞑目　此血亡而火熾也但補其血全生活血湯補五十一

○產後汗出多因勞倦驚恐所致也內經云搖體勞苦汗出於脾驚而奪精汗出於心恐懼汗出於肝產婦有此三者故不能鎮守其液而汗出宜健脾胃使水穀之精灌漑四旁則五臟冲和而汗自止歸脾湯補十九

○頭汗出以血亡於下而陽氣上浮也然血去過多陽爲獨盛汗出則損其陽陰陽平而陰陽乃復產婦所以喜有汗也　四物加熱地淮牛膝不應加人參麥冬補七

○陽氣宣通而頭汗出　此以胎藏腹中氣血久滯分娩後氣血宣通陽氣上蒸而爲頭汗不作奪汗論大汗淋漓不止又當急治宜四君補氣（補四）若陰血下脫孤陽上越而汗出此危候也急服四君加黄耆五味子救之

○盜汗　血虚而外溢也宜止汗散（補五十二）

中風

發熱頭痛氣喘面如朱粧元陽不能自固也唇青肉冷目眩神昏虚極生風也口眼喎斜氣血俱虚不能榮養筋脈也汗出不止血虚腠理不密也角弓反張血虚體弱風入

諸陽之經也牙關緊急口噤不開血氣空虚風入頷頰口之筋也筋脈拘急而爲瘛弛縱而爲瘲陰血去多陽火熾盛肝木枯而筋無所主也頑痹不仁羸乏少氣藏府虚損風冷客于經絡皮膚也或肝經血燥而挾風熱也總宜大補氣血爲主或加荆防薑附鈎藤天麻一二味亦可切忌薑葱并風藥以致不救

○氣虚　四君子湯加味用之補四

○血虚　四物湯加味用之補七

○氣血兩虚　十全大補湯補三十九

○如血痛未除　生化湯加味用之和二十四

○遍身疼痛手足癱瘓　血虛有風痰生化湯加薑汁竹瀝和二十四

○陰虛內熱熱盛生風　四物用生地加丹皮麥冬補七

○搖頭馬鳴身反折氣如絕汗如雨兩手摸揑不治

不語

心者君主之官神明出焉外應於舌舌者聲之機產後虛弱致敗血停蓄上干於心心竅閉塞故神志不能明又心氣通於舌氣閉則舌強不語有熱痰迷塞心竅則不能言

腎之別脈上入於心繫舌本虛則不能言脾之脈是動病舌本強不能言大腸之脈散舌下風熱入於大腸則不語

○目閉不語　痰氣鬱滯也孤鳳散生白礬一錢熱水調下若瘀血蘊滯琥珀散琥珀花蕊石鬱金朱砂研末童便好酒下一錢

○血氣痛上衝於心　生化湯和二十四

○氣閉不語　七珍散散三十

○風火　加味逍遙散補二十一

○舌出不收　熱壅於心也丹砂末傅之暗擲盆盞作墮地聲驚之即收。

驚悸

血虛心氣不足也心虛而愛風邪遂成驚悸名曰心風其狀目睛不轉其脈動而弱宜大補氣血若作風治速之危矣。

○怯怯然如人將捕之　心血虛也塊痛未除且服生化湯和二十四塊消痛止宜加減養榮湯補五十三

發狂譫語

敗血冲心肝火上炎痰結于胃熱入血室皆致譫語顛狂。

○神不守舍　八珍湯加茯神麥冬棗仁薑棗 補五

○寒熱如瘧晝清夜妄　熱入血室也琥珀地黃丸加柴胡 攻十四 一靈三聖散 攻十五

○脇痛便血　肝血虚火上炎也加味逍遙散 補二十一

○因驚昏悶　用辰砂二錢研細乳汁調和另用白頸活地龍一條入熱酒滾二三沸去之入辰砂重湯再煮分

三服

發斑

敗血流入臟腑充滿於肌膚旁連於四肢熱結留注轉還不得故發斑十無一生

見鬼

肝藏魂心藏神血虛心失所養肝火上炎神魂不能守舍是以妄言見鬼也

○敗血停心煩躁錯亂　小大調經湯加薄荷 和三十八 和三十九

○心血虛損　生化湯加棗仁柏子仁茯神麥冬 和二十四

煩渴

去血多則津液少故煩躁而發渴宜滋陰降火可少加童便

○餘血奔心　荷葉散攻十六

○陰虛火動　四物湯加烏梅

○人參當歸湯補五十四

○氣虛而渴　生脈散補十三加蓮子

○血虛而渴　四物湯加花粉麥冬補七

○頭眩脚弱飲食無味者氣血俱虛也參地麥冬甘草花粉糯米薑棗煎服

咳嗽

有外邪有内傷有瘀血皆致咳嗽惟吃鹽太早欬者難治

○惡血流入肺經面赤發喘　生化湯合笑散和二十四 攻七

○鼻塞聲重　生化湯加杏仁荆芥和二十四

○陰血虛　四物湯去白芍加人參白术補七　頭痛加蓮

○肺氣不足　四君子湯加當歸川芎補四

○陰水不足火尅肺金　六味丸加麥冬花粉補二

○肺虛外感風寒　補中益氣湯加紫蘇桔梗補六

○胃虚不生肺金　異攻散加當歸白芍補四十九

○半月外乾嗽　四物湯加訶子皮茯苓甘草阿膠補七

○百日内感風重嗽汗多　宜加參寧肺生化湯補五十五

口鼻黑衄

氣血大虚惡血乘虚流入諸經不能復出故爲衄五色最忌黑口鼻屬肺胃之部口鼻間氣色現黑肺胃敗矣又虚火載血上行不循經度溢出孔竅肺胃爲熱逼熱極反從水化致口鼻變現黑色亦危候也速用童便懷牛膝丹皮澤蘭二地倍人參大劑救之　止衄之法取産婦頂心髮

一縷紅絨一縷繫中指節奇驗

瘧疾

半月內外寒熱往來或晝或晚或夜寒熱交作應期而發或一日二三度其證類瘧總由氣虛則寒血虛則熱胃氣虛則惡寒胃氣下陷則寒熱往來惟大補氣血其病自退

○汚血　生化湯加生蒲黃乾荷葉澤蘭懷牛膝和二十四

○飲食停滯　六君子湯加山查神麴補一

○勞倦傷氣　補中益氣湯加川芎補六

○氣血俱虛　十全大補湯加炮薑補三十九

○元氣脫陷　重用人參加附子

○鬱怒傷脾　逍遙散和五

○外感風寒　生化湯加荊芥防風藿香生薑和二十四

瀉痢

惡露不行滲入大腸則洞泄不禁下青白黑色其餘非食積則寒濕再則脾胃弱肺氣虛皆能致瀉若痢亦由惡血滲入大腸積滯而成謂之產子痢其病甚危又久痢身體羸弱謂之虛羸痢氣不順而下痢謂之氣痢又有外感六淫內傷飲食所致總當兼氣血虛處治之切不可用治痢

常法以致不救

○惡露未盡而泄瀉　生化湯加茯苓俟惡血盡然後或補或消而治之和二十四若虛弱不能支持加人參

○完穀不化　生化湯加茯苓訶子皮蓮子生薑不愈加人參和二十四

○乾渴　胃氣虛不生津液也生化湯合生脈散和廿四補廿三

○食物不化常噫　生化湯加茯苓神麴山查砂仁

○脇肋填脹腹中痛流注無定處　產未滿月風邪乘虛襲之留於肓膜散於腹肋故腹中陣陣作痛水穀不化

腸鳴泄瀉也宜調中湯熱八

○脾胃虛弱　血塊未散先服生化湯加木香砂仁益智仁血塊已除六君子湯加肉果益智仁再加升麻柴胡以提胃中清氣

○餘血不盡滲入大腸洞泄不禁　服的奇散荆芥大者四五穗於盞內燒炭不可犯油火入麝香研末清湯調下

○年久脾泄不止　參苓蓮子飲補五十七

○產後七日內外患赤白痢後重頻併最爲難治欲調氣

行血推蕩痢邪，又慮產後元虛，欲滋榮益氣而大補，產弱又慮轉助痢邪。若行不損元，補不助邪，惟生化湯減黑薑加茯苓、木香爲善，消惡露兼行痢積，並治而不悖也。

○厥逆躁不得臥，殊難救治。人參、當歸、荆芥。

○積滯腹痛。人參、當歸、白芍、紅麴醋炒、升麻、甘草、益母草。如惡露未盡，加乳香、沒藥、砂仁、阿膠。

○渴而不喜冷飲，胃氣虛不生津液也，七味白朮散補五十六。如夜間發熱，腎水虛不能潤也，六味丸補二

○痢而嘔吐　六君子湯加藿香一補如胃火盛用活田羸麝香搗和掩臍後用滋陰清胃之劑

○血崩痢不止　加參四物湯七補

○脫肛　氣血兩虛也加參生化湯十八補五

蓐勞

產後虛羸喘乏乍寒乍熱病如瘧狀此氣血不充周也宜大補氣血

○肝腎虛弱口乾咳嗽　陰虛火動也宜六味丸加北五味麥冬二補

○脾弱血虛月水不調　八珍湯補五

○脾虛血燥皮膚瘙癢　加味逍遥散補二十一

○虛汗不止　母雞湯補五十九

○四肢疼痛　外邪感也石子湯和四十二

○虛寒腹痛　黄雌雞湯補四十一

○外熱内寒　外邪感也理陰煎加減治之熱四

○陽虛内寒　理陰煎羊肉湯熱四補六十

大便不通

去血過多大腸乾涸或兼火燥總勿用峻利之劑以亡陰

而致便秘愈甚

○血虛生火　四物湯加麻仁補七　加味六味丸補五十

○氣血俱虛　十全大補湯加肉蓯蓉補三十九

○飲食如常腹中如故　八珍湯加桃仁補五

○脹滿欲去不能　結在直腸宜豬膽汁導之

小便不通

產後亡血或又多汗且勞倦脾傷不能爲胃行其津液則其生化之氣不運滲泄之令不行是以上氣不行而有咽乾燥渴之症下氣不行而有胃腎關閉之候治當助脾益

肺升降氣血則氣血流行陰降陽升自然津液充而小便利

○汚血阻滯 瞿麥蒲黄

○血虚熱鬱 六味丸逍遥散補二和五

○熱氣客於脬中 茅根湯寒三十二

○腹脹如鼓悶亂不醒 冷氣積於胎前也用食鹽填入臍中搗葱白爲餅約一指厚置鹽上用艾火隔葱餅灸之覺熱氣入腹内即時便通

○濕氣感於胞絡下陰腫脹小水點滴不出 此腎虚膀

胱之氣亦虚而不能化也人參白术茯苓肉桂米仁熟地車前子

○血從小便出　熱邪搏血滲入胞中而成血淋也白茅根瞿麥車前子通草鯉魚水煎入石首魚石末服

○大小便不通　陰血不足津液枯燥宜服牛乳人乳或惡血流入小腸閉塞水道小便不通流入大腸瘀積成塊形如雞肝肛門燥結大便不通宜服生化湯加桃仁麻仁郁李仁瞿麥等味和二十四

便血

心氣虛則小腸不能制而血流脾氣弱則大腸無秘蔭而血下故二便出血當責之心脾二經

○血氣虛而熱乘之故血隨小便而出　血熱則流故滲入胞內用髮炭滑石末地黃汁調下

○面黃脇脹少食　此肝木乘脾土也加味逍遙散補二十一

○驚悸不寐　加味歸脾湯補三

○大便下血緣六淫七情致傷元氣陽絡外傷而然也

○腸胃虛弱　六君子湯加升麻柴胡若虛寒去升柴加肉果如怒動肝火加當歸白芍去升麻

○膏粱積熱　四物湯加丹皮山查補七

○大腸風熱　四物湯加荊芥防風補七

○大腸血熱　四物湯加丹皮槐米補七

一遺糞

○腎虛無約束也　都氣飲補二十四

○脾腎不足　補中益氣湯補六

○脾腎虛寒　八味丸補四十六

○小便不禁

非肺氣虛而不能約制，即腎氣竭而虛熱移於膀胱也

○氣虚不能制　人參黄耆桑螵蛸鹿茸牡蠣赤石脂

○脾腎虚寒　七味丸補十一三

○尿脬破損　猪羊胞煎湯入人參黄耆當歸熟地陳皮

茯苓桃仁於極饑時飲之然須急治緩則不能成功也

又補脬飲用生黄絲絹一尺剪碎白牡丹根皮白及各

一錢俱爲末水一盌同煮至絹爛如餳空心頓服服時

不得作聲作聲則不效

○膀胱陰虚　補中益氣湯加山茱萸山藥桑螵蛸以補

肺腎則小便自不淋瀝補六

乳汁不行

乳汁乃氣血所化故人衝任之脈盛脾胃之氣強則乳汁多而濃衰弱則淡而少治宜壯脾胃滋化源

○氣血壅閉不行　宜通草土瓜根漏蘆以踈之

○血氣衰弱不行　宜猪蹄鯽魚生地當歸之類以潤之

○玉露散補六十二加味四物湯補六十一通乳湯和四十三俱可補血以通乳汁

乳汁湧出

非氣血虛而不攝則滿而流溢當以人之強弱乳汁之濃

淡驗其虛實也

○肝經血熱　加味逍遙散補二十七

○肝經鬱怒　加味歸脾湯補三

○脹急而痛　漏蘆散散三十一

○氣血虛弱　十全大補湯補三十九

乳癰

足陽明之脈從缺盆下乳內廉足陽明之經夾臍上行至胷中而散其經爲邪熱攻冲則血爲之擊搏氣爲之留滯擊搏則痛作留滯則腫生此由乳汁壅積與氣相擊搏故

也或忿怒所逆鬱悶所遏厚味所釀以致厥陰之氣不行故竅不通而汁不得出治法宜疎厥陰之滯清陽明之熱青皮生甘草節瓜蔞銀花當歸没藥皂角橘葉橘核少佐以酒隨意消息可也

乳懸

瘀血上攻忽然兩乳伸長細小如腸直過小腹痛不可忍用川芎當歸煎濃汁不時服又用此二味燒烟令病人吸之使瘀血消而乳自愈

玉門不閉

元氣素弱失於調養以致血氣不能收攝故也
○氣血虛弱　十全大補湯補三十九
○腫脹焮痛　肝經虛熱也加味逍遙散補二十一
產戶痛
起居早感風邪也用祛風定痛湯散四　生地當歸茯苓川芎
荊芥防風肉桂大棗
陰蝕
此因心神煩鬱胃氣虛弱致氣血留滯也當補心養胃川
芎當歸白芍地榆米泔水五升煎二升熏洗三夜又荊芥

薄荷柏葉煎湯洗淨後用倍子青黛黃丹水粉爲末摻之
如瘡水乾燥用香油調末塗之

陰中濕爛

多由七情鬱火濕熱下注或腫或痛或癢先以百草煎濃
湯乘熱熏洗或五倍子白礬葱白煎湯熏洗或甘菊苗葉
不拘多少搗爛以百沸湯淋汁薰洗挹乾用烏賊骨末炒
黃水粉煅過爐甘石煅淬童便加冰片少許研細末摻之

○腫痛潰爛　四物湯補七加梔子丹皮膽草荊芥或加味
逍遙散補二十一

陰脫

此因分娩損傷胞絡也治宜升補元氣固濇眞陰

○分娩過勞氣陷而脫　加參生化湯散五十八或歸脾湯補三

外用硫黄海螵蛸北五味為末傅之

○陰虛滑脫　加味固陰煎濇二

○氣虛下陷　補中益氣湯補六或十全大補湯補三十九

陰突

血虛氣陷不能固攝陰中突出如芝如菌或挺出數寸謂之陰挺

○血虛陰挺　四物湯補七冲入煅龍骨末少許空心連進二服外用蛇床子五兩烏梅十四枚煎湯薰洗

○鬱熱下墜　加味逍遙散補二十一或龍膽瀉肝湯寒十一

胃氣虚寒温補
脾胃

盤珠集胎產症治卷下

姚江西亭嚴潔青蓮全纂著
澹寧施雯文澍
緝菴洪煒霞城

列方

補

六君子湯　一人參　白术炒　茯苓去皮　炙甘草

廣皮　半夏製

半夏辛燥胎孕三月前須斟酌用之不可輕投茯苓降下初孕亦當慎用

六味丸二　熟地　山藥　茯苓　山萸肉去核
丹皮　澤瀉
加味歸脾湯三　人參　白术炒　茯神去皮木
當歸去尾　棗仁去殼炒　蓮肉去心　黃耆蜜炙　遠志
木香　遠志辛散而上升不宜多用四五分足矣
四君子湯四　人參　白术炒　茯苓　炙甘草
八珍湯五　人參　白术炒　茯苓　炙甘草
熟地　當歸　白芍酒炒　川芎　川芎理血中之
氣胎前宜酌用

補中益氣湯 六　人參　白术炒　炙甘草
當歸　廣皮　升麻　柴胡　升柴發散可用
錢許升提用二三分足矣
四物湯 七　熟地　當歸　白芍酒炒　川芎
安榮散 八　人參　當歸　白芍酒炒　麥冬
釵斛　山梔　通草
安胎飲 九　人參　白术炒　炙甘草　生地
當歸　廣皮　升麻　柴胡　生薑
大棗　氣不下陷勿用升柴

杜仲丸十　杜仲薑汁炒　川斷酒炒　棗肉蒸　爲丸米飲下

當歸芍藥湯十一　當歸　白芍酒炒　白朮炒

茯苓　澤瀉　川芎少許

大聖散十二　人參　黃耆炙　炙甘草　茯苓

當歸　川芎　麥冬去心　木香　薑棗　川芎

宜酌用

加味安胎飲十三　人參　白朮炒　炙甘草

熟地　當歸　川芎不宜多用　紫蘇四五分　陳皮　如寒

加乾薑

五君子湯四十八　人參　白术　炙甘草　廣皮

乾薑

内補丸五十　熟地　當歸

青娥丸六十　杜仲薑汁炒　破故紙鹽水炒　核桃去殼

蜜丸

紫酒十七　大黑豆二合炒　好酒一盞煎服

通氣散八十　破故紙炒　先嚼胡桃

加味歸脾飲十九　人參　白术炒　茯神去皮木

遠志不可多　黄芩　山梔　丹皮　香附

木香　去黄芩山梔丹皮香附加棗仁圓眼肉名歸脾飲

補中安胎飲二十　人參　白术　茯苓

炙甘草　熟地　當歸　黄芩　紫蘇

白芷炒　薑棗

加味逍遥散二十一　白术　茯苓　當歸

白芍炒　柴胡　丹皮　黑山梔　熟地

異攻散二十二　人參　白术炒　茯苓　炙甘草

廣皮

生脈散　二十三　人參　麥冬去心　北五味

都氣飲　二十四　熟地　山藥　茯苓　山萸肉

澤瀉　丹皮　北五味

甘草大棗湯　二十五　小麥　炙甘草　大棗

安胎調氣飲　二十六　人參　白术炒　炙甘草

熟地　當歸　白芍酒炒　川斷　杜仲

陳皮　砂仁

補血湯　二十七　黄蓍炙　當歸　川芎

黄蓍糯米湯　二十八　黄蓍炙六兩　糯米五合　水六升煎半

分四服日三夜一

辰砂安神丸二十九　生地　當歸　柏子仁炒去油

棗仁去殼炒　茯神去皮木　竹茹　砂辰

補心湯三十　人參　茯苓　炙甘草　熟地

當歸　白芍酒炒　棗仁　麥冬　小麥

七味丸三十一　熟地　山藥　茯苓　丹皮

澤瀉　山萸肉　肉桂

加味八珍湯三十二　人參　白朮　茯苓

炙甘草　熟地　當歸　白芍酒炒　肉果麥粉裹煨

罌粟殼醋炒

左歸飲三十三　熟地　山藥　茯苓　山萸肉

杞子　炙甘草

十聖散三十四　人參　黃蓍炙　白术炙　砂仁炒

炙甘草　熟地　白芍炒　當歸　川芎

川斷　薑環

千金保胎丸三十五　熟地　當歸　阿膠

川斷　杜仲　黃芩炒　香附製　砂仁

艾葉炒炭　棗肉

加味芎歸湯三十六　當歸　川芎　髮餘炭

龜版炙

人參生化湯三十七　人參　當歸　川芎

炙甘草　薑炭多則四分　桃仁去皮　棗肉　少加附子一片

以回陽止逆亦可助參耆之功若渴用人參麥冬北五

味

滋榮益氣湯三十八　人參　白朮炒　熟地

當歸　川芎　北五味　黃耆炙　陳皮

麥冬去心　有汗加薑棗大便不通加從容塊痛加肉桂

益母草痰加薑汁竹瀝濕加茯苓

十全大補湯三十九

炙甘草　熟地　當歸　白术炒　川芎

肉桂　黄耆　人參　白术炒　茯苓

升舉大補方四十

當歸　川芎　黄耆炙　麥冬去心　陳皮

炙甘草　升麻　白芷炒　荆芥　熟地

黄雌雞湯四十一

黄耆炙　肉桂　熟地　當歸　白术炒

雞汁煎服

殿胞煎 四十二 當歸 川芎 炙甘草 茯苓
肉桂

五物煎 四十三 熟地 當歸 白芍炒 川芎
肉桂

當歸黄耆湯 四十四 當歸 黄耆炙 白芍炒

長生活命丹 四十五 人參 生薑 蓮子去心
麥芽炒 煎湯送飯鍋焦粉二匙漸加至四五匙

八味丸 四十六 熟地 山藥 山茱肉 茯苓
丹皮 澤瀉 附子 肉桂

金匱腎氣湯四十七　熟地　山藥　山萸肉
茯苓　丹皮　澤瀉　附子　肉桂
懷牛膝　車前子
當歸補血湯四十八　當歸　黄耆炙　茯苓
調衛止汗湯四十九　人參　黄耆炙　麻黄根
炙甘草　陳皮　當歸　桂枝　大棗　桂枝
發表用於止汗之中，不過引參耆以固衛耳。一二分足矣。
加味六味丸五十　熟地　山藥　山萸肉去核

茯苓　丹皮　澤瀉　麥冬去心　北五味

全生活血湯五十一

川柏炒炭　升麻不應加人參　黄蓍炙　熟地　生地

止汗散二五十

人參　當歸　麻黄根　熟地

牡蠣　小麥麩炒　川連炭少許

加減養榮湯五十三

當歸　川芎　茯神

棗仁去殼炒　麥冬去心　人參　圓眼肉　陳皮

炙甘草　生薑　竹茹

人參當歸湯五十四

生地　當歸　白芍炒

人參　麥冬去心　竹茹　粳米　大棗

加參寧肺生化湯五十五
當歸　川芎　人參
炙甘草　橘紅　桑皮炒　杏仁　半夏製
虛而多痰加薑汁竹瀝

七味白术散五十六
人參　白术炒　茯苓
炙甘草　藿香　木香　乾葛

參苓蓮子飲五十七
人參　白术炒　茯苓
炙甘草　當歸　白芍　山藥　陳皮
升麻　蓮子　生薑

加參生化湯五十八　當歸　川芎　人參
黃耆炙　甘草炙　升麻　白朮炒　北五味
母雞湯五十九　人參　黃耆炙　白朮炒　茯苓
牡蠣　麻黃根　黃母雞汁煎
羊肉湯六十　當歸　川芎　生薑　精羊肉
加味四物湯六十一　熟地　當歸　白芍炒
川芎　花粉　木通　豬蹄　先以葱湯洗乳
房
玉露散六十二　人參　茯苓　炙甘草　當歸

氣虧傷肝脛掌吐逆

胎氣上逼脹悶

濁氣上冲胎熱氣逆

白芍炒　川芎　桔梗

阿膠散六十三　當歸　白朮炒　茯苓　阿膠

甘草炙　川芎少許　陳皮　薑棗

散

抑青丸一　柴胡　當歸　炙甘草　鈎藤

白朮炒

清肝飲二　生地　當歸　生白芍　柴胡

麥冬去心　藕梗　香附製　青皮炒炭

紫蘇飲三　當歸　白芍炒　人參　炙甘草

陳皮　砂仁　蘇葉　葱白　生薑

祛風定痛湯四　生地　川芎　茯苓

肉桂　荊芥　防風　獨活　大棗

天仙藤散五　天仙藤　香附製　陳皮　炙甘草

木瓜　薑皮

烏藥順氣湯六　烏藥　殭蠶炒　乾薑

炙甘草　陳皮　木賊　製香附　白芷

葱　宜加生血活血之品

芎蘇散七　紫蘇　川芎多不宜　白芍炒　陳皮

白术炒　炙甘草　麥冬去心　薑葱

鈎藤湯八　鈎藤鈎　當歸　人參　茯神

桑寄生　桔梗　如煩熱加石膏一錢

木香散九　木香　炙甘草　丁香　淡鹽湯下

五加皮散十　五加皮　阿膠炒蒲黃　杜仲鹽水炒　狗脊

白芍炒　防風　萆薢　杏仁去皮　薄荷

五加皮丸十一　五加皮　杜仲炒　狗脊　白芍炒

萆薢　川斷　訶子　薄荷

縮砂散十三　砂仁末米飲下

防風九十三　防風　黄芩炒　米飲調下

升陽除濕湯十四　柴胡　升麻　猪苓

澤瀉炒　陳皮　炙甘草　炒蒼术　炒白术

防風　羌活

胃風湯五十　當歸　柴胡　升麻　葛根

炙甘草　蔓荆子　藁本　木賊　川柏炒

蒼术　羌活

桂枝茯苓湯六十　桂枝　茯苓　丹皮

炒白芍　桃仁炒焦

蘇香丸七十　當歸　炒白芍　砂仁　炙甘草

黃芩炒　蘇梗　木香

香蘇散八十　香附製　紫蘇　陳皮　炙甘草

砂仁　生薑　陽明加葛根知母少陽加柴胡太陽

加防風

回生散九十　橘紅　藿香　淡薑湯下

藿香正氣散十二　藿香　白朮炒　茯苓

炙甘草　陳皮　砂仁　桔梗　紫蘇

蒼朮炒　薑棗　可加木香

木香通氣散二十一　木香　枳殼炒　製厚樸
草果煨　檳榔　陳皮　製附子　川山甲炙
葱白
七寶丹二十二　人參　炙甘草　當歸　白芍炒
川芎　紫蘇　生薑　大腹皮醋炒多則二三分
葱白
消風散二十三　甘菊　荆芥　當歸　大豆葉炒
防風　茶葉　羚羊角鎊　生石膏三四分
芎烏散二十四　川芎　烏藥　加當歸更穩

三聖散二十五　肉桂　當歸　延胡索醋炒

瀉白散二十六　地骨皮　杏仁去皮　桑白皮炙

益黃散二十七　陳皮　青皮炒焦　訶子煨　丁香

炙甘草

藿香溫胃飲二十八　人參　白朮炒　炙甘草

陳皮　藿香　丁香　當歸　薑炭

厚樸製　生薑　手足冷加附子

加味吳茱萸湯二十九　肉桂　當歸　吳茱萸泡

乾薑　防風　丹皮　赤茯苓　麥冬去心

炙甘草　桔梗　細辛少許　半夏製

七珍散三十　人參　生地　川芎　石菖蒲鮮者佳

防風　細辛　朱砂　薄荷湯下

漏蘆散一三十　漏蘆　蛇退炙·蕤仁炒　好酒調下

攻

斬鬼丹一　川芎　蓁艽　柴胡　吳茱萸泡

芫花醋炙　巴戟　巴霜　殭蠶炒　蜜丸酒下出

惡物即愈

雄黃九二　雄黃　鬼臼　朱砂　巴霜

獺肝　蜥蜴炙　蜈蚣炙　清湯下　服過前方既
下惡物即以補元爲要
七寶丹三　紫蘇　大腹皮　炙甘草　人參
當歸　白芍　川芎　生薑　葱白
見睍丸四　附子製　乾薑　茴香炒　吳茱萸鹽水炒
巴戟　肉桂　莪术醋炒　桃仁炒　延胡索醋炒
勝金散五　鹽豉一兩　麝香一錢　青布包燒炭研末秤錘
燒赤淬酒下
三退散六　蛇退炒焦　蟬退焙燥　髮灰　益母草湯調下

失笑散七 生蒲黃 五靈脂

牛膝散八 懷牛膝 川芎 生蒲黃 肉桂

樸消少許

起枕散九 當歸 川芎 赤芍 肉桂

丹皮 生蒲黃 五靈脂 没藥 延胡索

白芷

黑神散十 黑豆 地黃 當歸 赤芍

生蒲黃 炮薑 炙甘草俱炒焦 肉桂俱研末

童便下

神仙廻膿散十一　大黄炒　白芷　木香

沉香　没藥　蛤粉　穿山甲炙　每服一九

重一錢五分參湯下

抵聖湯二十　茯苓　炙甘草　陳皮　半夏

人參　赤芍　澤蘭　生薑

千金神造湯十三　蟹爪一升　阿膠二兩　炙甘草一兩

琥珀地黄丸十四　琥珀　蒲黄炒　延胡索占米炒

生地　生薑　生地汁浸生薑渣生薑汁浸生地渣

一蜜丸

一靈三聖散 十五　乾荷葉　乾地黃　粉丹皮

生蒲黃 另研末以煎三味煎湯送下

荷葉散 十六　荷葉　地黃汁　延胡索 醋炒

大寧散 一　黑豆 三十五粒　罌粟殼 半生半熟二兩　甘草 半生半炙二兩

生薑

加味固陰煎 一　人參　熟地　山藥

山萸肉　川斷　北五味　當歸　兔絲子 炒

炙甘草

肝火衝胃煩悶嘔吐

火浮津涸嘔吐不能受藥

熱沖心肺煩悶不安

氣鬱不舒嘔吐涎沫

寒

竹茹麥冬湯一　竹茹三兩　麥冬去心一兩　前胡一錢五分

橘皮一錢　蘆根三兩　煎服　如身熱加地骨皮一兩

滋陰清燥湯二　生地　生白芍　麥冬去心

知母炒　茯苓　條芩　葛根　橘紅鹽湯泡

炙甘草　竹茹　燈草

犀角散三　犀角　條芩　麥冬去心　地骨

茯苓　竹瀝沖　甘草

竹葉湯四　茯苓　麥冬去心　黃芩　竹葉

防風

麥冬湯五　麥冬去心　人參　茯神　生地

黄芩　犀角　炙甘草　蓮子

知母丸六　知母炒爲末棗肉丸虚者人參湯送下

知母飲七　知母　麥冬去心　赤茯苓　黄芩

黄耆炙　甘草炙　桑皮　竹瀝

調中和氣散八　藕梗　砂仁殼　石膏不可多

知母炒　川柏炒　前胡　百草霜

加味羚羊角散九　羚羊角　茯神　當歸

津液枯燥熱入心解

胎上攻心不知人事

杏仁　甘草　麥冬去心　五加皮　米仁

棗仁　防風　川芎少許　有痰加竹瀝薑汁

天冬飲子十　天門冬　知母炒　茯苓　白芍

熟地　荆芥　人參　當歸　防風

北五味　川芎不宜多　羗活　生薑　茺蔚子不宜多

龍膽瀉肝湯十一　人參　天冬　龍膽草酒炒

麥冬去心　川連炒　生甘草　山梔　知母炒

黄芩　柴胡　北五味

天冬湯十二　天冬　紫菀　知母炒　桑皮蜜炙

桔梗　北五味　如嗽血加黄芩阿膠

寧肺飲十三　天冬　知母炒　紫菀　桔梗

炙甘草　寒加杏仁桑皮多痰加薑汁竹瀝陳皮熱加黄

芩心不舒暢加百合川貝虚加人參紫菀

左金丸十四　川連　吴茱萸泡

凉胎飲十五　生地　當歸　白芍　甘草

茯苓　釵斛　香附製

側柏丸十六　側柏葉　黄芩　蜜丸清湯下赤帶漏下如豬

肝汁此方可治

滋腎丸十七　知母　川柏　肉桂少許

清金利水湯十八　生地　當歸　麥冬去心

花粉　扁豆　知母　澤瀉　廣皮

淡竹茹湯十九　淡竹茹三四兩　煎汁服一二盞

三黃解毒湯二十　黃芩炒　黃連炒　黃柏炒

梔子

涼膈滋陰丸二十一　生地　蔓仁　枳實炒

大力子

加味竹葉湯二十二　生地　白芍　地骨皮

竹葉　茯苓　人參　浮小麥

蘆根清胃飲二十三　葛根　蘆根　人參

麥冬去心　知母　竹茹　梔子　葱白

黃芩湯二十四　黃芩　白芍　甘草炙　大棗

犀角地黃湯二十五　犀角　生地　白芍

丹皮

加味清胃散二十六　生地　當歸　川連

連翹　青皮炒炭　甘草　爛朮

清肺飲二十七　梔子　黃芩　知母　麥冬去心

桑皮　烏梅

黄連湯二十八　川連　側柏　當歸　香附炒

阿膠爲末米飲下

衄血湯二十九　側柏葉　蒲黄炒　白芍　黄蓍炙

爲末米糊丸清湯下

益元散三十　滑石煅　生甘草　辰砂

清魂膏三十一　藕汁　生地汁　童便　酒沖服

茅根湯三十二　白茅根　瞿麥　車前子　通草

滑石煅　甘草　鯉魚　石首魚石研末

腹有寒氣小腹如刺

三黃熟艾湯 三十三　黃芩　黃連　黃柏
艾醋炒
熟
附子湯 一　人參　白朮炒　茯苓　白芍
附子製
理中湯 二　白朮炒　炙甘草　乾薑
四順湯 三　當歸　川芎　白芍炒　炮薑
理陰煎 四　熟地　當歸　肉桂　炙甘草
乾薑

胃關煎五　熟地　山藥　白扁豆　白术炒

炙甘草　焦薑

附子散六　人參　白术炒　炙甘草　陳皮

當歸　丁香　附子　爲末米飲調下

附子理中湯七　附子　白术　甘草炙

乾薑

調中湯八　當歸　白芍炒　川芎　甘草炙

附子製　肉桂

和

稟受怯弱調血開胃

胃有痰飲停滯肝經

中氣不運理脾開胃

參橘飲 一　人參　白术炒　甘草炙　橘皮
當歸　白芍　藿香　香附製　茯苓
半夏茯苓湯 二　人參　白术炒　茯苓
炙甘草　廣皮　半夏　白芍炒　旋覆花
桔梗　半夏滾湯洗七次薑汁炒黄　半夏動胎胎初
結慮其辛燥易散也勿用爲穩然惡阻非半夏不能止
經云有故無隕不妨權用一二劑但不宜多用五六分
至一錢而止
香砂六君子湯 三　人參　白术炒　茯苓

眩悶不安心驚膽怯

上焦氣鬱

炙甘草　廣皮　半夏　木香　砂仁

竹葉安胎飲四　生地　當歸　黄芩

麥冬去心　棗仁炒　甘草炙　人參　陳皮

竹葉　竹茹　薑　有痰竹瀝冲服

逍遙散五　白术炒　白茯苓　當歸　白芍炒

柴胡　薄荷

分氣飲六　香附製　砂仁　白术炒　茯苓

當歸　白芍炒　黄芩

鯉魚湯七　白术　茯苓　當歸　白芍炒

鯉魚一尾六七兩者煎服

二陳湯八　茯苓　炙甘草　陳皮　半夏製

五虎飲九　杏仁去皮　蘈梗　木賊　陳皮

知母炒　北五味　桔梗　甘草炙　石膏不可多用

薏仁喘者重用

小柴胡湯十　柴胡　黄芩　炙甘草　知母炒

薑棗　人參

安胎和氣飲十一　白朮炒　陳皮　白芍炒

訶子煨去核　甘草炙　木香　陳粳米　生薑

桑寄生散二十　桑寄生　當歸炙　川芎　川斷
香附製　阿膠　人參　白朮炒　茯苓
甘草炙　生薑
參蘇飲二十三　紫蘇　陳皮　前胡　桔梗
茯苓　炙甘草　葛根　知母炒　砂仁
人參
四物生寄湯二十四　熟地　當歸　川芎
白芍炒　桑寄生　羌活五六分
黃龍湯二十五　柴胡　黃芩　炙甘草　知母炒

人參　薑棗　如實熱去人參加橘紅香附

棗薑黃連丸十六　乾薑泡　川連　砂仁

阿膠　白朮炒　川芎　乳香去油　爲末鹽梅醋浸搗

米糊丸甘草湯調下

歸涼節命散十七　當歸　白芍炒　白朮炒

白茯苓　炙甘草　麥冬去心　占米　如有食積加砂

仁　穀芽

白朮散十八　白朮炒　防風　牡蠣煅

平安散十九　熟地　甘草炙　陳皮　砂仁

木香　川芎　生薑　煨鹽

六和湯十二　人參　茯苓　炙甘草　藿香

杏仁　木瓜　陳皮　砂仁　薑棗

人參白术散二十一　人參　白术　茯苓

炙甘草　木香　藿香　乾葛

保產萬全湯二十二　人參　當歸　川芎

桃仁　炒薑　炙甘草　懷牛膝　紅花酒炒

肉桂　大棗

開骨膏二十三　乳香一兩研　端午日以豬心血和丸如雞豆大

朱砂爲衣每用一丸酒下

生化湯二十四　川芎　當歸　桃仁　黑薑

炙甘草

保生無憂散二十五　當歸　白芍炒　川芎

血餘　乳香　木香　炙甘草　枳殼焦炒

清魂散二十六　人參　川芎　荆芥　澤蘭

甘草炙　童便下

濟陰丹二十七　益母草連根拔起陰乾取葉八兩爲末不犯鐵器

當歸一兩　赤芍六錢　廣木香五錢　爲末蜜丸如彈子大

每服一丸有熱童便下有風荆芥酒下如虛弱參湯下

加味四物湯二十八　熟地　當歸　白芍炒

川芎　白芷　阿膠　蒲黃　小薊根

湯下

砂雄丸二十九　朱砂一錢　雄黃一錢　白茯苓三兩　爲末水丸薑

金狗脊散三十　川斷　地榆炒　川芎　金毛狗脊

熟地　當歸　白芍炒　白芷　阿膠炒蒲黃

空心只服一帖

趁痛散三十一　黃耆炙　白术炒　當歸　懷牛膝

肉桂　炙甘草　獨活　韭白　生薑

加減生化湯三十二　川芎　當歸　甘草炙

砂仁　煨薑

溫胃丁香湯三十三　當歸　白朮　乾薑

丁香　人參　陳皮　炙甘草　藿香

前胡　生薑

石蓮散三十四　石蓮子去皮　白茯苓　丁香　爲末米飲下

生津益液湯三十五　人參　茯苓　麥冬去心

花粉　炙甘草　竹葉　小麥　大棗

生化大和湯三十六　當歸　川芎　炒薑
砂仁　藿香　陳皮　茯苓　生薑
加參寧嗽生化湯三十七　當歸　川芎　人參
炙甘草　杏仁去皮　桑皮炙　半夏製　知母炒
小調經湯三十八　當歸　赤芍　肉桂
沒藥去油　琥珀　細辛　麝香　爲末薑酒調下
大調經湯三十九　茯神　琥珀　大黑豆炒
紫蘇湯下
加味生化湯四十　人參　黃耆炙　當歸

川芎　麻黄根　天麻　荆芥　炙甘草

防風　棗仁炒　有痰加薑汁竹瀝大便閉加麻仁

加味通幽散四十一　川芎　當歸　肉從蓉洗

炙甘草　桃仁　麻仁炒　虛汗加人參黄蓍麻黄

根湯加人參麥冬北五味血塊痛加廷胡索肉桂

石子湯四十二　豬腰子　當歸　白芍炒　晚米

香豉　葱鹽煮粥食之　川芎

通乳湯四十三　猪蹄　通草　川芎　穿山甲炙

甘草節

二妙散四十　川柏炒　蒼朮炒

香四 瀉

澤瀉散一　澤瀉炒　桑皮炒　赤茯苓　通草

炙甘草　生薑　枳殼炭少許

四苓散二　豬苓　澤瀉　白朮炒　茯苓

地膚子湯三　地膚子　車前子　知母　黃芩

赤茯苓　白芍　炙甘草　升麻炒　枳殼炭少許

通草

胃苓湯四　蒼朮炒　厚樸製上二味宜炒焦不可多用以傷胎氣

陳皮　甘草炙　猪苓　澤瀉炒　白术炒

茯苓

五苓散五　豬苓　瀉澤　白术炒　茯苓

肉桂少許

○胎前備用要方

惡阻

保生湯　人參　白术炒　甘草炙　烏梅

香附製　橘紅

橘皮竹茹湯　橘皮　竹茹　半夏製

茯苓

五君子湯　人參　白术　炙甘草　廣皮　煨薑

子煩

人參散　人參　黄芩　麥冬去心　犀角

地骨皮　赤茯苓　甘草

當歸湯　當歸　人參　阿膠　甘草

葱白連鬚

黄連散　黄連末米飲下

人參黄耆散　人參　黄耆　知母
麥冬去心　葛根　茯苓　甘草　竹葉
秦艽

子氣
腎着湯　白术　茯苓　甘草　杏仁
乾薑
防己湯　防己　桑皮　桔梗　赤茯苓
木香

子癇

葛根湯　葛根　人參　甘草　當歸

貝母　黄芩　川芎　桂皮　防風　川芎

桂皮二三分足矣

黄蠟膏　如牙關緊閉先將麻油溶化黄蠟搽牙然後進

藥

加味逍遙散　白朮炒　白茯苓　當歸

白芍　柴胡　薄荷　黑山梔　丹皮

生地

子嗽

百合散　紫菀　麥冬去心　桑皮　桔梗

甘草　竹茹　白蜜

參藕飲　人參　紫藕　陳皮　前胡

桔梗　茯苓　炙甘草　葛根　知母炒

砂仁

子癉

加減安胎飲　人參　白术炒　當歸

黄芩　藿香　紫藕　烏梅　青皮炒炭

紅棗　生薑

又方　人參　白术　當歸　黃芩

柴胡　薄荷　葛根　紫蘇　藿香

鼈甲　生薑　大棗　嘔不思食難治

心腹痛

竹茹丸　竹茹一斤　羊脂八兩　蜜三兩　煎每服棗核大三枚

火龍散　生地　木香　砂仁殼炒

又方　川楝子煨　艾葉鹽水炒　小茴炒

腰脇痛

大地黃丸　熟地　當歸　烏梅　蜜丸　治骨髓熱痛

內補湯　生地　當歸　川柏　麻仁

乳香　没藥　黃芩　木香

歸膠飲　阿膠　炙甘草　當歸　葱白　氣壅攻腰此可治之

猪腎丸　豬腎一斤　青鹽二錢　蒸熟焙乾蜜丸空心服

勝金散　陳皮　吳茱萸　骨碎補　砂仁

甘草炙　搵湯下二錢　遍身兩脇刺痛脹滿此五藏不

利氣血虛弱也惟此方可治又胃氣虛冷下逼小腸症若奔豚大便秘澁兩脇虛鳴腰重如山亦宜此方溫中下氣

下血

阿膠散　阿膠　生地

二黃散　生地　熟地

千金方　生地一斤酒煮絞汁服

如聖湯　鯉魚皮　當歸　川斷　阿膠

竹茹　白芍炒　川芎　甘草炙

子芩丸　條芩炒爲末每服一錢以秤錘燒赤淬酒調下若脾胃虚者勿服

又方　雞肝三個酒煮帶酒食之

傷寒

白藥子膏　白藥子末雞子清調攤紙上如盌大貼於臍下乾則溫水潤之　恐毒氣損胞以此治之

又方　井底泥敷心下使胎不動

傷胎

奪命丸　肉桂　桃仁　丹皮　赤芍

茯苓　淡醋湯下　誤服毒食傷胎下血以此治之

三物解毒湯　生甘草　黑豆　竹葉　煎服

又方　生白扁豆末米飲下

古人治傷寒病邪毒攻胎致胎死腹中多用消石水銀硇砂之類使化爛而出其餘傷胎而胎死腹中者慎勿用之

○産後備用良方

難産

龜殼散　龜版　當歸　川芎　婦人頭髮燒灰

生長過者佳淸湯下

又方　伏龍肝末酒下一錢

又方　兎毫敗筆頭一枚燒灰研藕汁一盞下之

如神散　路上草鞋一雙取鼻梁洗淨燒灰童便酒下三錢

又方　榆白皮煑汁服二升

又方　黄牯牛乾糞塗母腹上立出

胞衣不下

一方　陳久蓮蓬殼酒煎服之或荷葉炒香爲末童

便調下煎服亦可

又方　浸苧麻水濃煎飲二三盞

又方　五靈脂末酒下二錢

又方　雞子一枚酒一合和飲之

血暈

鬱金散　鬱金燒醋調灌二錢

鹿角散　鹿角燒灰研末酒和童便灌下三呷即醒

紅花散　紅花　丹皮　川芎　當歸

乾荷葉　蒲黃炒　酒下

又方　韭菜切碎入有嘴瓶内煎熱醋沃之以瓶口對産婦鼻孔熏之　先以醋噀其面

惡路不絶

乾熟地黄散　生地　熟地　當歸

川芎　人參　白术炒　黄耆　炙甘草

阿膠　艾　伏龍肝　赤石脂　生薑

又方　髪炭　阿膠　乾地黄　馬蹄殼炒

牛角䚡炙　薑炭　赭石　爲末蜜丸空心米飲下二三錢

一方　益母草汁　地黃汁　童便　各煎五七沸入雞子

見鬼

一方　人參　蓮肉　鮮石菖蒲　水煎

不語

又方　桂心研　膽汁丸　酒下一錢

一方　荷葉燒研　清湯下

心痛

椶櫚燒　鯉魚鱗燒　酒調三錢

瑞蓮散　蓮房　靈脂　三錢　肉桂

清調服

渴

一方　蓮子中青心生研細末米飲下二錢

又方　紅花子五合炒研水煎徐徐呷之治中風煩渴

又方　炒蒲黃井水調下二錢

汗

一方　牡蠣粉　小麥麩皮炒

積聚

一方　童便　地黄汁　藕汁　薑汁共煎濃汁酒下　血瘕痛無定處

又方　生地　海螵蛸研酒下

又方　生地　擣取汁酒下

汁酒下　血餘燒灰存性

一方　薑汁　地黃汁　藕汁　蘿汁共[illegible]

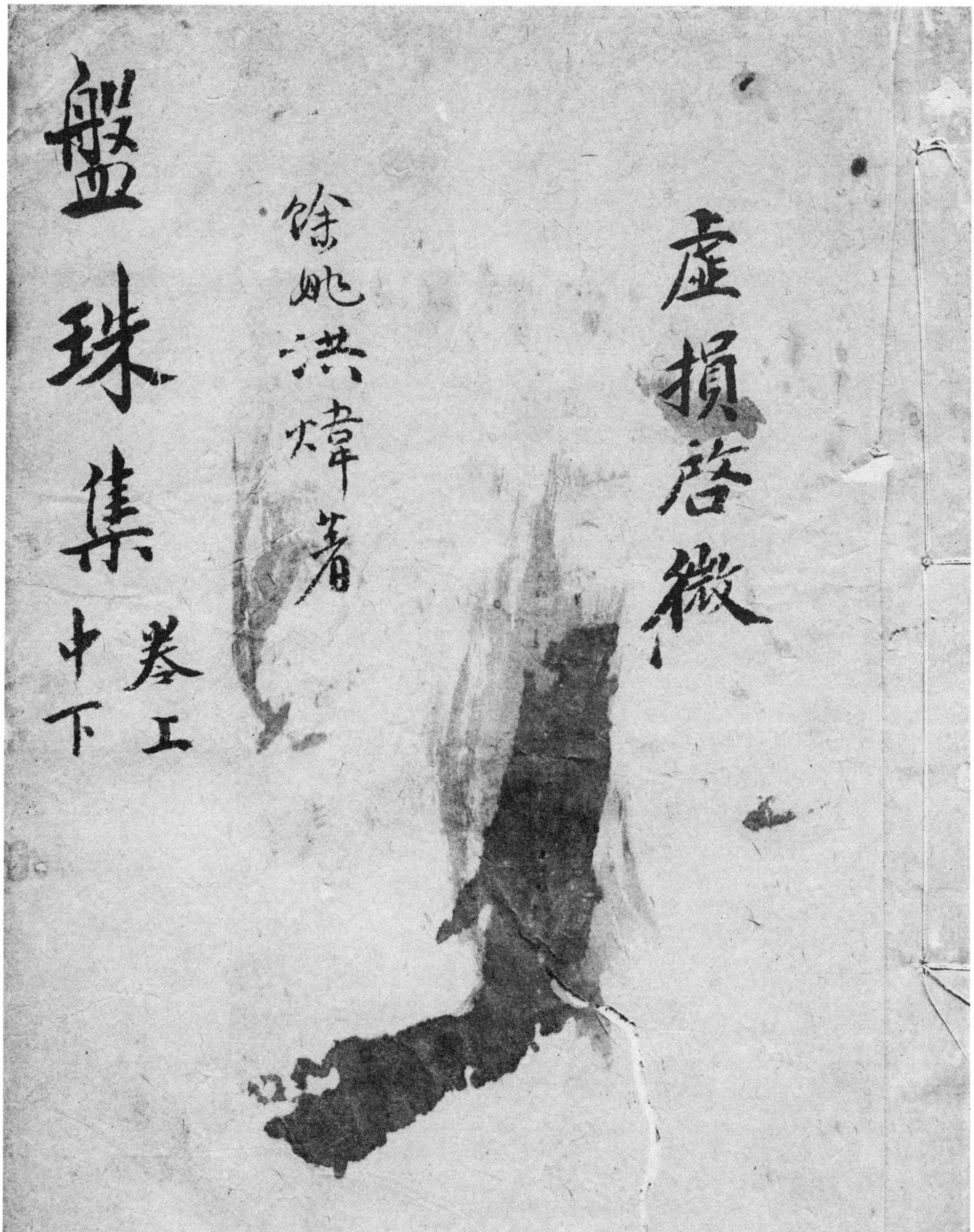
虛損啓微

餘姚洪煒著

盤珠集 卷上 中下

余友洪君緝菴病棄舉業潛心醫學不數年得其奥嘗示所著虚損啓微採集精要辨論明晰非他方書所及或以多録成方爲議不知成方者規矩也規矩積古今而不可易有所變通視夫人之善用其巧緝菴此書眞具有與人規矩不能使巧之微緝菴又最孝其學醫也雖因已病而實圖治其母夫人之疾始余嘗見其秤藥量水心極精審多語余藥性故余于醫道獨學緝菴而得者其所著敢易視耶况又爲人之所不能易視者耶惜其亡後多致散逸恐不久爲醫家覆瓿用矣特録存之旹乾隆辛巳小春中

浣羅山張廷枚識

陸宣公見古方必手鈔錄范希文自以不爲良相當爲良醫余寢瘵也久勸於文史旁涉方書於虛損一症尤加體會自救也因以救人肱蓋三折矣歲壬申隨侍山陽官署暇輒以已意條疏數語積而成卷或亦啓微之論發古人之所未發而其方則仍采諸古古餌不宜于今斟酌之增減之神而明之存其人也重九後三日病夫洪煒識于淮署之飲默軒

盤珠集虛損啓微卷上

姚江緝菴洪煒霞城纂

經義

上古天眞論曰今時之人以酒爲漿以妄爲常醉以入房以欲竭其精以耗散其眞不知持滿不知御神務快其心逆於生樂起居無節故半百而衰也

本神篇曰五藏主藏精者也不可傷傷則失守而陰虛陰虛則無氣無氣則死矣　故智者之養生也必順四時而適寒暑和喜怒而安居處節陰陽而調剛柔如是則

僻邪不至長生久視

生氣通天論曰凡陰陽之要陽密乃固兩者不和若春無秋若冬無夏（猶四時之缺一）因而和之是爲聖度故陽強不能密陰氣乃絕陰平陽祕精神乃治陰陽離決精氣乃絕

宣明五氣論曰久視傷血久臥傷氣久坐傷肉久立傷骨久行傷筋

痺論曰陰氣者靜則神藏躁則消亡

五癃津液別篇曰陰陽不和則使液溢而下流於陰髓液皆減而下下過度則虛虛故腰背痛而脛痠（陰陽不和則精氣俱

亂不相統攝故液溢於下而流泄陰竅以至眞陰日損腰痛脛痠此卽勞瘵之漸也

調經論曰陽虛則外寒陰虛則內熱

衛氣篇曰下虛厥上虛則眩

通評虛實論曰所謂氣虛者言無常也聲音不能接續尺虛者行步恇然恇音匡怯弱也尺虛則下虛脈虛者不象陰也氣口獨爲五藏主藏爲陰而在裏今其脈中空不象陰矣如此者滑則生濇則死也

藏氣法時論曰肝虛則目䀮䀮音荒無所見耳無所聞膽脈從耳後入耳中善恐如人將捕之膽虛氣怯。肝膽相爲表裏。心虛則胷腹大陽虛氣逆不行脇下與腰相引而痛心主血血虛不能榮養筋脈。胸腹腰脇皆手

少陰厥陰脈所及故精見於此

脾虛則腹滿腸鳴飧音孫泄食不化

肺虛則少氣不能報息呼吸難於接續耳聾絡會耳中嗌乾脈循喉嚨

腎虛則胸中痛大腹小腹痛腎脈夾臍上行從肺出絡心注胸中清厥精不化氣意不樂心腎不交體中怫鬱

口問篇曰上氣不足腦爲之不滿耳爲之苦鳴頭爲之苦傾目爲之眩中氣不足溲便爲之變腸爲之苦鳴宣化失職下氣不足則乃爲痿厥心悗音門上聲悶也與意音樂同義

脈要精微論曰言而微終日乃復言者此奪氣也肺藏失守衣被不斂言語善惡不避親踈者此神明之亂也心藏失守君

廩不藏者（泄利不禁）是門戶不要（平聲）也（脾藏失守）水泉不止者是膀胱不藏也（腎藏失守）得守者生失守者死　夫五藏者身之強也頭者精明之府（五藏六府之精氣皆上升於頭）頭傾視深（目限無光）精神將奪矣背者胸中之府（背乃藏俞所繫）背曲肩隨府將壞矣腰者腎之府轉搖不能腎將憊矣膝者筋之府屈伸不能行則僂（音呂）附筋將憊矣骨者髓之府不能久立行則振掉骨將憊矣

經脈篇曰手太陰氣絕則皮毛焦太陰者行氣溫於皮毛者也故氣不榮則皮毛焦皮毛焦則津液去皮節津液

去皮節者則爪枯毛折毛折者則毛先死丙篤丁死火勝金也　手少陰氣絶則脈不通脈不通則血不流血不流則髦色不澤故其面黑如漆柴者血先死壬篤癸死水勝火也　足太陰氣絶者則脈不榮肌肉脣舌者肌肉之本也脈不榮則肌肉軟肌肉軟則舌萎枯蔫人中滿人中滿則脣反脣反者肉先死甲篤乙死木勝土也　足少陰氣絶則骨枯少陰者冬脈也伏行而濡骨髓者也故骨不濡則肉不能著也骨肉不相親則肉軟卻肉軟卻故齒長而垢髮無澤髮無澤者骨先死戊篤巳

死土勝水也　足厥陰氣絕則筋絕厥陰者肝脈也肝者筋之合也筋者聚于陰器而脈絡于舌本也故脈弗榮則筋急筋急則引舌與卵故唇青舌卷卵縮則筋先死庚篤辛死金勝木也　五陰氣俱絕則目系轉轉則目運五藏之精皆上注目目運者爲志先死志藏於腎陰之神也志先死則遠一日半死矣　六陽氣絕則陰與陽相離離則腠理發泄絕汗乃出故旦占夕死夕占旦死

方盛衰論曰至陰虛天氣絕陰虛則無以升不升則天氣亦絕而不降至陽盛地氣不足陽亢則不能降不降則地氣不足而不升形弱氣虛死形氣有

餘脈氣不足死（藏氣先壞）脈氣有餘形氣不足生

三部九候論曰五藏已敗其色必夭夭必死矣形盛脈細少氣不足以息者危（外有餘而內不足枝葉盛而根本傷也）形瘦脈大胃中多氣者死（陰氣敗而孤陽獨留脾氣脫也）形肉已脫九候雖調猶死

平人氣象論曰臂多青脈曰脫血尺脈緩濇謂之解㑊（音解跡困倦難狀之名也）安臥脈盛謂之脫血（邪盛臥必不安今脈盛而臥安知非氣分陽邪而爲陰虛脫血也亦指尺脈言）尺濇脈滑謂之多汗（尺膚濇則營血少尺脈滑則陰火盛陽盛陰虛故多汗）尺寒脈細謂之後泄（尺膚寒脾陽衰尺脈細腎陽衰脾腎虛寒故後

泄脈尺麤常熱者謂之熱中尺粗則眞陰不足常熱則陰火有餘故爲熱中

論疾診尺篇曰尺肉弱者當病解㑊安臥尺肉弱者肌必消瘦瘦爲陰虛故病解㑊而時欲安臥脫肉者寒熱不治若至於脫肉則必發寒熱而眞陰敗絶矣

尺炬然熱人迎大者當奪血尺膚熱火在陰人迎大陽氣勝故當失血尺堅大脈小甚少氣悗有加立死尺膚堅大而脈則小甚眞氣衰少而煩悗有加眞陰虛極故當立死○悗音懣

邪氣藏府病形篇曰諸小者諸脈細小陰陽形氣俱不足勿取以鍼而調以甘藥也

大奇論曰脈至而搏血衄身熱者死搏脈弦強陰虛最忌失血而脈搏身熱眞

陰脫敗矣脈來懸鉤浮爲常脈摶固大忌矣然陰虛者脈多浮大若其來不高不下如物懸空浮鉤而不失中和之氣乃其常脈無足慮也脈至浮合浮合如數一息十至以上如浮波之合後以催前泛泛無常其狀如數而實非數熱之脈是經氣予不足也微見九十日死初見此脈期在九十日而死若見之已久則不必九十日矣所以在九十日者以時更季易天道變而人氣從之也脈至如火薪然來如焰之銳去如滅之速是心精之予奪也草乾而死火藏無根之脈故曰心精予奪草乾者陽盡時也脈至如散葉浮泛無根零亂不整是肝氣予奪也木葉落而死金勝木敗脈至如省客省客者脈塞而鼓如省問之客去來無定或無而止或有而摶是腎氣予不足也懸去棗華而死懸華開去華落言於棗華

開落之時火王水敗而死也脈至如丸泥泥彈之狀堅強短濇是胃精予不足也榆莢落而死榆錢春深而落木王土敗也脈至如横格長而且堅如横木格於指下是膽氣予不足也禾熟而死禾熟於秋金令王也脈至如弦縷如弦之急如縷之細是胞精予不足也胞子宮命門元陽所聚真元虧損也病善言下霜而死不言可治善言則陰氣不藏而虛陽外見故至下霜時虛陽消敗而死矣不言則腎氣猶靜故尚可治脈至如交漆交漆者左右旁至也如寫漆之交左右旁至而纏綿不清微見三十日死陰陽偏敗死期已促三十日者月建之易也脈至如湧泉浮鼓肌中如泉之湧有升無降而浮鼓於肌肉之中太陽膀胱氣予不足也少氣味韭英

而死（外實內虛陰精不足故爲少氣味悲英而死者冬盡春初水漸衰也）脈至如頹土之狀按之不得（虛大無力按之即不可得）是肌氣予不足也五色先見黑白壘發死（肌氣即脾氣黑色者土敗極而水反乘之也白藥發於春木王而土敗矣）脈至如懸雍懸雍者浮揣切之益大（喉間下垂肉乳曰懸雍浮短孤懸有上無下）是十二俞（音輸）之予不足也（俞皆在背爲十二經藏氣所繫）水凝而死（陰氣盛則孤陽絕）脈至如偃刀偃刀者浮之小急（如刀口）按之堅大急（如刀背）五藏菀（鬱同）熱寒熱獨并於腎也（五藏鬱熱而發爲寒熱陽王則陰消故獨并於腎也）如此其人不得坐（腰爲腎之府）立春而死（立春陽盛陰日以衰故死）脈至如丸小（短滑）

不直手不直手者按之不可得也是大腸氣予不足也棗葉生而死（棗葉生初夏火王克金故死）脈至如華者（如草木之華輕浮柔弱）令人善恐不欲坐臥行立常聽是小腸氣予不足也（小腸與心表裏故心氣怯而不能寧）季秋而死（丙火墓於戌）

玉機眞藏論曰大骨○枯槁○（肩垂○項傾○腰重○腳敗○腎主骨骨枯則髓敗矣）大肉陷○下○（尺膚細削臀肉消瘦○脾主肉肉陷則脾敗矣○）胸中氣滿喘息不便其氣動形（肺主氣氣滿喘息以至形體○振動則氣不歸原而肺藏敗矣）期六月死（六月者一歲陰陽之更變）眞藏脈見乃予之期日（可因克賊之日以定其死期）大骨枯槁（腎）大肉陷下（脾）胸中氣滿喘息不便（肺）內○痛○引○肩○項○（病及

心經期一月死(較前已甚故期一月斗建移而死)眞藏見乃予之期日

大骨枯槁(腎)大肉陷下(脾)胸中氣滿喘息不便(肺)內痛引肩項(心)身熱脫肉破䐃(音郡筋肉結聚處盖至此而肝亦敗矣)眞藏見十日之內死(五藏俱傷眞藏又見故近在十日之內死)

大骨枯槁(腎)大肉陷下(脾)肩髓內消(骨枯)因於動作益衰(肉陷)眞藏未見期一歲死(雖諸症未全然敗竭已兆僅支一年歲易氣新不能再振矣)見其眞藏乃予之期日

大骨枯槁(腎)大肉陷下(脾)胸中氣滿(肺)腹內痛心中不便(心)肩項身熱破䐃脫肉(肝)目匡陷眞藏見目不見人立死(神氣已脫故當立死)其見人者至其所不勝之時則

死神氣猶存故必待克賊之時而死　眞肝脈至中外急如循刀刃責責然如按琴瑟弦色青白不澤毛折乃死　眞心脈至堅而搏如循薏苡子累累然堅強短實色赤黑不澤毛折乃死　眞肺脈至大而虛如以毛羽中人膚色白赤不澤毛折乃死　眞腎脈至搏而絕甚也如指彈石辟辟然色黑黃不澤毛折乃死　眞脾脈至弱而乍數乍踈色黃青不澤毛折乃死五藏率以毛折死者以皮毛必得五藏之血氣而充也　諸眞藏脈見者皆死不治也

論證

虛損之由不論酒色勞倦七情飲食皆能致此而惟陰陽之辨爲最要陰虛者其病則爲發熱躁煩頭紅面赤唇乾舌燥咽痛口瘡吐血衄血便血尿血大便燥結小水痛澁等證陽虛者其病則爲怯寒憔悴氣短神疲頭運目眩嘔惡食少腹痛飧泄二便不禁等証至若欬嗽吐痰遺精盜汗氣喘聲瘖筋骨疼痛心神恍惚肌肉漸削夢與鬼交婦人月閉等症則又無論陰陽而凡病至甚者皆其所必至然腎爲五藏之本水爲天一之源則凡患虛損者實惟腎水之虧十居八九蓋腎水虧則肝失

所滋而血燥生腎水虧則水不歸源而脾痰起腎水虧則心腎不交而神色敗腎水虧則盜傷肺氣而欬嗽頻腎水虧則孤陽無生而虛火熾節齋先生云人若色慾過度傷損精血必生陰虛火動之病丹溪先生云凡患虛者多陰虛也古人豈欺我哉

陰虛論治

陰虛者多熱以水不濟火而陰虛生熱也欲滋其陰惟宜甘涼醇靜之物大忌辛溫如乾薑桂附故紙白术蒼术半夏之屬斷不可用即如人參黃蓍枸杞當歸杜仲兎

絲之類是皆陰中有陽尤當斟酌益陽旺則陰愈消熱增則水益涸矣然陰虛之熱爲眞水之虧寒涼之品又不可妄用其有火盛而不得不從寒治者亦當兼壯水之劑可止卽止以防其敗斯得滋補之大法矣

夜熱或午後熱或喜冷便實此皆陰虛生熱水不制火也宜加減一陰煎　驚悸失志火在心腎也宜二陰煎　若外熱不已而內不甚熱則但宜補陰不宜清火宜一陰煎或六味地黃湯

陽虛論治

陽虛者多寒以陽氣不足而寒生於中也欲補其陽惟辛甘溫燥之劑爲宜勿兼清凉寒滑之品如生地芍藥天麥冬沙參之屬皆非所宜而石斛元參知柏芩連龜膠之類則又切不可用

氣血俱虛者宜大補元煎或八珍湯十全大補湯　五藏俱虛宜平補者五福飲　命門陰分不足者左歸飲左歸丸　命門陽分不足者右歸飲右歸丸　氣分虛寒者六氣煎　脾腎陰分虛寒諸變不一者理陰煎　三焦陽氣大虛者六味回陽飲　氣虛脾寒者一炁

丹　胃氣虛寒者温胃飲理中湯　血虛寒滯者五物
煎

欬嗽

腎水不能製火所以克金陰精不能化氣所以病燥故有
咳嗽喘促咽痛喉瘡聲啞等症只宜甘涼至靜之劑滋
養金水使肺腎相生不受火制則眞陰漸復而嗽可漸
愈　火盛者宜四陰煎加减　火微者宜一陰煎六味
地黄湯或左歸飲　兼受風寒而嗽者宜金水六君煎
或百合固金湯　貝母丸治嗽最佳

失血

陰平陽祕五藏調和何失血之有惟眞陰有傷則或吐或衂所不能免但當察其有火無火及火之微甚而治之切勿概用寒凉之劑

火盛載血上行脈症俱熱急則治標不得不暫用芩連梔柏竹葉童便之屬或以抽薪飲徙薪飲之類主之

若陰虛而兼微火者宜保陰煎或清化飲或加減一陰煎　上盛下虛血隨氣上氣降則血自歸經宜一陰煎加鬱金香附之類　若無實火而全屬陰虛陰血失守

而爲吐爲衄者是宜甘醇養陰以靜制動以和治傷使陰氣安靜得養則血自歸經宜一陰煎或六味地黃湯或小營煎之類　若陰虛連肺而兼嗽兼血者宜四陰煎加減　若因勞役别無火症心脾腎三陰受傷而動血者宜五陰煎五福飲六味地黃丸之類　若陰虛於下格陽于上六脈無根（洪大無倫按之微弱）而大吐大衄者此火不歸源眞陽失守也宜右歸飲加減或八味地黃湯亦可思慮勞倦過傷者多有此症　若因勞倦而素易嘔瀉致脾不攝血而爲吐血下血者宜六味回陽飲大加白朮勿用

凉藥　若大吐大衄六脈細脫手足厥冷危在頃刻而血猶不止者速用鎮陰煎其血自止　若血脫至甚氣亦隨之至厥逆昏憒速當益氣以固生機宜獨參湯或六味回陽飲四味回陽飲用寒凉即死○凡喘滿咳嗽左右膈間隱隱作痛病在肺也宜清降不宜升浮　膻中牽痛如縷懊儂嘈雜病在心包絡也宜養營不宜耗散　胷腹膨脹不知饑飽多涎沫無味病在脾也宜溫中不宜酸寒　脇肋牽痛躁擾喘急寒熱病在肝也宜疏利或宜甘緩不宜秘滯　氣短聲啞蒸熱盜汗咽乾

喉痛動氣病在腎也宜壯水不宜香燥　大嘔大吐煩渴頭痛大熱不得卧病在胃也宜大瀉或宜大補○若血色如硃光亮如漆吐出即乾以指甲剔之成片而起者雖能食不倦後必暴脱而死若血中見似肉似肺如爛魚腸此胃中脂膜爲邪火所爍凝結而成方書咸爲必死然吐後凝結既去而不發熱能進飲食調理得宜多有得生者　出於肺多帶痰沫及粉紅色出於心包色必正赤如朱漆光澤若吐出便凝摸之不粘指者爲守藏之血見之必死出於脾者亦必鮮紫濃厚但不若

心包血之光澤也出於肝者血必青紫稠濃或帶血縷
或有結塊出於腎者或從咳逆或從咯吐或稀痰中雜
出如珠血雖無幾色雖不鮮其患最劇出於胃者多兼
水液痰涎吐則成盤成盞汪洋滿地○失血後頭暈發
熱者往往有之此是虛火上炎外擾之故不可悞認外
感○血若暴湧如潮喉中汩汩不止脈見虛大此火勢
未歛不可便與湯藥急以熱童便或藕汁灌之俟半日
許脈勢稍緩可進調養之劑服藥後脈漸調和飲食漸
進肢體輕捷面色不赤足膝不冷身不灼熱額無冷汗

溲便如常。雖有紫黑血塊，時欲咯出，而無鮮血上行，方許可治。血雖止，而脈大不減，或雖小而弦細數疾，或弦硬不和，慎勿輕許可治。亦有他部柔和，而左手關尺弦強者，爲陰虛火旺，最爲危兆。其變有三：一則陰火引血復上而暴脫；一則虛陽發露而發熱；一則火上逼肺而喘咳。此終不救。

血不止者，用童便最效，或搗側柏葉以童便二分、酒一分和飲之，大能止血。

吐血新止後，用燕窩、冰糖各四錢，同煮服之，連服五七日，永不復發。

骨蒸

凡治骨蒸熱深在裡，一切輕揚之藥皆在所禁。若用以升散之，反引熱勢外出而增其熾灼，乾涸津液，肌肉枯槁，求其止在内熱且不可得，安望其熱除病止乎？水虧血燥，陰火沸騰，宜加减一陰煎加青蒿主之。若精血留于經脈，阻陽為熱，積陰為痓，蒸久血乾，速宜去瘀，麥煎散主之。又風附於骨，亦令蒸熱盜汗，宜秦艽鼈甲散或柴胡梅連丸。又有陽邪入骨不能泄越，而先寒後熱，脈長有汗者，宜用石羔。

遺精

虛損而兼遺泄者如竇漏巵最難調治也或緣君火之摇
或緣相火之盛或緣玉門之不固或緣心腎之不交又
或氣不攝精而滑脱不禁或元陽衰憊而闗開亂流急
須反觀内養而以藥餌調劑必使痛斷根株然後本病
可得瘳也
君火不清神摇於上精摇于下火甚者宜先以二陰煎
之類清去心火火不甚者宜先以柏子養心丸天王補
心丹之類收養心氣然後用藥固之　相火易動肝腎
多熱而易於疎泄者惟經驗猪肚丸白术苦参左牡蠣爲最或用固精丸

之類然須察其火之微甚宜清者亦當先清其火　玉門不固者宜苓术兎絲丸或水陸二仙丹金鎖正元丹金鎖思仙丹之類　心腎不交者宜坎離交濟丹　氣不攝精者宜秘元煎或舉元煎壽脾煎或十全大補湯元陽不足者宜右歸丸八味丸家韭子丸或固腎丸之類

女八月閉

凡婦女病損至旬月半載後未有不經閉者此因陰竭所以血枯最爲危殆必須漸漸通利方可回生若或久久

斷絕斷難施治然欲其不枯無如養營欲其通之無如充之但使雪消則春水自來血盈則經脈自至耳若再用桃仁紅花之類是與榨乾汁者無異非治法也

血枯經閉通用烏賊丸　水不制火夜熱盜汗及煩渴咳嗽者宜一二三四五陰等煎擇宜用之　慾念不遂心脾鬱結者宜逍遥飲　三陰虧弱無寒無熱平藏者宜小營煎五福飲或左歸飲左歸丸之類　三陰虧弱兼陽虛者宜大營煎理陰煎及右歸飲右歸丸八味地黄湯丸之類

諸虛見症

兩顴紅或唇紅陰虛於下逼陽於上也仲景先生云其面戴陽者下虛故也

虛而渴欲多飲腎水不足引水自救也又火乘金位也

足心如烙虛火爍陰湧泉涸竭也

喑啞聲不出腎氣竭也蓋聲出於喉而根於腎經曰內奪而厥則爲瘖俳腎氣虛也

虛而喘急陰虛肺格氣無所歸也又水不制火衝脈上衝也

喉乾咽痛眞水虧虛火上炎也
不眠恍惚血不養心神不能藏也又腎不交心心火無制
也
時多煩躁陽中無陰柔不濟剛也
易生嗔怒水虧木燥也
盜汗不止有火則陰不能守無火則陽不能固也
骨痛如折腎主骨眞陰敗竭也尋常痛骨衰而火乘之也
筋急痠痛肝失所滋也
痰如清水而口不渴水泛爲痰脾不製水也

痰多白沫而口渴水沸爲痰陰火煎熬也宜壯水以制相火

心下跳動氣不歸精也經曰胃之大絡名曰虛里出於左乳下其動應衣宗氣泄也欲納氣歸原者惟有補陰以配陽一法

小便黃澁淋瀝眞陰虧氣不化水也

消瘦精不生氣也又燥萬物者莫熯乎火陰火盛也若肉極者陰火久灼難治若勞倦傷脾而然宜用十全大補湯

善驚火起於心也或心傷而神不安也　或肝胆虛薄

爪甲痛，木極筋虧，金氣乘之也。用猪膏養筋。

腰脇痛，肝腎虚也。

不能久立，筋不束骨也。當滋腎生肝。

不能獨，卧，肝腎虚也。

皮毛枯，無津液以充澤皮毛也。

足心痛，肝腎傷也。

手指微脹，言語急遽，真陰虧也。當清金滋水。

合目恍惚不寧，陰虚而三焦包絡之火遊行也。

内熱，五心熱，水虧火炎也。

虛損呃逆水不制火木挾火勢衝逆而上也
口瘡心火上炎也宜天王補心丸
目昏腎虛也宜六味地黃加柴胡五味
虛而大便結水虧液涸也宜地六湯
脅膈隱痛腎虛不能納氣歸源氣滯於上而不流暢也補
陰之中須納氣
虛損頭暈上焦陽氣虛也或陰虛血損氣逆上衝也
怔忡不寧血虛或有痰也各藏有疾皆能與包絡之火合
動而爲怔忡隨其所犯而補瀉之更須從包絡而調之

平之如各藏移熱於心以致包絡火動治亦如之

健忘心血不足而痰與火亂其神明也又腎不足而志衰不能上通於心也

膻中不樂怒則氣上恐則氣下一怒一恐拂於膻中也宜用柴胡苓澤以升降之亦有可用連以平其逆者

胸中痞塞居暗避人病名卑惵血不足也宜養營湯加減治之

自覺吾身之外更有一我病爲離魂心氣虛也單補其心心足而魂自定

鬚髮脱落，腎枯火炎，肺失治節，而内風妄動也。

虚人頭頂出汗，腎水不足，而腎火有餘也。宜滋腎清肺，用桑葉、熟地、五味、麥冬，蜜丸服。二月愈。若用止澁之藥，則目昏耳聾矣。

虚人每飯頭汗，胃火勝也。宜用固本加元參、五味、棗仁。

兩足不能步履，肝腎虚，精血不足也；或因氣虚不能運動，宜用補中益氣湯及牛膝、釵斛、黄蓍。

舌根背直，不能嚥唾，脾不能行氣於三陰也。

手足煩痛，不欲行動，骨肉空虚也。

飲食不甘，肌肉漸削，脾元失守，化機日敗也。

懸心胃，陰不足，胃火消爍心血，而懸懸不寧也。

虛損善穀，陰虛火盛，則速於傳化也。

氣短，口乾，氣不足，無以化液也，又金受火制也。

氣逆，左脇上嘔酸水，脈弦數而濡，此火鬱肝血燥也。

按之至骨，其熱烙手，骨困不任，腎熱也。惟烏梅能引諸藥入骨而收其熱。

面黑羸瘦，肌膚甲錯，不能飲食，此血積胃中，而中土失其灌溉，虛極也。

汗出淋漓一晝夜津液隨熱勢外越也速用人參

夢與鬼交眞陰敗也血海瘀積經斷蒸熱亦有是症宜補

血加參以行之

虛而臍腹疼痛不止腎水虧極也重用杞子

少腹拘急小便牽痛眞陽內衰也

惡寒不樂而五心煩熱重陰覆其陽火不得伸也宜用升

柴以舉之

下唇生瘡此血瘀營虛發熱蒸其所瘀之血化而爲蟲遂

成此症蓋即傳尸勞之謂也

足寒無論陰陽，凡下虛者皆能致此，治須辨別。又肺氣虛則逆而不行，無以及於四肢也。虛而氣哽，火盛則津枯，津枯則氣哽也。膝下冷，火不歸源也。若上氣喘，命門衰絕也。不時溏泄，脾腎虛弱也。或心火不生脾土也。鬢尖生穗，血虛火炎也。身冷，營衛虛寒也。宜用當歸乾薑。

論虛損勞瘵

凡損傷元氣者，本皆虛症，而古方以虛損勞瘵各分門類則病若有異亦所宜辨蓋虛損之虛有在陽分有在陰分其病尚淺或用益火或用滋陰見症施治各有宜也至若勞瘵則或爲骨蒸或爲乾嗽吐血吐痰營衛俱敗尫羸日甚其病深在陰中之陰分多有不宜溫補者此虛與勞似乎各有分別然要而論之則勞瘵之症特不過陰虛之極深極重者耳凡陰虛用藥失當或悞用辛溫或妄投消伐遂至日甚而成瘵矣有不可不慎也

論虛損傳變

不論陰陽虛損日久皆能傳變有謂男子自腎傳心肺肝

脾女子自心傳肺肝脾腎者此其說不可信也難經云損脈爲病一損損於皮毛皮聚毛落二損損於血脈血脈虛少不能榮於五藏六府三損損於肌肉肌肉消瘦飲食不爲肌膚四損損於筋筋緩不能自收持五損損於骨骨痿不能起床反此者至脈之病也從上下者骨痿不能起於床者死從下上者皮聚毛落者死觀此上損下損之説其義極精蓋凡思慮勞倦外感等症則傷陽傷於陽者病必自上而下也色慾醉飽內傷等症則傷陰傷於陰者病必自下而上也自上而下者先傷乎

氣故一損於肺而病在聲息膚腠二損於心而病在血脈顏色三損於胃而病在飲食不調四損於肝而病爲瘛瘲疼痛五損於腎而病爲骨痿二便不禁此先傷乎陽後及乎陰陽竭於下則孤陰無以獨存而不可爲也自下而上者先傷乎精故一損於腎而病爲泉源乾涸二損於肝而病爲血動筋枯三損於脾而病爲痰涎壅盛四損於心而病爲神魂失守五損於肺而病爲短氣喘呼此先傷乎陰後及乎陽陰竭於上則孤陽無以獨存而不可爲也然二者之損又皆以脾胃爲生死之大

關於脾胃者土也萬物之本也若上過乎此則傳肝傳腎不可治矣下過乎此則傳心傳肺不可治矣故曰心肺損而神衰肝腎損而形敝脾胃損而飲食不歸血氣夫迨其傳變已深而希望回生不已晚乎所貴君子者亦在乎防微杜漸而已

論五勞七傷六極

五勞者一曰肺勞短氣面浮鼻不聞香臭二曰肝勞面目乾黑口苦精神不守恐畏不能獨卧目視不明三曰心勞忽忽喜忘大便苦難或時鴨溏口内生瘡四曰脾勞

舌本苦直不得嚥唾五曰腎勞背難俛仰小便不利色
赤黃而有餘瀝莖內痛陰囊濕生瘡小腹滿急六極者
一曰氣極令人內虛五藏不足邪氣多正氣少不欲言
二曰血極令人無顏色眉髮落忽忽喜忘三曰筋極令
人數轉筋十指爪甲皆痛苦倦不能久立四曰骨極令
人痠削齒苦痛手足煩疼不可以立不欲行動五曰肌
極少人羸瘦無潤澤飲食不生肌肉六曰精極令人少
氣噏噏然內虛五藏氣不足毛髮落悲傷喜忘七傷者
一曰大飽傷脾善噫欲臥面黃二曰大怒逆氣傷肝少

氣曰閙三曰強力舉重久坐濕地傷腎少精腰背痛厥逆下冷四曰形寒寒飲傷肺少氣欬嗽鼻塞五曰憂愁思慮傷心苦驚喜忘善怒六曰風雨寒暑傷形髪膚枯夭七曰恐懼不節傷志恍惚不樂又有志勞思勞心勞憂勞瘦勞亦名五勞陰寒陰痿裏急精寒精少陰下濕精清小便苦數臨事不舉亦名七傷種種區別愈繁愈亂按圖索驥貽悞實多皆非求本之論也要之五藏不可不分輕重不可不辨氣血陰陽水火不可不知虛症之治無餘蘊矣若其強作解人硬派名目幾何而不至

殺人於反掌間也哉

辨虛火

虛火二字混淆已久貽悞最多不可以不辨也夫火有陰盛格陽之火有陰虛火動之火有純屬陰虛似火非火之火所謂陰盛格陽者龍雷（一一潛藏之火即是陰火）之火得水愈熾得熱則散內真寒而外假熱真正之虛火也補陽即消矣有曰虛火宜補溫能除大（五志過極之火即是陽火）熱者此之謂也所謂陰虛火動者真水虧乏邪火妄行神魂躁動內外枯熱是亦不得不謂之虛火若補陽則助其熱矣有曰陽旺陰愈消熱增水

益涸者此之謂也所謂似火非火者原無外火銷爍止以眞陰虧竭泉源斷流而致爲乾枯（以至燥矣）燥旱是又不可不明爲虛火此則腎水大傷非純補眞陰莫濟矣有曰補陰以配陽者此之謂也

論脈

虛損之脈凡甚急甚數甚細甚弱甚澁甚滑甚短甚長甚浮甚沉甚弦甚緊甚洪甚實者皆是其候然陰陽之辨則全以遲數二字爲損症之大關鍵雖其遲數中又有浮沉大小之不同要以陰虛脈數陽虛脈遲不可易也

大凡數脈不及六至者可治也六至以上者難治也若數甚而再加弦緊細小則百無一生矣然脈數至極多有兼滑但見其滑愈甚者其死愈近以决短期萬無或爽也

遲不甚遲而脈中有神者治之甚易可數劑取效也遲敗之極而微弱無神者死在頃刻雖大進温補無能爲力也

陰虛脈數陽虛脈遲是固然矣及病至危篤亦有數之至而漸緩者以陰脫盡而陽亦日亡也又有遲之甚而轉

數者以陽敗極而陰亦漸散也此不得視爲佳兆正死期之日促耳

・陰陽雖爲對待然世人勞損畢竟陰虛脈數者居多陽虛脈遲者恒少所以但見脈數便須認定陰虛斷不容混惟知愈虛則愈數愈數則愈虛而弱症思過半矣

弦脈者虛損最忌又最多也脈經謂之中虛佳眞人謂之土敗以余觀之亦當先辨遲數蓋凡遲緩而弦者其爲中虛土敗不待言耳若數中兼弦則以水枯木燥愈燥愈弦愈弦愈燥並不關中土之病即使木氣燥極亦

致淩脾究竟補水爲主而快脾等劑斷不可用毫釐之失何啻千里之差

世人右尺虛者極多粗工不察動云補火不知火上浮則右尺必虛不定屬腎寒也若不加詳審而遽投溫熱鮮不致悞矣

論爪

指爪爲精血之餘凡於診候之際若見乾黃體有枯槁之色則其髮膚營氣具在吾目中而損之微甚亦可從此而識矣此可於脈色之外參觀並用而資其工巧者也

論噫

凡陽虛之人因氣虛也陽氣既虛卽不能噫仲景先生曰欲噫不能此人肚中寒故以陽虛之證而忽見噫者最是回生之佳兆

虛損危候

虛損既成百脈空虛精血枯涸使非大投補劑何以望生若有不能服諸補之藥者此爲虛不受補也不治

勞損吐血失血後嗽痰不止而極多極濁者此其精血飲食皆化爲痰經曰白血出者死卽其類也不治

嗽而下泄上喘者死或嗽而肛門生瘻者亦不治

左右爲陰陽之道路其有不得左右眠而認邊難轉者此其陰陽之氣有所偏竭也不治

嗽而左不得眠肝脹右不得眠肺脹皆爲死症

虚損原無外邪所以病雖至困終不憒亂其有別無邪熱而忽譫妄失倫者此神去之兆心藏敗也必死

勞嗽瘖啞聲不能出或喘急氣促者肺藏敗也必死

嗽而聲啞喉痛不能藥食者不治

勞損肌肉脫盡者脾藏敗也必死

虚損多有筋骨疼痛，若痛至極不可忍者，此血竭不能榮筋，肝藏敗也，必死。

勞損既久，再及大便泄瀉不能禁止者，腎藏敗也，必死。

辨似損非損

虚損之症，必有所因，而似損非損之症，其來則驟，蓋以外感風寒，不爲解散，而誤作内傷，或用温補，或用清凉，或用消導，以致外邪鬱伏，久留不散，而爲寒熱往來，及爲潮熱咳嗽，其症全似勞損，若用治損之法以治，則滋陰等劑愈以留邪，熱蒸久久，非損成損矣。欲辨此者，但當

審其並無積漸之因或身有疼痛而微汗則熱退無汗
則復熱或見大聲欬嗽脈雖弦緊而不甚數或兼和緩
等症則雖病至一兩月而邪有不解病終不退者本非
勞損毋悞治也

寒熱往來不止者宜一二三四五柴胡等飲酌宜用之
或正柴胡飲亦可　兼咳嗽者柴陳煎　若脾胃氣虚
而兼咳嗽者金水六君煎或邪有未解而兼寒熱者仍
加柴胡

有一種血分鬱滯氣行而血不行徒爲蒸熱俟蒸氣散

微汗而熱退者此宜活血爲主

盤珠集虛損啓微卷下

姚江緝菴洪煒霞城纂

列方

六味地黃丸	八味丸	大補元煎
左歸飲	右歸飲	左歸丸
右歸丸	八珍湯	十全大補湯
人參養榮湯	五福飲	七福飲
獨參湯	養心湯	天王補心丹
柏子養心丸	人參固本丸	一陰煎

五物煎　理中湯　理陰煎
四味回陽飲　六味回陽飲　溫胃飲
鎮陰煎　壽脾煎　一炁丹
六氣煎　保飲煎　抽薪飲
徙薪飲　清化飲　秦艽鱉甲散
柴胡梅連丸　逍遙飲　金水六君煎
貝母丸　一柴胡飲　二柴胡飲
三柴胡飲　四柴胡飲　五柴胡飲
正柴胡飲　柴陳煎　麥煎散

六味地黄丸（金匱）治腎水虧損，小便淋閉，頭目眩運，腰腿痠軟，陰虚發熱，自汗盗汗，憔悴瘦弱，精神疲困，失血失音，水泛（沸）爲痰，病爲腫脹，壯水制火之劑也。

熟地黄（八兩，蒸搗）　山萸肉（四兩）　山藥（四兩，炒）　澤瀉（三兩）　白茯苓（三兩）　丹皮（三兩）

右爲細末，和地黄膏，加煉蜜爲丸，桐子大。每服七八十丸，空心食前，白滚湯或淡鹽湯任下。此方用水煎湯，即名六味地黄湯。下八味丸亦同。

八味丸（崔氏）治命門火衰，不能生土，以致脾胃虚寒，飲食少

恩大便不實或下元冷憊臍腹疼痛等症王太僕先生云益火之源以消陰翳即此謂也即前六味地黃丸加肉桂製附子各一兩

大補元煎 新方 治男婦氣血大壞精神失守危劇等症此回天贊化救本培元第一要方

人參 補氣補陽以此爲主少則用一二錢多則用一二兩

熟地 補精補陰以此爲主少則用二三錢多則用二三兩

山藥 炒 二錢　杜仲 二錢　當歸 二三錢泄瀉者去之

枸杞 二三錢　萸肉 一錢畏酸者去之　炙甘草 一二錢

水二鍾，煎七分，食遠温服。如元陽不足多寒者，於本方加附子、肉桂、炮薑之類，隨宜用之。如氣分偏虛者，加黃耆、白术。如胃口多滯者，不必用。如血滯者，加川芎，去山萸。如滑泄者，加五味、故紙之屬。

左歸飲新方　此壯水之劑也。凡命門之陰衰陽勝者，宜此方加減主之。

熟地二三錢，或加至一二兩　山藥二錢

枸杞二錢　炙甘草一錢　茯苓一錢半

山茱萸肉一二錢，畏酸者少用之

水二鍾煎七分食遠服　如肺熱而煩者加麥冬二錢　脾血滯者加丹皮二錢　心熱而躁者加元參二錢　脾熱易饑者加芍藥二錢　腎熱骨蒸多汗者加地骨皮二錢　血熱妄動者加生地二三錢　陰虛不寧者加女貞子二錢　上實下虛者加牛膝二錢以導之　血虛而燥滯者加當歸二錢

右歸飲　新方此益火之劑也凡命門之陽衰陰勝者宜此方加減主之　此方與大補元煎出入互用如治陰盛格陽眞寒假熱等症宜加澤瀉二錢煎成用凉水浸冷服

之尤妙
熟地用如前　山藥二錢炒　山萸一錢
枸杞二錢　甘草一二錢炙　杜仲二錢鹽製
肉桂一二錢　附子一二三錢
水二鍾煎七分食遠溫服　如氣虛血脫或厥或昏或
汗或運或虛狂或短氣者必大加人參白朮隨宜用之
如火衰不能生土爲嘔噦吞酸者加炮薑二三錢　如
陽衰中寒泄瀉腹痛加人參肉豆蔻隨宜用之　如小
腹多痛者加吳茱萸五七分如淋帶不止加破故紙一

錢　如血少血滯腰膝軟痛者加當歸二三錢

左歸丸新方　治眞陰腎水不足不能滋養營衛漸至衰弱或虛熱往來自汗盜汗或神不守舍血不歸原或虛損傷陰或遺淋不禁或氣虛昏運或眼化耳聾或口燥舌乾或腰痠腿軟凡精髓內虧津液枯涸等症俱速宜壯水之主以培左腎之元陰而精血自充矣宜此方主之

大懷熟八兩　山藥炒四兩　枸杞子製四兩

山茱萸四兩　川牛膝酒洗蒸熟三兩精滑者不用

兔絲子四兩　鹿膠四兩炒珠　龜膠四兩炒珠無火者不必用

右先將熟地蒸爛杵膏加煉蜜丸桐子大每食前用滚湯或淡鹽湯送下百餘丸　如眞陰失守虚火炎上者宜用純陰至静之劑於本方去枸杞鹿膠加女貞子三兩麥冬三兩　如火爍肺金乾枯多嗽者加百合三兩　如夜熱骨蒸加地骨皮三兩　如小水不利不清加茯苓三兩　如大便燥結去兎絲加肉蓯蓉三兩　如氣虚者加人參三四兩　如血虚微滯加當歸四兩　如腰膝痠痛加鹽水炒杜仲三兩　如藏平無火而腎氣不充者加破故紙三兩去心蓮肉胡桃肉各四兩龜膠

不必用。五液皆主於腎凡屬陰分之藥皆能走腎有謂必須導引者皆見之不明耳

右歸丸 新方 治元陽不足或先天禀衰或勞傷過度以致命門火衰不能生土而爲脾胃虛寒飲食少進或嘔惡膨脹或番胃噎膈或怯寒畏冷或臍腹多痛或大便不實瀉痢頻作或小水自遺虛淋寒疝或寒侵谿谷而肢節痺痛或寒在下焦而水邪浮腫總之眞陽不足者必神疲氣怯或心跳不寧或四體不收或眼見邪祟或陽衰無子等症俱速宜益火之源以培右腎之元陽而神氣

自強矣此方主之

大懷熟八兩　山藥炒四兩　山萸肉微炒四兩

鹿角膠炒珠四兩　枸杞微炒四兩　兔絲子製四兩

杜仲炒四兩姜湯　當歸三兩便溏勿用　肉桂二兩漸可加至四兩

製附子自二兩漸可加至五六兩

右丸法如前或丸如彈子大每嚼服二三丸以滾白湯送下其效尤速

如陽衰氣虛必加人參以爲之主或一二三兩或五六兩隨人虛實以爲增減蓋人參之功隨陽藥則入陽分隨

陰藥則入陰分欲補命門之陽非人參不能捷效　如陽虛精滑或帶濁便溏加補骨脂酒炒三兩　如飧泄腎泄不止加北五味三兩肉豆蔻三兩麵炒去油用如飲食減少或不易化或嘔惡吞酸皆脾胃虛寒之症加乾薑三四兩炒黃用　如腹痛不止加吳茱萸二兩湯泡半日炒用　如腰膝痠痛加胡桃肉連皮四兩如陰虛陽痿加巴戟肉四兩肉蓯蓉三兩或加黃狗外腎一二副以酒煮爛搗入之

八珍湯局方治氣血兩虛調和陰陽

人參二錢　白术二錢　茯苓二錢
甘草一錢炙　熟地三錢　當歸二錢
川芎一錢　芍藥二錢炒
水煎溫服

十全大補湯　治氣血俱虛，惡寒發熱，自汗盜汗，肢體困倦，眩暈驚悸，晡熱作渴，遺精白濁，二便見血，小便短少，便泄閉結，喘欬下墜等症。
即前八珍湯加黃耆、肉桂各一錢。

人參養榮湯局方　治脾肺俱虛，惡寒發熱，肢體瘦倦，食少作

瀉口乾心悸自汗等症

人參　黄蓍　當歸

白术　甘草　桂心

陳皮各一錢　熟地　五味

茯苓各七分　白芍錢半　遠志五分

加薑棗水煎服

五福飲方新　凡五藏氣血虧損者，此能兼治之，足稱王道之最。

人參隨宜　心　熟地隨宜　腎　當歸二三錢　肝

白术炒一錢　炙甘草一錢
水二鍾煎七分食遠温服　或加生薑三五片　凡治氣血俱虚等症以此爲主或宜溫者加薑附宜散者加升麻柴葛左右逢源無不可也

七福飲新方　治氣血俱虚而心脾爲甚者即前方加棗仁二錢遠志三五分製用

獨參湯葛氏　治大吐大衄後血脱氣隨速宜益氣

八參二兩
加大棗煎服服後宜熟睡

養心湯醫統　治體質素弱或病後思慮過多心虛驚悸不寐

歸身　生地　熟地

茯神各一錢　人參錢半　麥冬錢半

棗仁　柏子仁各八分　炙甘草四分

五味十五粒

加燈心蓮子水煎八分服

天王補心丹　寧心保神固精益血壯力強志令人不忘

去煩熱除驚悸清三焦解乾渴育養心氣此方之傳

未考所自道藏偈云昔志公和尚日夜講經鄧天王憫

其勞錫之此方因以名焉

生地黄四兩洗淨　人參　元參炒，各五錢

丹參　遠志肉　桔梗

白茯苓各五錢　五味炒　當歸酒洗

麥冬炒　天冬炒　柏子仁炒

酸棗仁炒，各一兩

右爲細末煉蜜爲丸每兩分作十丸金箔爲衣每服一丸燈心棗湯化下食遠臨卧服或作小丸亦可

柏子養心丸集驗　治心勞太過神不守舍合眼則夢遺洩不

嘗

柏子仁 鮮白不油者以紙包槌去油

白茯神　酸棗仁　生地黄

當歸身 各二兩　五味子　辰砂

犀角 鎊　甘草 各半兩

右爲末煉蜜丸如芡實大金箔爲衣午後臨卧各津嚼

一九

八參固本丸 金千 治脾虛煩熱金水不足及肺氣燥熱作渴

作嗽或小便赤色短少澁滯如淋大便燥結此陰虛有

心之聖藥也

人參二兩　天冬　麥冬

生地　熟地四兩

蜜丸桐子大每服五六十丸空心淡鹽湯下中寒之人

不可服　如欲作膏俟煎成外加白蜜四兩

一陰煎新方　此治水虧火勝之劑故曰一陰凡腎水眞陰虛

損而脈症多陽虛火發熱及陰虛動血等症皆宜用此

加減主之

生地二錢　熟地三五錢　芍藥二錢

麥冬二錢　甘草一錢　牛膝一錢半

丹參二錢

水二鍾煎七分食遠服　如火盛躁煩入眞龜膠三錢化服　如氣虛者間用人參一二錢　如心虛不眠多汗者加棗仁當歸各一二錢　如汗多煩躁者加五味子十粒　或加山藥山茱萸　如見微火者加女貞子一二錢　如虛火上浮或吐血或衄血不止者加澤瀉一二錢茜根二錢或加川續斷一二錢以澀之亦妙

加減一陰煎新方　治症如前而火之甚者宜用此方

生地二錢　熟地三五錢　芍藥二錢
麥冬二錢　炙甘草五七分　知母
地骨皮各一錢
水二鍾煎服　如躁煩熱甚便結者加石膏二三錢
小水熱澁者加梔子一二錢　如火浮於上者加澤瀉
一二錢或黄芩一錢　如血燥血少者加當歸一二錢

二陰煎新方　此治心經有熱水不制火之病故曰二陰凡驚
狂失志多言多笑或瘍疹煩熱失血等症宜此主之
生地二三錢　麥冬二三錢　棗仁二錢

甘草生一錢　元參一錢半　黄連或一二錢

茯苓錢半　木通一錢半

水二鍾加燈草二十根或竹葉亦可煎七分食遠服

如痰勝熱甚者加九製膽星一錢或天花粉一錢五分

三陰煎新方　此治肝脾虚損精血不足及營虚失血等症故

曰三陰凡有火者宜一陰煎無火者宜此主之

當歸二三錢　熟地三五錢　甘草炙一錢

棗仁二錢　芍藥酒炒二錢　人參隨宜

水二鍾煎七分食遠服　如嘔惡者加生薑三五片

汗多煩躁者加五味子十四粒　汗多氣虚者加黄耆一二錢　小腹陰痛加枸杞二三錢　如有脹悶加陳皮一錢　如腰膝筋骨無力加杜仲牛膝

四陰煎新方　此保肺清金之劑，故曰四陰，治陰虚勞損，相火熾盛，津枯煩渴，欬嗽吐衄，多熱等症

生地二三錢　麥冬　芍藥

百合　沙參各二錢　甘草一錢

茯苓一錢五分

水二鍾，煎七分，食遠服　如夜熱盜汗，加地骨皮一二

錢　如痰多氣盛加貝母二三錢阿膠一二錢天花粉亦可　如金水不能相滋而乾燥喘嗽者加熟地三五錢　如多汗不眠神魂不寧加棗仁二錢　如汗多兼渴加北味十四粒　如熱甚者加黃柏如易知母貝[illegible]針線一二錢鹽水炒用或元參亦可但分上下用之　如血燥經遲枯澁不至者加牛膝二錢　如血熱吐衄加茜根二錢　如多火便燥或肺乾咳咯者加天門冬二錢加童便亦可　如火載血上者去甘草加炒梔子一二錢

五飲煎新方　凡真陰虧損脾虛失血等症或見溏泄未甚者

所重在脾故曰五陰忌用潤滑宜此主之

熟地五七錢或一兩 山藥二錢炒 扁豆二三錢炒

炙甘草一二錢 茯苓一錢半 芍藥二錢炒黄

五味子廿粒 人參隨宜 白术一二錢炒

水二鍾加蓮肉去心二十粒煎服

大營煎新方 治眞陰精血虧損及婦人經遲血少腰膝筋骨

疼痛或氣血虛寒心腹疼痛等症

當歸二三錢或五錢 熟地三五七錢 枸杞二錢

炙甘草一二錢 杜仲二錢 牛膝一錢半

肉桂 一二錢

水二鍾煎七分食遠溫服　如寒滯在經氣血不能流通筋骨疼痛之甚者必加製附子一二錢方效　如帶濁腹痛者加故紙一錢炒用　如氣虛者加人參白术中氣虛寒嘔惡者加炒乾薑一二錢

小營煎 新方 治血少陰虛此性味和平之方也

當歸 二錢　熟地 二三錢　芍藥 二錢 酒炒

枸杞 二錢　山藥 二錢 炒　炙甘草 一錢

水二鍾煎七分食遠溫服　如營虛於上而爲驚恐怔

忡不眠多汗者加棗仁、茯神各二錢；如營虛兼寒者去芍藥，加生薑；如氣滯有痛者加香附一二錢引而行之。

坎離交濟丹新製 此治心腎不交等症

熟地擣，五兩 生地三兩 茯神一兩半
遠志八錢 阿膠炒珠，二兩 雞子黃六個
炙甘草一兩 蓮肉四兩

此方地黃一生一熟，却有顛倒陰陽水火既濟之妙。茯神通心氣而下交腎，複以雞子黃色赤入心，補離中之氣；遠志通腎氣而上交心，複以阿膠色黑入腎，補坎中之精。俾水火渾合一氣，交相爲濟，然媒合嬰姹作用全

脾黃婆故以蓮肉甘草補土而爲交通上下之佐使也

右先將地黃杵爛加煉蜜丸桐子大空心食前滚白湯送下三錢　如見微火者加麥冬三兩或元參二兩隨宜用之　無寒無熱者加兔絲子二兩人參二兩　如心氣浮散不入於精者加五味子一兩茯苓一兩

地六湯新製　治水虧液涸大便秘結

熟地六錢　蓯蓉三錢漂淡　麥冬三錢

白芍一錢　生地三錢　柏子仁二錢

水二鍾煎七分溫服　或加砂仁五六分

金鎖正元丹和劑 治眞氣不足遺精盜汗目暗耳鳴吸吸短氣四肢痠倦一切虛損等症

補骨脂十兩酒浸炒　肉蓯蓉酒洗焙　巴戟去心

葫蘆巴炒各一觔　文蛤八兩　茯苓去皮六兩

龍骨煅二兩　硃砂三兩另研

右爲細末酒糊丸桐子大每服二十九空心溫酒鹽湯送下

金鎖思仙丹萬氏 治男子嗜慾太過精血不固此澁以去脫之劑

蓮蕊　芡實　石蓮子各十兩

金櫻子膏三斤

右以金櫻膏入前三味藥末和丸梧子大空心鹽湯下三十丸服久精神完固大能延年平時服食忌葵菜車前。

水陸二仙丹 經驗　治精脱腎虚夢遺白濁等症與補陰藥同用甚有奇效

金櫻膏一斤　用金櫻子不拘多少入粗麻布袋内擦去毛刺搗爛入缸以水浸没浸一二宿濾去渣

取汁以綿濾二三次却入銅鍋用桑柴文火熬成

膏取起以磁瓶收貯聽用

芡實粉一斤

右二味和匀丸桐子大每服二三百丸空心淡鹽湯下

固精丸濟生治下元虛損白濁如脂或胞氣虛寒腰重少力

小便無度並皆

牡蠣煅　兔絲酒浸蒸炒　韭子炒

龍骨煅　北五味炒　白茯苓

桑螵蛸酒炙　白石脂煅各等分

右爲細末酒糊丸桐子大每服七十丸空心鹽湯下

固精丸 指直治腎虚有火精滑心神不安

黄柏 酒炒　知母 酒炒 各一兩　牡蠣 煅

龍骨 煅　蓮蕋　芡實

山茱萸　遠志 製　茯苓 各三錢

右爲末山藥糊丸桐子大每服五十丸空心鹽酒下

家韭子丸 三因 治少長遺溺及男子虚劇陽氣衰敗小便白

濁夜夢遺精此藥補養元氣

家韭子 炒 六兩　鹿茸 酥炙 四兩　肉蓯蓉 酒浸

牛膝酒浸　熟地　當歸各二兩

兔絲酒煮　巴戟半各一兩　杜仲炒

石斛　桂心　乾薑炮各一兩

酒糊丸桐子大每服五七十丸加至百餘丸食前溫酒

任下

猪肚丸經驗　止夢遺泄精進飲食健肢體此藥神應瘦者服

之自肥莫測其理

白术麪炒五兩　苦參白者三兩　左牡蠣煅研四兩

右爲末用雄猪肚一具洗淨以磁罐煮爛木石臼搗如

泥和藥再加肚汁搗半日丸如小豆大每服四五十丸日進三服米飲送下久服自覺身肥而夢遺永止

秘元煎新方治遺精帶濁等病此方專主心脾

遠志炒八分　山藥炒二錢　芡實炒二錢

白术炒一錢半　棗仁炒碎二錢　茯苓一錢半

炙甘草一錢　人參一二錢　五味十四粒畏酸者去之

金櫻子去核二錢

水二鍾煎七分食遠服此治久遺無火不痛而滑者乃可用之　如何有火覺熱者加苦參一二錢　如氣

大虛者加黄耆一二三錢

固陰煎新方　治陰虛滑泄帶濁淋遺及經水因虛不固等症

此方專主肝腎

人參隨宜　熟地三五錢　山藥二錢炒

山萸錢半　遠志七分炒　甘草一二錢炙

兔絲二三錢炒　五味十四粒

水二鍾煎七分食遠温服　如虛滑遺甚者加金櫻子肉二三錢或醋炒文蛤一錢或烏梅二個　如陰虛微熱而精血不固者加川續斷二錢　如下焦陽氣不足

而兼腹痛溏泄者加補骨脂吳茱萸之類隨宜用之

如肝腎血虛小腹痛而血不歸經者加當歸二三錢

如脾虛多濕或兼嘔惡者加白术一二錢　如氣陷不

固者加炒升麻一錢　如兼心虛不眠或多汗者加棗

仁二三錢炒用

苓术兔絲丸新方　治脾腎虛損不能收攝以致夢遺精滑困

倦等症

白茯苓　白术米泔洗炒　蓮肉各四兩

五味酒蒸　山藥各二兩炒　杜仲三兩酒炒

炙甘草五錢　兔絲子用好水淘淨入陳酒浸一日文火煮極爛擣餅焙乾爲末十兩

右用山藥末以陳酒煮糊爲丸桐子大空心滾白湯或酒下百餘丸如氣虚神倦不能收攝有加人參三四兩尤妙

補中益氣湯東垣　治勞倦傷脾中氣不足清陽不升外感不解體倦食少寒熱瘧痢氣虚不能攝血等症。

人參　黄耆炒　白术炒

甘草炙各一錢半　當歸一錢　陳皮五分

升麻　　　柴胡各三分

右加薑棗水煎空心午前服

補陰益氣煎新方此補中益氣湯之變方也治勞倦傷陰精不化氣或陰虛内乏以致外感不解寒熱痎瘧陰虛便結不通等症凡屬陰氣不足而虛邪外浸者用此升散無不神效

人參一二三錢　當歸二三錢　山藥二三錢酒炒

陳皮一錢　熟地三五錢或用至一二兩

炙甘草一錢　升麻三五分火浮於上者不必用

柴胡一二錢無外邪不必用

水二鍾加生薑三五七片煎八分食遠溫服

舉元煎新方治氣虛下陷血崩血脱亡陽垂危等症有不利於歸熟等劑而但宜補氣者以此主之

人參 黃蓍炙各三五錢 炙甘草一二錢

升麻五七分炒 白朮炒一二錢

水一鍾半煎七八分溫服 如兼陽氣虛寒者桂附乾薑隨宜佐用 如兼滑脱者加烏梅二個或文蛤七八分

歸脾湯濟生治思慮傷脾不能攝血致血妄行或健忘怔忡驚悸盜汗嗜卧少食或大便不調心脾疼痛瘧痢鬱結或因病用藥失宜尅伐傷脾以致變症者最宜用之

人參　黄蓍　白术

茯苓　棗仁各二錢　遠志

當歸各一錢　木香　炙甘草各五分

水二鍾加圓眼肉七枚煎七分食遠服

景岳先生云此湯之用木香特因鬱結疼痛者設如無痛鬱等症必須除去木香以避香燥豈不於氣虚血動

者爲尤善乎又遠志味辛氣升而散凡多汗而躁熱者亦宜酌用。

加味歸脾湯薛氏治脾經血虛發熱等症　卽前方加柴胡山梔各一錢

生脈散醫錄治熱傷元氣肢體倦怠氣短口渴汗出不止或金爲火制水失所生而致欬嗽喘促肢體痿弱脚軟眼黑等症

人參五錢　麥冬　五味各三錢

水煎服

百合固金湯

熟地　生地　麥冬

當歸　芍藥　百合

貝母　元參　桔梗

甘草

烏賊魚骨丸（內經）治血枯經閉

烏賊魚骨（四兩去甲）　藘茹（一兩即茜根）

右為末以雀卵搗丸小豆大每服五丸或十丸鮑魚煎湯下以飯壓之　鮑魚即今之淡乾魚也

五物煎新方治婦人血虛凝滯蓄積不行小腹痛急產難經滯及痘瘡血虛寒滯等症

當歸三五七錢　熟地三四錢　芍藥二錢

川芎一錢　肉桂一二三錢

水一鍾半煎服　兼胃寒或嘔惡者加乾薑炮用　水道不利加澤瀉或猪苓　氣滯者加香附或丁香木香砂仁烏藥之類

理中湯仲景治太陰病自利不渴陰寒腹痛短氣欬嗽霍亂嘔吐飲食難化胷膈噎塞或瘧疾瘴氣瘟疫中氣虛損

久不能愈或中虛生痰等症

人參　白术炒　乾薑炒

炙甘草各三兩

右四味搗篩爲末蜜丸雞黄大以沸湯數合和一丸研碎溫服之日三四夜二服腹中未熱益至三四丸然不及湯湯法以四物依數切用水八升煮取三升去渣溫服一升日三服

理陰煎新方此理中湯之變方也凡脾腎中虛等症宜剛燥者當用理中六君之類宜溫潤者當用理陰大營之

類欲知調補當先察此　此方通治眞陰虛弱脹滿嘔噦痰飲惡心吐瀉腹痛婦人經遲血滯等症

熟地三五七錢或一二兩　當歸二三錢或五七錢　炙甘草一二錢

乾薑炒黃一二三錢　或加桂一二錢

水二鍾煎七八分熱服　若治脾腎兩虛水泛爲痰或嘔或脹者加茯苓一錢半或加白芥子五分以行之　若泄瀉不止及腎泄者少用當歸或并去之加山藥扁豆吳茱萸破故肉豆蔻附子之屬　若腰腹有痛加杜仲枸杞　若腹有脹滯疼痛加陳皮木香砂仁之屬

四味回陽飲新方　治元陽虚脱危在頃刻者

人參一二兩　製附子二三錢　炙甘草一二錢

炮乾薑二三錢、

水二鍾武火煎七八分温服徐徐飲之

六味回陽飲新方　治陰陽將脱等症

人參一二兩或數錢　製附子　炮乾薑各二三錢

熟地五錢或一兩　歸身三錢泄瀉或血動者代以冬术多多益善

炙甘草一錢

水二鍾武火煎七八分温服　如肉振汗多者加炙黄

蒼四五錢或一兩或冬术三五錢　如泄瀉者加烏梅二枚或北五味二十粒亦可　如虛陽上浮者加茯苓二錢　如肝經鬱滯者加肉桂二三錢

溫胃飲新方　治中寒嘔吐吞酸泄瀉不思飲食及婦人臟寒嘔惡胎氣不安等症

人參一二三錢或一兩　白术一二錢或一兩炒　扁豆二錢炒
陳皮一錢或不用　乾薑炒焦一二三錢　炙甘草一錢
當歸一二錢滑泄者不用

水二鍾煎七分食遠溫服　如下寒帶濁者加破故紙

一錢　如氣滯或兼胸腹痛者加藿香丁香木香白豆蔻炒仁白芥子之屬　如兼外邪及肝腎之病者加桂枝肉桂甚者加柴胡　如脾氣陷而身熱者加升麻五七分　如水泛爲痰而胸腹痞滿者加茯苓一二錢　如脾胃虚極大嘔大吐不能止者倍用參术仍加胡椒二三分許煎熟徐徐服之

鎮陰煎新方　治陰虚於下格陽於上則眞陽失守血隨而溢以致大吐大衄六脈細脱手足厥冷危在頃刻而血不能止者速宜用此使孤陽有歸則血自安也如治格陽

喉痺上熱者當以此湯冷服

熟地一二兩　牛膝二錢　甘草一錢炙

澤瀉錢半　肉桂一二錢　製附子五七分或一二三錢

水二鍾速煎服　如兼嘔惡者加乾薑炒黃一二錢

如氣脫倦言而脈弱極者宜速速多加人參隨宜用之

壽脾煎新方　一名攝營煎　治脾虛不能攝血等症凡憂思鬱怒積勞及誤用攻伐等藥犯損脾陰以致中氣虧陷神魂不寧大便脫血不止或婦人無火崩淋等症凡兼嘔惡尤爲危候速宜用此單救脾氣則統攝固而血自

歸源此歸脾湯之變方其效如神若犯此症而再用寒涼則胃氣必脫無不即斃者

白术二三錢　當歸一二錢　山藥二錢

棗仁錢半　炙甘草一錢　遠志三五分製

炮乾薑一二三錢　蓮肉二十粒去心炒

人參隨宜一二錢急者用一兩

水二鍾煎服　如血未止加烏梅二個凡畏酸者不可用或加地榆一錢半亦可　滑脫不禁者加醋炒文蛤一錢下焦虚滑不禁加鹿角霜二錢爲末攪入藥中服

之　氣虚甚者加炙黄耆二三錢　氣陷而墜者加炒升麻五七分或白芷亦可　兼溏泄者加補骨脂一錢炒用　陽虚畏寒者加製附子一二三錢　血去過多陰虚氣餒心跳不寧者加熟地七八錢或一二兩

一炁丹新方　治脾腎虚寒不時易瀉腹痛陽痿怯寒等症　此即參附湯之變方也

人參　製附子各等分

煉白蜜丸如緑豆大每用滚白湯送下三五分或一錢凡藥餌不便之處或隨途次隨帶此丹最妙

六氣煎新方　治男婦陽氣虛寒等症

黃耆炙　肉桂　八參

白术　當歸　炙甘草

水煎服

保陰煎新方　治男婦帶濁遺淋色赤帶血脈滑多熱便血不止及血崩血淋或經期太早凡一切陰虛内熱動血等症

生地　熟地　芍藥各二錢

山藥　川續斷　黃芩

黃柏各錢半　生甘草一錢

水二鍾煎七分食遠溫服　如小水多熱或兼怒火動血者加焦梔子一二錢　如夜熱身熱加地骨皮錢五分　如肺熱多汗者加麥冬棗仁恐棗仁與肺熱非宜不如用桑葉爲妥　如血熱甚者加黃連一錢五分　如血虛血滯筋骨腫痛者加當歸二三錢　如氣滯而痛去熟地加陳皮青皮丹皮香附之屬　如血脱血滑及便血久不止者加地榆一二錢或烏梅一二個或百藥煎一二錢文蛤亦可　如少年或血氣正盛者不必用熟地山藥　如肢節筋骨疼痛或腫者加秦艽丹皮各一二錢

抽薪飲新方　治諸凡火熾盛而不宜補者

黄芩　石斛　木通

梔子　黄柏各一二錢　枳殼錢半

澤瀉錢半　細甘草三分

水一鍾半，煎七分，食遠溫服。内熱甚者冷服更佳。如熱在經絡肌膚者，加連翹、天花粉以解之。熱在血分大小腸者，加槐蕋、黄連以清之。熱在陽明頭面，或躁煩便實者，加生石膏以降之。熱在下焦，小水痛澁者，加草龍膽、車前以利之。熱在陰分，津液不足者，加門

冬生地芍藥之類以滋之熱在腸胃實結者加大黄芒硝以通之

徙薪飲新方治三焦凡火一切内熱漸覺而未甚者先宜清以此劑其甚者宜抽薪飲

陳皮八分　黄芩二錢　麥冬

芍藥　黄柏　茯苓

牡丹皮各錢半

水一鍾半煎七分食遠温服　如多鬱氣逆傷肝脇肋疼痛或致動血者加青皮梔子

清化飲新方　治血熱妄行陰虧諸火不清等症

芍藥　麥冬各二錢　丹皮

茯苓　黄芩　生地各二三錢

石斛一錢

水一鍾半煎七分食遠温服　如覺骨蒸多汗者加地骨皮一錢五分　熱甚而渴或頭痛者如石膏一二三錢　下熱便澀者加木通一二錢或黄柏梔子皆可隨症用之　如兼外邪發熱加柴胡一二錢

秦艽鱉甲散　治風勞骨蒸盜汗

秦艽　知母　當歸
鱉甲　烏梅　青蒿
柴胡　地骨

柴胡梅連丸　治同上

柴胡　前胡　烏梅
胡連　豬膽　豬髓
童便　韭白

逍遙飲新方　治婦人思鬱過度致傷心脾衝任之源血氣日枯漸至經脈不調者

當歸二三錢　芍藥錢半　熟地三五錢
棗仁二錢炒　茯神錢半　遠志三五分製
炙甘草一錢　陳皮八分
水二鍾煎七分食遠溫服　如氣虛者加人參一二錢
如經水過期兼痛滯者加酒炒香附一二錢

金水六君煎新方　治肺腎虛寒水泛爲痰或年邁陰虛血氣不足外受風寒欬嗽嘔惡多痰喘急等症神效
當歸二錢　熟地三五錢　陳皮錢半
半夏二錢　茯苓二錢　炙甘草一錢

水二鍾生薑三五七片煎七八分食遠溫服　如大便不實而多溏者去當歸加山藥　如痰盛氣滯胸脇不快者加白芥子七八分　如陰寒盛而嗽不愈者加細辛五七分　如兼表邪寒熱者加柴胡一二錢

劑

貝母丸新方　消痰熱潤肺止咳或肺癰肺痿乃治標之妙劑

貝母一兩爲末用沙糖或蜜和丸龍眼大或噙化或嚼服之　若欲劫止久嗽每貝母一兩宜加百藥煎蓬砂天竺黄各一錢佐之尤妙如無百藥煎卽醋炒文

蛤一錢亦可或罌殼亦可酌用　若治肺癰宜加白礬一錢同貝母丸服如前最妙

一柴胡飲 新方　一爲水數從寒散也　凡感四時不正之氣或爲發熱或爲寒熱或因勞因怒或婦人熱入血室或產後經後因冒風寒以致寒熱如瘧等症但外有邪而內兼火者須從涼散宜此主之

柴胡二三錢　黄芩錢半　芍藥二錢

生地　陳皮各錢半　甘草八分

水一鍾半煎七八分溫服　如內熱甚者加連翹一二

錢隨宜　如外邪甚者加防風一錢佐之　如邪結在胸而痞滿者去生地加枳實一二錢　如熱在陽明而兼渴者加天花粉或葛根一二錢熱甚者加知母石膏亦可

二柴胡飲新方　二爲火數從温散也　凡遇四時外感或其人元氣充實臟氣素平無火或時逢寒勝之令本無内熱等症者皆不宜妄凉藥以致寒滯不散宜此主之

陳皮一錢五分　半夏二錢　細辛一二錢

厚朴錢五分　生薑三五七片　柴胡一錢半或一二三錢

甘草八分

水一鍾半煎七八分溫服　如邪盛者可加羌活白芷防風紫蘇之屬擇而用之　如頭痛不止者加川芎一二錢　如多濕者加蒼术　如陰寒氣勝必加麻黄一二錢或兼桂枝不必疑也

三柴胡飲新方　三爲木數從肝經血分也凡人素禀陰分不足或肝經血少而偶感風寒者或感邪不深可兼補而散者或病後産後感冒有不得不從解散而血氣虚弱不能外達者宜此主之

柴胡二三錢　芍藥錢半　炙甘草一錢

陳皮一錢　生薑三七片　當歸二三錢溏泄者易以熟地

水一鍾半，煎七八分，溫服。如微寒欬嘔者，加半夏一二錢。

四柴胡飲　新方四爲金數，從氣分也。凡人元氣不足，或忍饑勞倦而外感風寒，或六脈緊數微細，正不勝邪等症，必須培助元氣，兼之解散，庶可保全，宜此主之。

柴胡一二三錢　炙甘草一錢　生薑三五七片

當歸二三錢，瀉者少用　人參二三錢或五七錢，酌而用之

水二鍾煎七八分溫服　如胸膈滯悶者加陳皮一錢

五柴胡飲 新方 五爲土數從脾胃也　脾土爲五藏之本凡中氣不足而外邪有不散者非此不可此與四柴胡飲相表裏但四柴胡飲止調氣分此則兼培血氣以逐寒邪尤切於時用者也神效不可盡述

柴胡一二三錢　當歸二三錢　熟地三五錢

白术二三錢　芍藥錢半炒用　炙甘草一錢

陳皮酌用或不必用

水一鍾半煎七分食遠熱服　寒勝無火者減芍藥加

生薑三五七片或炮乾薑一二錢或再加桂枝一二錢則更妙　脾滯者減白术　氣虛者加人參隨宜　腰痛者加杜仲　頭痛者加川芎　勞倦傷脾陽虛者加升麻一錢

正柴胡飲新方　凡外感風寒發熱惡寒頭疼身痛痎瘧初起等症凡血氣平和宜從平散者此方主之

柴胡一二三錢　防風一錢　陳皮錢半

芍藥二錢　甘草一錢　生薑三五片

水一鍾半煎七八分熱服　如頭痛者加川芎一錢

如熱而兼渴者加葛根一二錢　如嘔惡者加半夏一錢五分　如濕勝者加蒼术一錢　如脅腹有微滯者加厚朴一錢　如寒氣勝而邪不易解者加麻黄一二三錢去浮沫服之或蘇葉亦可

柴陳煎新方　治傷風兼寒欬嗽發熱痞滿多痰等症

柴胡二三錢　陳皮一錢半　半夏二錢

茯苓二錢　甘草一錢　生薑三五七片

水一鍾半煎七分食遠溫服　如寒勝者加細辛七八分　如風勝氣滯者加蘇葉一錢五分　如冬月寒甚

者加麻黄一錢五分　氣逆多嗽者加杏仁一錢　痞滿氣滯者加白芥子五七分

麥煎散

鱉甲　乾漆　大黄

生地　柴胡　赤苓

石膏　白术　甘草

小麥

思則火結心包加常山以開其結